全国医药中等职业技术学校教材

中药与方剂

中国职业技术教育学会医药专业委员会　组织编写
张晓瑞　主编　　范　颖　主审

化学工业出版社
·北京·

图书在版编目（CIP）数据

中药与方剂/张晓瑞主编．—北京：化学工业出版社，2005.11（2024.9 重印）
中国职业技术教育学会医药专业委员会　组织编写
ISBN 978-7-5025-7893-0

Ⅰ．中…　Ⅱ．张…　Ⅲ．①中药学-专业学校-教材 ②方剂学-专业学校-教材　Ⅳ．R28

中国版本图书馆 CIP 数据核字（2005）第 137809 号

责任编辑：李少华　余晓捷　孙小芳　　文字编辑：李　瑾
责任校对：陶燕华　　装帧设计：关　飞

出版发行：化学工业出版社（北京市东城区青年湖南街 13 号　邮政编码 100011）
印　　装：北京建宏印刷有限公司
787mm×1092mm　1/16　印张 12½　字数 296 千字　2024 年 9 月北京第 1 版第 12 次印刷

购书咨询：010-64518888　售后服务：010-64518899
网　　址：http://www.cip.com.cn
凡购买本书，如有缺损质量问题，本社销售中心负责调换。

定　　价：33.00 元

《中药与方剂》编审人员

主　　编　张晓瑞（广州市医药中等专业学校）

主　　审　范　颖（辽宁中医学院）

副 主 编　陈泽群（湖南省医药学校）

编写人员　（按姓氏笔画排序）

李兰珍（北京市医药器械学校）

张晓瑞（广州市医药中等专业学校）

陈泽群（湖南省医药学校）

黄炳生（广州市医药中等专业学校）

全国医药职业技术教育研究会委员名单

会　长　苏怀德　国家食品药品监督管理局

副会长　（按姓氏笔画排序）

王书林　成都中医药大学峨眉学院
严　振　广东化工制药职业技术学院
陆国民　上海市医药学校
周晓明　山西生物应用职业技术学院
缪立德　湖北省医药学校

委　员　（按姓氏笔画排序）

马孔琛　沈阳药科大学高等职业技术学院
王吉东　江苏省徐州医药高等职业学校
王自勇　浙江医药高等专科学校
左淑芬　河南中医学院药学高职部
白　钢　苏州市医药职工中等专业学校
刘效昌　广州市医药中等专业学校
闫丽霞　天津生物工程职业技术学院
阳　欢　江西中医学院大专部
李元富　山东中医药高级技工学校
张希斌　黑龙江省医药职工中等专业学校
林锦兴　山东省医药学校
罗以密　上海医药职工大学
钱家骏　北京市中医药学校
黄跃进　江苏省连云港中医药高等职业技术学校
黄庶亮　福建食品药品职业技术学院
黄新启　江西中医学院高等职业技术学院
彭　敏　重庆市医药技工学校
彭　毅　长沙市医药中等专业学校
谭骁彧　湖南生物机电职业技术学院药学部

秘书长　（按姓氏笔画排序）

刘　佳　成都中医药大学峨眉学院
谢淑俊　北京市高新职业技术学院

全国医药中等职业技术教育教材
建设委员会委员名单

前　言

半个世纪以来，我国中等医药职业技术教育一直按中等专业教育（简称为中专）和中等技术教育（简称为中技）分别进行。自20世纪90年代起，国家教育部倡导同一层次的同类教育求同存异。因此，全国医药中等职业技术教育教材建设委员会在原各自教材建设委员会的基础上合并组建，并在全国医药职业技术教育研究会的组织领导下，专门负责医药中职教材建设工作。

鉴于几十年来全国医药中等职业技术教育一直未形成自身的规范化教材，原国家医药管理局科技教育司应各医药院校的要求，履行其指导全国药学教育、为全国药学教育服务的职责，于20世纪80年代中期开始出面组织各校联合编写中职教材。先后组织出版了全国医药中等职业技术教育系列教材60余种，基本上满足了各校对医药中职教材的需求。

为进一步推动全国教育管理体制和教学改革，使人才培养更加适应社会主义建设之需，自20世纪90年代末，中央提倡大力发展职业技术教育，包括中等职业技术教育。据此，自2000年起，全国医药职业技术教育研究会组织开展了教学改革交流研讨活动，教材建设更是其中的重要活动内容之一。

几年来，在全国医药职业技术教育研究会的组织协调下，各医药职业技术院校认真学习有关方针政策，齐心协力，已取得丰硕成果。各校一致认为，中等职业技术教育应定位于培养拥护党的基本路线，适应生产、管理、服务第一线需要的德、智、体、美各方面全面发展的技术应用型人才。专业设置必须紧密结合地方经济和社会发展需要，根据市场对各类人才的需求和学校的办学条件，有针对性地调整和设置专业。在课程体系和教学内容方面则要突出职业技术特点，注意实践技能的培养，加强针对性和实用性，基础知识和基本理论以必需够用为度，以讲清概念，强化应用为教学重点。各校先后学习了《中华人民共和国职业分类大典》及医药行业工人技术等级标准等有关职业分类、岗位群及岗位要求的具体规定，并且组织师生深入实际，广泛调研市场的需求和有关职业岗位群对各类从业人员素质、技能、知识等方面的基本要求，针对特定的职业岗位群，设立专业，确定人才培养规格和素质、技能、知识结构，建立技术考核标准、课程标准和课程体系，最后具体编制为专业教学计划以开展教学活动。教材是教学活动中必须使用的基本材料，也是各校办学的必需材料。因此研究会首先组织各学校按国家专业设置要求制订专业教学计划、技术考核标准和课程标准。在完成专业教学计划、技术考核标准和课程标准的制订后，以此作为依据，及时开展了医药中职教材建设的研讨和有组织的编写活动。由于专业教学计划、技术考核标准和课程标准都是从现实职业岗位群的实际需要中归纳出来的，因而研究会组织的教材编写活动就形成了以下特点。

1. 教材内容的范围和深度与相应职业岗位群的要求紧密挂钩，以收录现行适用、成熟规范的现代技术和管理知识为主。因此其实践性、应用性较强，突破了传统教材以理论知识为主的局限，突出了职业技能特点。

2. 教材编写人员尽量以产学结合的方式选聘，使其各展所长、互相学习，从而有效地克服了内容脱离实际工作的弊端。

3. 实行主审制，每种教材均邀请精通该专业业务的专家担任主审，以确保业务内容正确无误。

4. 按模块化组织教材体系，各教材之相相互衔接较好，且具有一定的可裁减性和可拼接性。一个专业的全套教材既可以圆满地完成专业教学任务，又可以根据不同的培养目标和地区特点，或市场需求变化供相近专业选用，甚至适应不同层次教学之需。

本套教材主要是针对医药中职教育而组织编写的，它既适用于医药中专、医药技校、职工中专等不同类型教学之需，同时因为中等职业教育主要培养技术操作型人才，所以本套教材也适合于同类岗位群的在职员工培训之用。

现已编写出版的各种医药中职教材虽然由于种种主客观因素的限制仍留有诸多遗憾，上述特点在各种教材中体现的程度也参差不齐，但与传统学科型教材相比毕竟前进了一步。紧扣社会职业需求，以实用技术为主，产学结合，这是医药教材编写上的重大转变。今后的任务是在使用中加以检验，听取各方面的意见及时修订并继续开发新教材以促进其与时俱进、臻于完善。

愿使用本系列教材的每位教师、学生、读者收获丰硕！愿全国医药事业不断发展！

全国医药职业技术教育研究会

2005 年 6 月

编写说明

根据全国医药职业技术教育发展的需要，为了使医药职业教育更加符合市场经济和社会发展的需求，遵照2003年全国医药职业技术教育研究会制订的中药专业和中药制剂专业教学计划及对中药与方剂课程教学基本要求的规定，全国医药职业技术教育研究会于2004年12月决定组织编写本教材。

本教材在编写时，以2010年版《中华人民共和国药典》、国家职业分类大典、医药行业技术工人等级标准为主要依据，突出职业教育和药学行业的特色，突出职业活动的技能要求，不过分强调知识的系统性，而注重知识与技能相结合的实用性。

本教材共分21章，其中总论5章，各论16章。在各论的每个章节中，先叙述中药知识内容，后面衔接方剂知识内容，精简了不属于本课程的临床医学知识，使之更加简练实用。在部分药物的参考项下，对部分中药现代研究成果作了介绍，并附录了目前临床疗效较好、应用较多、市场销售量较大的部分中成药，供学生参考，增加学生对中药现代化发展及新药的认识，以满足其今后工作的需要。编写时以学生为主体，既考虑学生在校期间的学习要求，也兼顾学生继续教育的需要。

本教材的总论，补益药与补益剂，固涩药与固涩剂由张晓瑞编写；祛湿药与祛湿剂，温里药与温里剂，理气药与理气剂，安神药与安神剂，平肝息风药与治风剂，开窍药与开窍剂由陈泽群编写；解表药与解表剂，清热药与清热剂，泻下药与泻下剂，消食药与消导剂由黄炳生编写；理血药与理血剂，化痰止咳平喘药与治燥、祛痰剂，驱虫药与驱虫剂，其他类中药由李兰珍编写。由于学术水平和编写经验有限，书中疏漏之处在所难免，敬请使用本教材的读者批评指正。

本教材由辽宁中医学院范颖教授（博士）主审，在此表示感谢。

编　者

2010年7月

目　　录

总　　论

各　　论

总　论

第一章　中药与方剂发展史

第一节　中药发展概况

中国医药学已有数千年的历史，是中国人民长期同疾病作斗争积累的极为丰富的经验总结，对于中华民族的繁荣昌盛有着巨大的贡献。由于中药的应用是以中医学理论为基础，有着独特的理论体系和应用形式，充分反映了我国自然资源及历史文化等方面的若干特点，所以人们把它称为“中药”。中药学是研究中药基本理论和各种中药的来源、采制、性能、功效、临床应用及其他有关知识的一门学科，是中医学的重要组成部分。

一、古代药物知识的起源和积累

中国医药学历史悠久，古代书籍中有“神农尝百草”的记载。由于中药中以植物类占大多数，所以历代相沿把记载药物的书籍称为“本草”。《诗经》是我国现存文献中最早记载药物的书籍。《山海经》虽不是药学专书，但也记载了126种药物，其中尚有动物和矿物，而且明确指出了药物、产地、效用和治疗性能。汉代马王堆出土的《五十二病方》涉及药物已达240余种，记载方剂达300多个，并有了丸、散、汤等剂型，充分反映了当时积累的药学成就。

成书于东汉时期的《神农本草经》，简称《本经》，是我国现存最早的一部药学专著。全书共3卷，收载药物包括动物、植物、矿物三类，共365种，其中植物药252种、动物药67种、矿物药46种，每药项下载有性味、功能与主治，另有序例简要地记述了用药的基本理论，如有毒无毒、四气五味、配伍法度、服药方法及丸、散、膏、酒等剂型，是汉代以前中国药物知识的总结，并为以后的药学发展奠定了基础。所收载的药物疗效确切，例如，水银治疗疥疮、麻黄发汗止喘、常山截疟、大黄泻下等，内容丰富广泛，为后世历代本草的蓝本。

南北朝时期，由于相关科学发展的影响，本草的内容更加丰富，学术水平更加提高。如南朝梁代陶弘景将《神农本草经》整理补充，著成《神农本草经集注》7卷，载药730种，其中增加了汉魏以下名医所用药物365种，每药项下不但对原有的性味、功能与主治有所补充，并增加了药物产地、采制加工、真伪鉴别等论述，又创用按药物自然属性的分类方法，列为玉石、草木、虫兽、果、菜、米食及有名未用七类，各类又分上、中、下三品。这是根据药物自然属性进行分类的开端，极大地丰富了《神农本草经》的内容。南朝刘宋时代，雷敩撰成《雷公炮炙论》，该书介绍了近300种药物的炮制方法，所列的方法主要有蒸、煮、炒、焙、炮、煅、浸、飞等。叙述各种药物通过适当炮炙，可以提高药效，减轻毒性和烈性，从而发展了药物加工技术，并为临床用药的炮制提供了极其宝贵的经验。其中的许多炮制方法一直沿用至今，是我国第一部炮制专著。

隋唐时期，由于政权的统一，经济、文化、交通和海外交往的进一步发展，医药学又有了明显的进步。在显庆四年（公元659年），唐王朝颁行了由李勣、苏敬等23人纂写的《新修本草》（又称《唐本草》），书中载药844种，并附有药物图谱，开创了中国本草著作图文对照的先例。该书以其崭新的形式和内容很快传入了日本等国，不但对中国药物学的发展有很大影响，对世界医药的发展也作出了重要贡献，是中国乃至世界上最早的一部药典。

以上所述是中国古代药物知识的三次总结，以后每隔一定时期，由于药物知识的不断丰富，便有新的总结出现。如宋代的《开宝本草》、《嘉祐补注本草》，都是总结性的。北宋后期，蜀医唐慎微编成了《经史证类备急本草》（简称《证类本草》）。他将《嘉祐补注本草》与《图经本草》合并，增药500多种，载药已达1700余种，药后附列单方3000余首，补充了经史文献中得来的大量药物资料，使得此书内容更为充实，体例亦较完备。

明代的伟大医药学家李时珍，在通考800余种文献的基础上，又进行了广泛的实地考察、采访和亲自实践，采取多种学科综合研究方法，历时近30年，三易其稿，完成了《本草纲目》这一不朽的巨著。全书52卷，载药1892种，附方11000多个，附图1109幅。前4卷对中药基本理论进行了全面系统、深入的总结和发挥，创见颇多。各论按药物的自然属性分为16部60类。每药项下，分正名、释名、集解、正误、修治、气味、主治、发明及附方等项，体例详明，用字严谨，是中国本草史上最伟大的著作，也是中国科学史中极其辉煌的成就。该书在语言文学及其自然科学方面，亦有突出贡献，被国外学者誉为“16世纪中国的百科全书”。

清代乾隆年间，著名的本草学家赵学敏，博览群书，广泛收集，注重实践，编成《本草纲目拾遗》一书，该书共10卷，载药921种，新增了716种。对《本草纲目》作了一些勘误和补充，具有很大的实用价值和文献价值。

二、现代中药发展概况

中华民国建立之后，由于国民党政府采取废止中医的政策，中医药受到了严重冲击。但在一批志士仁人的努力下，中药学以其深厚的群众基础和顽强的生命力，仍然取得了一些进展。据不完全统计，现存民国时期的中药专著有260多种，大多体例新颖、类型多样、注重实用，为现代中药学教材的编写提供了宝贵的经验。

中药学大型辞典的编纂，是民国时期中药学的一大拓展。其中影响较大的是1935年陈存仁编著的《中国药学大辞典》。全书270万字，收录条目4300条，每药分别介绍原名、命名、古籍别名、外国名称、基原、产地、形态、种类、采法、制法、性质、成分、效能、主治、张仲景之发明、历代记述考证、辨伪、近人学说、配合应用、集验方、用量、施用宜忌、参考资料等23项。资料丰富、全面，汇集了古今有关论述，并有附图，是中药发展史上第一部最重要的大型中药辞典。

这一时期药用植物学、生药学已成为研究植物类中药的自然来源（分类）、性状或鉴别等的新兴学科，并取得了突出的成就。如赵燏黄的《中国新本草图志》、《祁州药志》、《现代本草生药学》和裴鉴的《中国药用植物志》等，均很有代表性。与此同时，也从化学成分、药理等方面，对若干常用中药进行了许多研究工作，其中以陈克恢对麻黄成分、药理的研究最为深入，引起了国内外的重视。其他学者对洋金花、延胡索、黄连、常山、槟榔、鸦胆子、益母草、乌头、川芎、当归等百余种中药，进行了成分、药理或临床研究，开拓了中药现代研究的道路。

1949年中华人民共和国成立以后，政府对中医药事业高度重视，中药学也因此取得了迅速发展。

从1954年起，国家有计划地对本草文献进行了整理、辑复、校勘、考证工作，并陆续出版了《神农本草经》、《本草经集注》、《新修本草》等本草专著，对研究和保存古本草文献有重大意义。

随着中药事业的发展，新的中药著作大量涌现，范围广泛，门类齐全。其中一批中药著作反映了当代水平。由中国医学科学院药物研究所等编写的《中药志》，全书分六册，其中一册、二册为根与根茎类，收载药物206种；三册为种子果实类，收载药物138种；四册为全草类，收载药物135种；五册为叶、花、皮、藤木、树脂、藻菌、其他类，收载药物148种；六册为动物、矿物类，待出。每册药物均附有墨线图、照片及彩色图照。每一药物介绍了历史、原植（动）物、采制、药材及产地、化学成分、药材鉴别、性味及功效、药理作用及临床应用、附注等内容。《全国中草药汇编》共收载中草药2288种，附墨线图2100余幅，各药介绍了来源、形态特征、生境分布、栽培或饲养要点、采集加工、炮制、化学成分、药理作用、性味功能、主治用法、处方等，内容全面、简要，比较广泛地反映了当时全国中草药的资源与应用。由江苏新医学院编写的《中药大辞典》，共收载中药5767种，每一药物分药名、性味、归经、功能主治、选方、临床报道、各家论述等19项加以记述。由原色中国本草图鉴编纂委员会编著的《原色中国本草图鉴》，全书共25册，收载彩绘中药5000种，并附文字解说，包括基原、植物（动物）形态、采集加工、化学成分、药理、性味效能、主治用法、用量、附注等内容。由卫生部药品生物制品检定所、云南省药品检验所等编纂的《中国民族药志》，首次介绍了中国多民族药物1200多种，每一药物分民族药名、来源、民族药用经验、药材检验、科研资料等项，具体介绍了药物的基原、学名、药用部分、形态及附图、历史现状、功用，以及成分、药理、临床应用等。此外，徐国钧的《生药学》、谢宗万的《中药材品种论述》、刘寿山的《中药研究文献摘要》等均从不同角度反映了中药研究成果，在国内外有较大影响。

现已知中药资源总共有12807种，其中药用植物11146种，药用动物1581种，药用矿物80种。在中药资源调查基础上，一些进口药材国产资源的开发利用也取得了显著成绩，如萝芙木、安息香、沉香等已在国内生产。中药资源保护、植物药异地引种、药用动物的驯化及中药的综合利用也颇见成效。西洋参、天麻、鹿茸、熊胆和人参、钩藤等分别是这些方面的典型事例。

为了统一制定药品标准，中国药典委员会于1953年、1963年、1977年、1985年、1990年、1995年、2000年、2005年、2010年先后出版发行了九版《中华人民共和国药典》。从1963年开始，药典分“一部”、“二部”编写。“一部”为中药部分，主要收载中药材、中药成方制剂，另有凡例与附录的制剂通则、中药检定方法等。所收载的中药各版均有调整。《中华人民共和国药典》2010年版分为三部，各自成书。其中，一部收载药材及饮片、植物油脂和提取物、成方制剂和单味制剂等2165种，收载附录112个。与此同时，国家一直重视药政法规的建设工作，先后制定了多个有关中药的管理办法，1984年通过了《中华人民共和国药品管理法》，2001年2月28日公布了修订后的《中华人民共和国药品管理法》。药品管理法的颁布，对保护人民健康，发展中国医药事业，提高中国药品在国际市场的竞争力有着重要意义。

第二节 方剂发展概况

方剂学是研究治法与方剂配伍规律及临床运用的一门学科，是理、法、方、药中的一个重要组成部分，是中医各专业的基础。方剂是由药物组成的，是在辨证审因、决定治法之后，选择合适的药物，按照组方原则，酌定用量、用法，妥善配伍而成，是辨证论治的主要工具之一。

方剂历史悠久，早在原始社会时期，我们的祖先就已发现药物并用于治疗疾病。最初，只是使用单味药。经过长期的医疗实践，认识到用几味药配合起来治病效果更好，于是逐渐形成了方剂。现存最早记载方剂的医书是《五十二病方》，载方约300个，但没有方名，内容比较粗糙，从文字推断早于《黄帝内经》。从现存最早的中医理论经典著作《黄帝内经》里可以看到有关治疗原则、治疗方法、遣药组方和配伍宜忌等方面的理论论述。虽载方只有13个，但在剂型上已有汤、丸、散、膏、丹、酒之分，说明在春秋战国时期，方剂确已建立了指导再实践的基本理论。特别是东汉张仲景著述的《伤寒杂病论》，创造性地融理、法、方、药于一体，后人尊为“方书之祖”，为方剂学的形成和发展奠定了基础。全书共载方314首，如麻黄汤、桂枝汤、承气汤、小柴胡汤、四逆汤等，至今仍奉为经方而被广泛应用，是学习和研究祖国医学必读的经典著作之一。晋唐时期，医学有了很大进展，又出现了许多方书。晋葛洪收集便、廉、验的民间单方、验方，编成《肘后备急方》，便于临时急用。

唐代孙思邈集唐以前方剂之大成，编著了《千金要方》及《千金翼方》。《千金要方》共载方5300余首，《千金翼方》载方2000余首。他重视单方、验方的收集，总结了劳动人民在医疗实践中积累的宝贵经验，是研究方剂的重要文献之一。其后王焘在《外台秘要》中，引用以前的医家医籍达60部之多，几乎所有的医家留下来的著作都是他论述的对象，可谓“上自神农，下及唐世，无不采摭”。书中共载方6900多首，每一门都是以《诸病源候论》的条目为引，再广引方剂。每一首方，都注明了出处和来源，给后人的研究带来了很大的方便。

宋太宗命翰林医官王怀隐和他的副使王光佑、陈昭遇等共同类编方书，历时10年，终于编成了《太平圣惠方》这一部大型的方药著作。书中每证皆以《诸病源候论》条目冠于其首，对于病证、病机、方剂和药物都有论述。全书100卷，共立1670门，选用方剂16834首，规模十分庞大。书中强调医者诊病，应该首先诊断出疾病的轻重程度、病位浅深，辨明虚实表里寒热，再来选方用药，这是十分重要的学术观点。北宋徽宗赵佶曾昭示天下广进医方，编《圣济总录》，全书200卷，共收医方近两万，概有内、外、妇、儿、五官、针灸、正骨各科，内容极其丰富，是方剂文献的又一次总结。

宋大观年间，官府曾令陈师文等将《官药局》所收载的方剂加以校订，写成《和剂局方》，共载方297首。后经多次修订，命名为《太平惠民和剂局方》，收载方剂788首。如四物汤、四君子汤、紫雪丹、至宝丹等，大都采用丸、散剂型，便于服用和保存，可谓当时官府药局的成药配方范本，这也是我国历史上第一部由政府编制的成药药典，是宋代以来著名的方书之一。钱乙的《小儿药证直诀》、陈言的《三因极一病证方论》、陈自明的《妇人大全良方》都是实践经验的总结，对后世都有一定的影响。严用和的《济生方》10卷，载方400首，其中不少方剂（如归脾汤、济生肾气丸等）至今还在临床广泛应用。

金元时代，不少医学家认真探讨古代医书理论，结合实际临证经验，提出了不同的学术见解，促进了方剂学的发展。其中以四大学派最为突出，即“寒凉派”刘完素，重视“火热”为病，对运用寒凉药有独到的见解，强调泻火，著《宣明论方》。“攻下派”张从正，认为疾病的产生皆因感受外邪所致，治疗上善于使用汗、吐、下三法攻逐邪气，著《儒门事亲》。“温补派”李东垣，重视脾胃的作用，提出“内伤脾胃，百病由生”的观点，在治疗上善于温补脾胃，著《脾胃论》。“滋阴派”朱丹溪提出“阳常有余，阴常不足”的论点，并以此立论，常用滋阴降火的药物治疗疾病，著《丹溪心法》。

明清时期，方剂的发展不仅表现在方书之众多，而且也表现在对理、法、方、药的深入研究上。如《普济方》，是明代以前方书的总集。全书168卷，载方61739首，是收方最多的方剂著作。在此期间，中医对温病（急性传染病等）的认识和诊治，有了长足的发展，其代表著作有《温病论治》（叶天士著）、《温病条辨》（吴鞠通著）、《温热条辨》（薛生白著）、《温热经纬》（王孟英著）等，这些著作对丰富方剂的内容都做出了重要贡献。《医方集解》（汪昂著）、《绛雪园古方选注》（王子接著）等对方剂证治机理与组方原理进行阐发，使方剂学成为一门具有完整理论体系的学科。

近代以来，特别是新中国成立后，方剂学的学术著作很多，其中具有代表性的是由彭怀仁主编的《中医方剂大辞典》，对我国上自秦汉、下迄现代（1996年）的所有有方名的方剂进行了一次系统地整理，收方10万首，分11册出版。该书挖掘民间大量秘方，重视中医方剂复方的综合效应、汤剂的特点，借鉴日本对汉方制剂研究的经验，选其收载的散、汤、煎、饮、酒和丸剂等进行剂型改进，是划时代的中医方剂巨著。

近几十年，许多医药工作者的研究，已从对古籍整理向分析过渡，运用数理统计、计算机分析、计量模型等多种手段，分析方剂的配伍规律等，为方剂学发展开创了新局面。

第二章　中药性能

中药的性能，是中药作用的基本性质和特征的高度概括，主要包括四气、五味、归经、升降浮沉、毒性等（见图 2-1），是以阴阳、五行、脏腑、经络以及治疗法则为理论基础，以药物作用为依据，加以概括和总结得出的。一切疾病的发生发展，都是在致病因素影响下，邪正斗争，阴阳失和，升降失调，脏腑功能紊乱的结果。而药物独特的偏性，可以以偏救偏，能够针对病情，发挥扶正祛邪、清除病因、恢复脏腑功能、纠正阴阳失衡等作用。所以掌握药物的性能，对于正确使用药物，十分重要。

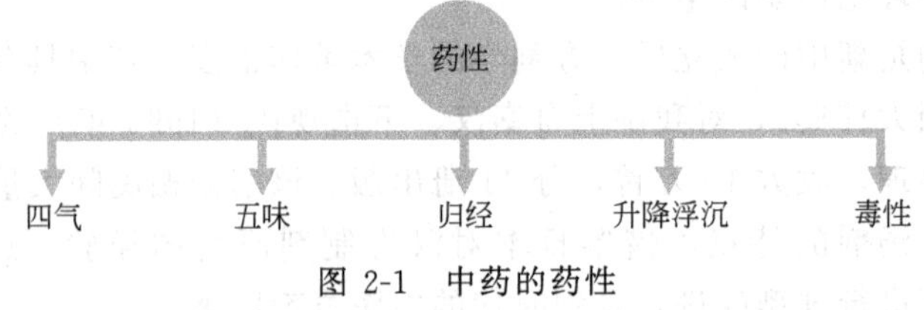

图 2-1　中药的药性

第一节　性　　味

药物的性味，通常是指四气和五味。

一、四气

1. 四气的含义

四气，又称四性，是指寒热温凉四种药性（见图 2-2）。其中凉次于寒，是同一性质。温次于热，也是同一性质。寒凉与温热是两种对立的药性。此外，有一些寒热偏性不明显的平性药，实际上也有偏温偏凉的不同，但仍未超出四性的范围。

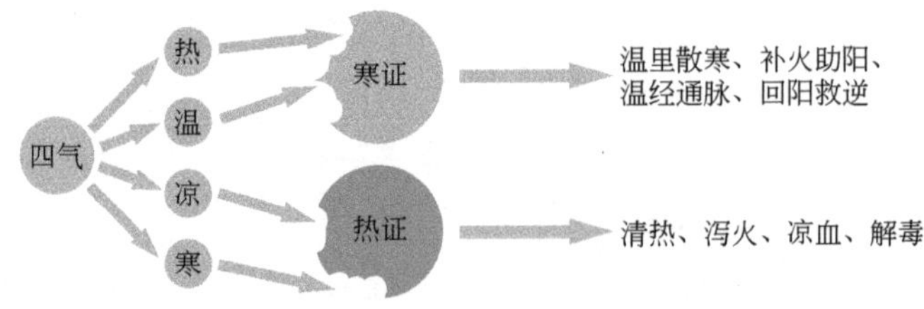

图 2-2　四气

药性的寒热温凉是从药物作用于机体所发生的反应概括出来的，是与所治疾病的寒热性质相对应的。能够减轻或消除热证的药物，属于寒性或凉性，具有清热、泻火、凉血、解毒等作用，适用于阳证、热证。能够减轻或消除寒证的药物，属于温性或热性，具有温里散寒、补火助阳、温经通脉、回阳救逆、发散风寒等作用，适用于阴证、寒证。

2. 临床用药的基本原则

《神农本草经》提出“疗寒以热药，疗热以寒药”。《素问・至真要大论》谓：“寒者热之，热者寒之。”指出了药性寒热与治则的关系。治寒性病证用温热药，治热性病证用寒凉药。如石膏、知母治高热；附子、干姜治亡阳欲脱；煨姜治中寒腹痛。寒热错杂者，则寒热并用，至于孰多孰少，依据病情而定。

二、五味

1. 五味的含义

五味，是指药物的酸、苦、甘、辛、咸五种味。五味既代表部分药物真实滋味，又包涵了药物作用的味，是药物作用规律的高度概括。此外，有一些药物具有淡味、涩味。一般认为“淡附于甘”、“涩附于酸”，所以甘淡、酸涩并称，习惯上仍称五味。辛、甘、淡属阳，酸、苦、咸属阴。

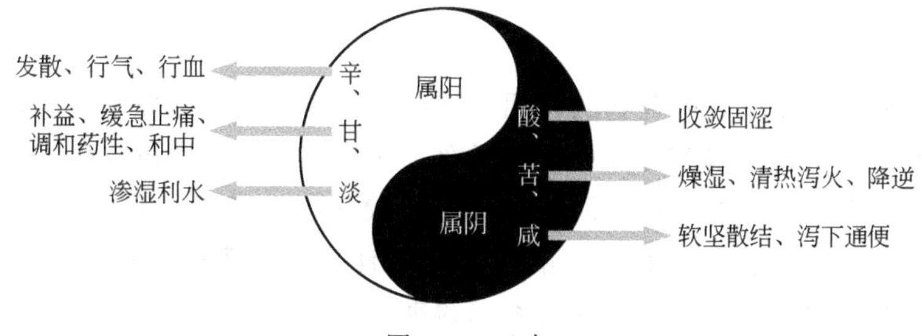

图 2-3 五味

五味的确定，最初是依据药物的真实滋味，如黄连之苦、甘草之甘、桂枝之辛、乌梅之酸、芒硝之咸等。随着对药物作用认识的不断丰富，一些药物的作用很难用其滋味来解释，因而采用以作用推定其味的方法。例如，葛根并无辛味，但能解表散邪，作用与“辛能散、能行”有关，故标以辛味；磁石并无咸味，因其能入肾潜镇浮阳，而肾的五行属水与咸相应，因而标以咸味，即将药物的滋味与作用相联系，并以味解释和归纳药物的作用。

2. 五味与药物作用关系

不同的味有不同的作用，综合历代用药经验，其作用如下。

辛　能散、能行，具有发散、行气、活血等作用，用于治疗外感表证及气滞血瘀的病证。一般治表证的麻黄、薄荷，治气血阻滞的木香、红花，都有辛味。

不良作用：易耗气伤阴。

甘　能补、能缓、能和，具有补虚、缓急止痛、和中、调和药性的作用。如人参大补元气、熟地滋补精血，饴糖缓急止痛，甘草调和诸药等。

不良作用：腻膈碍胃，令人中满。

酸　能收、能涩，具有收敛固涩作用，多用于体虚多汗、肺虚久咳、久泻久痢、遗精遗尿等证。如山茱萸、五味子涩精、敛汗，五倍子涩肠止泻等。

附：涩　能收敛固涩，与酸味作用相似。如龙骨涩精，赤石脂涩肠止泻，莲子固精止带等。

酸味药的作用与涩味药相似而不尽相同，如酸能生津、酸甘化阴等皆是涩味药所不具备的作用。

不良作用：易收敛邪气。

苦　能泄、能燥、能坚。能泄含义有三：一指通泄，如大黄泻下通便，用于热结便秘；二指降泄，如杏仁降泄肺气，用于肺气上逆之咳喘；三指清泄，如栀子清热泻火，用于热盛心烦等症。能燥指燥湿，用于湿证。湿证有寒湿、湿热的不同。温性的苦燥药如苍术、厚朴，用于寒湿证，称为苦温燥湿；寒性的苦燥药如黄连、黄柏，用于湿热证，称为苦寒燥湿。能坚的含义有二：一指泻火存阴；二指坚厚肠胃，如知母、黄柏治肾阴亏虚、相火亢盛的痿证。

不良作用：易伤津、伐胃。

咸　能软、能下，具有软坚散结、泻下通便的作用，多用于瘰疬、瘿瘤、痰核、癥瘕等病证。如海藻、昆布消散瘰疬，鳖甲软坚散结，芒硝泻下通便等。

不良作用：易伤脾胃。

淡　具有渗湿利水作用，多用于治疗水肿、小便不利等症，如猪苓、茯苓、薏苡仁等。

三、气味配合

1. 意义

气与味分别从不同角度说明药物的作用，其中气偏于定性，味偏于定能，如紫苏与薄荷虽均味辛而能发散表邪，但紫苏性温而发散风寒，薄荷性凉而发散风热。又如紫苏、辛夷性味皆是辛温，都有发散风寒的作用，而前者发散力较强，又能行气和中；后者发散力较弱，而长于通鼻窍。麦冬、黄芪皆有甘味，前者甘凉，有养阴生津作用；后者甘温，有温养中焦、补中益气作用。因此，性味与功效合参尤为重要。

由于性和味都属于性能范畴，只反映药物作用的共性和基本特点，因此不仅要性味合参，还需与药物的具体功效结合起来，方能得到比较全面、准确的认识。

2. 原则

任何气与任何味均可组配；一药中气只能一个，而味可以有一个或更多，味越多，说明作用越广。

3. 规律

一为气味均一，二为一气二味或多味。

4. 气味配合与疗效之间的关系

气味相同，功能相近。辛温的药品多能发散风寒，如麻黄；辛凉的药品多能发散风热，如薄荷；苦寒的药品多能清热解毒，如黄芩；甘温的药品多能补气或补阳，如黄芪。气味有主次之分，如黄芪与锁阳虽均为甘温，黄芪以甘为主则补气，锁阳以温为主则助阳。气味相异功能不同，其中有味异气同者，如麻黄辛温，能散寒发表，杏仁苦温，能降气止咳；有味同气异者，如桂枝辛温，能发表散寒，薄荷辛凉，能发表散热。

第二节　归　经

一、归经的含义

归经是指药物主要对某一经或某几经发生明显的作用，而对其他经的作用较小，甚至没有作用。归是作用的归属，经是脏腑经络的概称。如同属清热的药物，有的偏于清肝热，有的偏于清胃热，有的偏于清肺热或清心热；同属补益药，也有补肺、补脾、补肝、补肾的不同。反映了药物在机体产生效应的部位各有侧重。将这些认识加以归纳，使之系统化，便形成了归经理论。

二、归经的确定

归经是以脏腑经络理论为基础，以所治病证为依据而确定的。经络能沟通人体内外表里，体表病变可通过经络影响脏腑，脏腑病变亦可反映到体表。归经是药物作用的定位概念，与病位有着密不可分的关系。如昏迷、癫狂、痴呆、健忘等心的病变，缓解或消除上述病变的药物，如开窍醒神的麝香、镇静安神的朱砂、补气益智的人参，皆入心经；同理，桔梗、杏仁能止咳喘，归肺经；全蝎能止抽搐，归肝经。有的药物只归一经，有的药物则归数经，说明不同药物的作用范围有广义、狭义之分。

三、归经的临床意义

掌握归经，有助于提高用药的准确性。如里实热证有肺热、心火、肝火、胃火等不同，应分别选用清泄肺热、心火、肝火、胃火的药物来治疗。头痛的原因很多，疼痛的性质和部位亦各有不同，羌活善治太阳经头痛；葛根善治阳明经头痛；柴胡善治少阳经头痛；吴茱萸善治厥阴经头痛；细辛善治少阴经头痛。治疗头痛时，考虑到药物的归经特点可以提高疗效。

运用归经理论，必须考虑到脏腑与经络的关系。由于脏腑经络在生理上相互联系，在病理上相互影响，因此，临床用药时，往往并不单纯使用某一经的药物。如肺病兼脾虚者，用补脾的药，使肺有所养而逐渐向愈。肝阳上亢，多因肾阴不足，所以平肝潜阳药常与滋阴补肾药同用，使肝有所涵而虚阳自潜。若拘泥于见肺治肺，见肝治肝，单纯分经用药，其效果必受影响。

在应用药物的时候，如果只掌握药物的归经，而忽略了四性、五味、升降浮沉等性能，是不够全面的。因为某一脏腑、经络发生病变，有寒、热、虚、实之分，所以，不可只将能归该经的药物不加区别地应用。同归一经的药物，其作用有温、清、补、泻的不同，如黄芩、干姜、百合、葶苈子都能归肺经，均可用于肺病咳嗽，可是作用不同，黄芩清肺热，干姜温肺寒，百合补肺虚，而葶苈子泻肺实。归其他脏腑、经络的药物，也是这样。可见，将中药的多种性能结合起来，以之指导中药的应用，才会收到预期的效果。

此外还需注意，勿将中医脏腑经络定位与现代医学的解剖部位混为一谈，因两者的涵义与认识方法都不相同。再者，归经所依据的是用药后的机体效应所在，而不是指药物成分在体内的分布。

第三节　升降浮沉

一、升降浮沉的含义

升降浮沉是从药物作用的趋向上对中药功效的形象概括，是中医理论体系中升降出入学说在药学领域中的具体体现。由于各种疾病在病机和证候上表现出向上（如呕吐、喘咳）、向下（如泄利、脱肛）、向外（如自汗、盗汗）、向内（如表证不解）的趋向，所以能够调节气机紊乱、改善或消除这些病证的药物也就相应地具有升降浮沉的作用趋向。升是上升，表示作用趋向于上；降是下降，表示作用趋向于下；浮是发散，表示作用趋向于外；沉是收束闭藏，表示作用趋向于内。升降浮沉中升与降、浮与沉是相对的，升与浮向上向外，属阳；

降与沉向下向内，属阴。由于升与浮、沉与降作用趋向相近，故常将升浮并提，沉降共称（见图 2-4）。有时还将升降浮沉用“升降”简而代之。

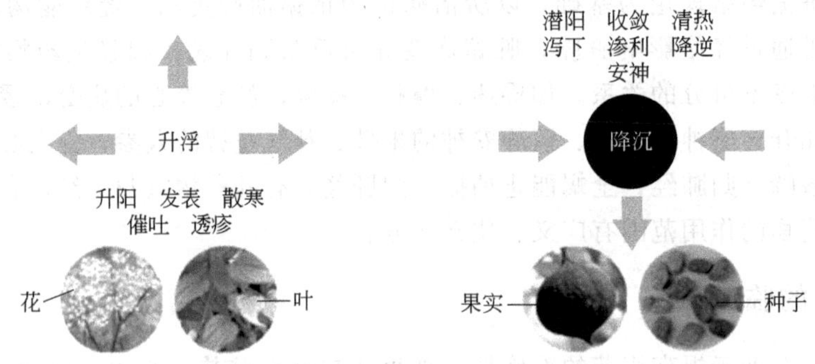

图 2-4　升降浮沉的示意

二、升降浮沉的临床意义

一般来说，升浮药大多具有升阳、发表、散寒、催吐、透疹等作用；沉降药大多具有泻下、清热、利水渗湿、重镇安神、潜阳息风、消导积滞、降逆止呕、收敛固涩、止咳平喘等功效。掌握药物升降浮沉性能，可以更好地指导临床用药，以纠正机体功能的失调，使之恢复正常，或因势利导，有助于祛邪外出。病变在上、在表宜用升浮而不宜用沉降，如外感风寒，用麻黄、桂枝发表；在下、在里宜用沉降，而不宜用升浮，如里实便秘之证，用大黄、芒硝攻下；病势逆上者，宜降不宜升，如肝阳上亢之头痛，当用牡蛎、石决明潜降；病势陷下者，宜升而不宜降，如久泻、脱肛，当用人参、黄芪、升麻、柴胡等益气升阳。即顺病位，逆病势。

有少数药物升降浮沉的特性不明显，或者具有双向性，如麻黄既能发汗解表，又能平喘、利水消肿；川芎既“上行头目”，又“下行血海”。

药物升降浮沉的性能与药物本身的性味有不可分割的关系，能升浮的药物多具有辛、甘味和温、热性；能沉降的药物多具有酸、苦、咸、涩味和寒、凉性。升降浮沉与药物质地也有密切关系，一般花、叶、皮、枝等质轻的药物，多具升浮性，而种子、果实、矿物、贝壳等质重者，多具沉降性。然而，上述关系并非绝对，如旋覆花降气消痰、止呕止噫，药性是沉降的；苍耳子祛风解表，善通鼻窍，药性是升浮的。影响药性升降浮沉的因素主要是炮制和配伍。例如，酒炒则升，姜汁炒则散，醋炒则收敛，盐水炒则下行。在复方中，性属升浮的药物同较多沉降药配伍时，其升浮之性可受到一定的制约。反之，性属沉降的药物同较多的升浮药同用，其沉降之性亦受到一定程度的制约。

由此可见，药性的升降浮沉受多种因素的影响，在一定条件下可以相互转化，是相对的，而不是绝对的，临床用药时需灵活掌握。

第四节　毒　　性

一、毒性的含义

毒性是指药物对机体的损害性，是用以反映药物安全程度的性能。

对于毒性的认识，历来存在两种观点。一指药物的偏性，凡药皆有偏性，因此具有普遍性。如张仲景说："药以治病，因毒为能，所谓毒者，因气味之有便也……大凡可以辟邪安正者，均可以称为毒药，故曰毒药攻邪也。"这里所指的毒药，泛指一切药物，称为广义的毒药。二指有毒药物对人体的伤害性。多数药物是无毒的，因此毒性具有特殊性，是少数药物特有的性能，称为狭义的毒药。

二、正确认识中药毒性

毒性反应对人体的危害性较大，甚至可危及生命。前人是以偏性的强弱来解释有毒、无毒及毒性大小的。有毒药物的治疗剂量与中毒剂量比较接近或相当，治疗用药时安全度小，易引起中毒反应。无毒药物安全度较大，但并非绝对不会引起中毒反应。人参、艾叶、知母等皆有产生中毒反应的报道，其与剂量过大或服用时间过长等有密切关系。

由于毒性反应的产生与药物的贮存、加工、炮制、配伍、剂型、给药途径、用量、使用时间的长短以及病人的体质、年龄、证候性质等都有密切关系，因此，使用有毒药物时，应从上述各个环节进行控制，有效地防止药物中毒，以保证用药安全。

有毒药物偏性强，根据以偏纠偏、以毒攻毒的原则，古今利用某些有毒药物治疗恶疮肿毒、疥癣、麻风、瘰疬瘿瘤、癌肿癥瘕等积累了大量经验，获得肯定疗效。

值得注意的是，在古代文献中有关药物毒性的记载大多是正确的，但由于历史条件和个人经验与认识的局限性，其中也有错误之处。如《神农本草经》认为丹砂无毒，且列于上品药之首；《本草纲目》认为马钱子无毒等。人们应当在借鉴古代用药经验的同时，更要借鉴现代药理学研究成果，重视临床报道，以便更好地认识中药的毒性。

此外，服用中药时还应注意以下四点。①要明确从没有绝对安全的药。一般用药，中病即止，长时间用药或剂量过大都容易产生毒性。②不要人为夸大中药毒性。只要用药合理，一般不会产生毒性。③不能随便用药，即使是平和的补药，也要在医生的指导下服用。④使用单味药时，也要在医生指导下服用。

综上所述，临床应用中药产生毒性的原因，包括药材来源混淆、缺乏必要的炮制、超量超长时间用药、煎煮或服用方式不当等多种。因此要有针对性地加以严格规范，以避免其潜在的毒副作用，提高临床安全用药水平。

思考与练习

1. 何谓中药的性能？包括哪些内容？
2. 何谓四气？其临床意义是什么？
3. 何谓升降浮沉？其临床意义是什么？
4. 何谓五味？其临床意义是什么？
5. 如何理解药物的毒性？

第三章　方剂与治法

第一节　方剂和治法的关系

方剂是在辨证立法的基础上有目的、有法度地选择药物组合而成的。方剂是治法的具体体现，是完成治法的主要手段。治法是指导遣药组方的原则，二者是辨证统一、理论与实践的关系，方不能离法，法不能离方，方离法，就失去了方向和依据；法离方，就成为空洞的理论，无从体现和完成治法，无从验证其法是否正确。所以学习方剂，既要掌握一定数量的成方，又要掌握其治法。

第二节　常用治法

治法是根据临床证候，在辨清证候，审明病因、病机之后，有针对性地采取的治疗方法。中医治法丰富多彩，但基本概括为“汗、和、下、消、吐、清、温、补”八法，现简要介绍如下。

(1) 汗法　是通过发汗解表、宣肺散邪的作用，使在表的六淫之邪随汗而解的一种治法。适用于外感表证、疹出不透、疮疡初起等，及水肿、泄泻、咳嗽、疟疾兼有恶寒发热、头痛身疼等表证者。

(2) 和法　是通过和解或调和的作用，以祛除病邪，调整机体，扶助正气，使表里、上下、脏腑、气血和调的治疗大法。适用于邪在少阳，肝脾不调，肝胃不和，肠寒胃热，气血失调及疟疾等证。

(3) 下法　是通过荡涤肠胃、泻下大便的作用，使停留于肠胃的实邪积滞从下而出的一种治法。适用于燥屎内结，热结里实或热结旁流，以及痰饮、冷积、瘀血、积水等邪正俱实之证。

(4) 消法　是通过消食导滞、行气活血、化痰利水以及驱虫作用，使气、血、痰、食、水、虫等积聚而成的有形之邪渐消缓散的一种治法。适用于饮食积滞、气滞血瘀、癥瘕积聚、水湿内停、痰饮不化、虫积等证。

(5) 吐法　是通过涌吐的作用，使停留在咽喉、胸膈、胃脘等部位的痰涎、宿食或毒物从口排出的一种治法。适用于痰涎壅阻于咽喉、停滞胸膈、宿食留滞胃脘、毒物尚在胃中等证。

(6) 清法　是通过清热、泻火、凉血等作用，以清除里热的一种治法。适用于里热、火证、热甚成毒以及虚热等证。

(7) 温法　是通过温里祛寒法，使在里之寒得以消散的一种治法。适用于脏腑的沉寒痼冷，寒饮内停，寒湿不化，以及阳气衰微等里寒之证。

(8) 补法　是通过补益人体的气血阴阳，以恢复人体正气的一种治法。适用于因气、血、阴、阳之虚所致病证。

以上八法，所治各有侧重，如因病情复杂，单用一法已不能适应临床病证的需要时，常需数法配合应用，才能照顾全面。如对体虚外感证的治疗当首选汗法以解除表邪，但因体虚有气血阴阳的不同，故应酌情配合益气、滋阴、助阳、养血等不同的方法。

思考与练习

1. 简述方剂与治法的关系。
2. 何谓“八法”?

第四章　方剂的组成变化

方剂，是在单味药治病到多味药治病的基础上逐渐形成的，是医生根据病情的需要，在辨证立法的基础上，按一定的组织原则，选择合适的药物组合而成的。这种组合既非简单的药物集合，亦非固定的搭配，而是既有严格的原则性，又有极大的灵活性。只有掌握了这两个方面，并在具体应用中统一起来，才能切合实际，全面考虑，达到理想的治疗效果。

第一节　方剂的组成原则

组方原则最早见于内经。《素问·至真要大论》说："主病之谓君，佐君之谓臣，应臣之谓使。"这种原则前人总结为"君、臣、佐、使"，现代又称"主、辅、佐、使"。每一方剂的具体药味多少，及君、臣、佐、使是否齐全，全视病情与治法要求的不同，及所选药物的功用、药性来决定。现将君、臣、佐、使的含义分述如下。

君药（主药）　即针对主病或主证而起主要治疗作用的药物。

臣药（辅药）　含义有二，一是辅助君药加强治疗主病或主证的药物；二是针对兼病、兼证起主要治疗作用的药物。

佐药　含义有三，一是佐助药，即协助君、臣药物发挥治疗作用，或直接治疗次要兼证的药物；二是佐制药，即用以消除或减弱方中某些药物的毒性，或能制约方中某些药物峻烈之性的药物；三是反佐药，因病势拒药，配伍与君药性味相反而又能在治疗中起相成作用的药物。

使药　含义有二，一是引经药，即能引方中诸药以达病所的药物；二是调和药，即具有协调方中诸药作用的药物。

以治疗外感风寒表证的麻黄汤为例分析如下。

麻黄汤，主治外感伤寒表实证，症见恶寒发热，头痛身疼，无汗而喘，苔薄白，脉浮紧。治法辛温发汗，宣肺平喘。方用麻黄、桂枝、杏仁、甘草。方中：

麻黄——君药，辛温，发汗散风寒，兼宣肺平喘；

桂枝——臣药，辛甘温，发表解肌，温经散寒，既助麻黄发汗解表，又调和营卫；

杏仁——佐药，苦温，降肺气，止咳平喘，助麻黄平喘；

甘草——使药，甘温，调和诸药。

可见方剂正是通过这个原则，将各具特性的药物联结起来，这样既可使主次分明，配合严谨，又可减轻毒副作用。方剂中药物的君、臣、佐、使原则，在具体应用中，应根据辨证立法的需要，满足辨证论治的要求，以精简有效为原则。一方之中，不一定君、臣、佐、使一应俱全。君药必不可缺，而臣、佐、使三药则可酌情配置或删除。

第二节　组成变化

方剂的组成固然有一定的原则，但临床应用时，还应根据病证的变化，体质的强弱，年龄、性别的差异，四时气候、生活习惯的不同来灵活化裁，以适合病情的需要。组方的变化，归纳起来主要有以下三种。

一、药味加减的变化

药味加减的变化是指在主证和主药不变的情况下，随着兼证或次要症状的不同加减药物，以适应新的病情的需要。如用银翘散治疗风热表证时，兼津伤口渴者，应加天花粉以生津；兼见咽喉肿痛者，应减去荆芥、豆豉，加马勃、板蓝根以清热利咽等。

二、药量加减的变化

药量加减的变化是指组方的药物不变，只对药量进行增减，进而改变了该方的功用和主治证的主要方面。如四逆汤，由附子、干姜、炙甘草三味药物所组成，其中干姜、附子用量较小，主治阴盛阳微所致四肢厥逆、恶寒蜷卧、下利、脉微细或沉迟细弱的证候，有回阳救逆的功用。若增加干姜、附子的用量，则方为通脉四逆汤，主治阴盛格阳于外，而致四肢厥逆，身反不恶寒，下利清谷，脉微欲绝的证候，有回阳逐阴、通脉救逆的作用。

三、剂型更换的变化

剂型更换的变化是指同一方剂，根据病情的轻重缓急而改变其剂型。如理中丸是治脾胃虚寒证的方剂，适用于病情较轻而病势较缓者，取丸剂作用慢而力缓，且服用方便的特点；若病情较重而急者，则应将丸剂改为汤剂内服，取汤剂作用快而力峻的特点。

以上三种变化虽各有特点，但目的只有一个，就是适应更复杂的病情。因此，在临床应用时，三种变化可单独使用，亦可合并使用。

思考与练习

1. 何谓方剂的组成原则？
2. 简述方剂的组成变化。

第五章　中药与方剂的应用

中药的用法包括配伍禁忌、用药禁忌、剂量和服法等主要内容。掌握这些知识与方法，按照病情、药性和治疗要求予以正确应用，对于充分发挥药效和确保用药安全具有十分重要的意义。

第一节　配伍与用药禁忌

一、中药的配伍

根据病情和药物的需要，按照一定的法则将两味以上的药物配合使用，称为中药的配伍。其目的是使临床用药更加安全有效。

前人把单味药的应用及药物之间的配伍关系总结为七个方面，称为药物的“七情”。“七情”之中，除单行者外，其余六个方面都是谈配伍关系。

(1) 单行　单用一味药来治疗某种病情单一的疾病，如独参汤。

(2) 相须　即性能功效相类似的药物配合应用，可以增强其原有疗效。如石膏与知母配伍，能明显地增强清热泻火的治疗效果；大黄与芒硝配合，能明显地增强攻下泻热的治疗效果。

(3) 相使　即在性能功效方面有某种共性的药物配合应用，而以一种药物为主，另一种药物为辅，能提高主药物的疗效。如补气利水的黄芪与健脾利水的茯苓配合时，茯苓能提高黄芪补气利水的治疗效果；清热泻火的黄芩与攻下泻热的大黄配合时，大黄能提高黄芩清热泻火的治疗效果。

(4) 相畏　即一种药物的毒性反应或副作用，能被另一种药物减轻或消除。如生半夏和生南星的毒性能被生姜减轻和消除，所以说生半夏和生南星畏生姜。

(5) 相杀　即一种药物能减轻或消除另一种药物的毒性或副作用。如生姜能减轻或消除生半夏和生南星的毒性或副作用，所以说生姜杀生半夏和生南星的毒。由此可知，相畏、相杀实际上是同一配伍关系的两种提法，只是各自所站的角度不同。

(6) 相恶　即两种药物合用，一种药物与另一药物相作用而致原有功效降低，甚至丧失药效。如人参恶莱菔子，因莱菔子能削弱人参的补气作用。

(7) 相反　即两种药物合用，能产生毒性反应或副作用，如“十八反”、“十九畏”中的若干药物（见“用药禁忌”）。

上述七个方面，其变化关系可以概括为四项，即在配伍应用的情况下：

① 有些药物因产生协同作用而增进疗效，是临床用药时要充分利用的；

② 有些药物可能互相拮抗而抵消、削弱原有功效，用药时应加以注意；

③ 有些药物则由于相互作用，而能减轻或消除原有的毒性或副作用，在应用毒性药或剧烈药时必须考虑选用；

④ 另一些本来单用无害的药物，却因相互作用而产生毒性反应或强烈的副作用，则属于配伍禁忌，原则上应避免配用。

二、用药禁忌

用药禁忌是指临床用药时，必须注意在某种情况下，不宜使用某些药，或在服用药时不宜吃某些食物等问题，以免发生不良反应或影响药效。用药禁忌主要包括配伍禁忌、妊娠禁忌、服药禁忌。

1. 配伍禁忌

有些药物合用后，能降低药效或产生毒副作用，应避免应用，即配伍禁忌。《神农本草经》称这些药物间的关系为“相恶”、“相反”，金元时期概括为“十八反”和“十九畏”，现列于下。

(1) 十八反　甘草反甘遂、大戟、芫花、海藻；乌头反贝母、瓜蒌、半夏、白蔹、白及；藜芦反人参、沙参、丹参、玄参、苦参、细辛、芍药。十八反歌诀：本草明言十八反，半蒌贝蔹及攻乌，藻戟遂芫俱战草，诸参辛芍叛藜芦。

(2) 十九畏　硫黄畏朴硝，水银畏砒霜，狼毒畏密陀僧，巴豆畏牵牛，丁香畏郁金，牙硝畏三棱，川乌、草乌畏犀角，人参畏五灵脂，官桂畏赤石脂。十九畏歌诀：硫黄原是火中精，朴硝一见便相争。水银莫与砒霜见，狼毒最畏密陀僧。巴豆性烈最为上，偏与牵牛不顺情。丁香莫与郁金见，牙硝难合京三棱。川乌草乌不顺犀，人参最怕五灵脂。官桂善能调冷气，若逢石脂便相欺。大凡修合看顺逆，炮爁炙煿莫相依。

以上配伍禁忌并不是绝对的，因为在古今配方中也有同用的情况，如甘遂半夏汤中甘遂与甘草同用等。鉴于目前在这方面的研究尚无明确结论，有待于进一步探讨，所以临床仍需避免盲目配合应用。

2. 妊娠用药禁忌

某些药物具有损害胎元以致堕胎的副作用，所以应该作为妊娠禁忌的药物。妊娠禁忌药专指妇女妊娠期除中断妊娠、引产外，禁忌使用的药物。妊娠禁忌的理由很多，主要有对母体不利、对胎儿不利、对产程不利、对产后儿童生长发育不利等。无论从用药安全的角度，还是从优生优育的角度来认识这几点，都是应当给予高度重视的。在为数众多的妊娠禁忌药中，根据药物对于胎元损害程度的不同，一般可分为禁用与慎用两类。

禁用药包括剧毒药，或药性作用峻猛之品，及堕胎作用较强的药。如水银、雄黄、轻粉、斑蝥、马钱子、蟾酥、川乌、草乌、藜芦、瓜蒂、巴豆、甘遂、大戟、芫花、牵牛子、商陆、麝香、水蛭、虻虫、三棱、莪术等。

慎用药主要是活血化瘀药、行气破滞药、攻下药及辛热的温里药等章节中的部分药。如牛膝、川芎、红花、桃仁、姜黄、牡丹皮、枳实、枳壳、大黄、番泻叶、芦荟、芒硝、附子、干姜、肉桂等。

总之，对于妊娠禁忌的，如无特殊必要，应尽量避免使用，以免发生事故。如孕妇患病非用不可，则应注意辨证准确，掌握好剂量与疗程，并通过恰当的炮制和配伍，尽量减轻药物对妊娠的危害，做到用药有效而安全。

3. 服药时的饮食禁忌

服药期间对某些食物的禁忌简称食忌，俗称忌口。一般而言应忌食生冷、辛热、油腻、腥膻、有刺激性的食物，此外，根据病情的不同，饮食禁忌也有区别。如热性病，应忌食辛辣、油腻、煎炸类食物；寒性病，应忌食生冷；胸痹患者，应忌食肥肉、脂肪、动物内脏及烟、酒；肝阳上亢、头晕目眩、烦躁易怒等，应忌食胡椒、辣椒、大蒜、白酒等辛热助阳之品；脾胃虚弱者，应忌食油炸黏腻、寒冷固硬、不易消化的食物；疮疡、皮肤病患者，应忌食鱼、虾、蟹等腥膻发物及辛辣刺激性食品。古代文献中还有常山忌葱，地黄、何首乌忌葱、蒜、萝卜，茯苓忌醋，鳖甲忌苋菜等记载，可供临床参考。

第二节　剂　　量

中药的计量，古代有按重量（铢、两、分、钱、斤等）、度量（尺、寸等）及容量（斗、升、合等）等多种计量方法，由于古今度量衡制的变迁，后世多以重量为计量固体药物的方法。明清以来，普遍采用16进位制，即1斤＝16两＝160钱。现在中国对中药生药计量采用公制，即1kg＝1000g。为了处方和配药计算方便，特别是古方的配用需要，16进位制按规定以如下的近似值进行换算。

一两＝30g

一钱＝3g

一分＝0.3g

一厘＝0.03g

用药量，称为剂量，首先是指每一味药的成人一日量（注：本书各药物所标注的用量除特别注明以外，都是指干燥后的生药在汤剂中的成人一日内服量）；其次是指在方剂中药与药间的比较分量，即相对剂量。一般非毒性的药物，单用时用量可较大，在复方中的用量可略小。主要药物用量可较大，辅助性药物一般可用较低于主药的剂量。用药剂量是否得当，是能否确保用药安全、有效的重要因素之一。临床上主要依据所用药物的性质、临床运用的需要以及病人的具体情况来确定中药的具体用量。

一、药物方面

1. 药材质量

质优者药力充足，用量勿需过大；质次者药力不足，用量可稍大些。

2. 药材质地

一般来说，花叶类质轻的药，用量宜轻；金石、贝壳类质重的药，用量宜重；鲜品一般用量也较大。

3. 药物性味

药性较弱、作用温和、药味较淡的药，用量可稍重；药性较强、作用强烈、药味较浓的药，用具则宜轻。

4. 有毒无毒

无毒者，用量变化可稍大；有毒者，应将剂量严格控制在安全范围内。

二、应用方面

1. 方药配伍

单味应用时，用量可较大；入复方时，用量可略小。同一药在复方中作主药时比作辅药时用量为大。

2. 剂型

多数药物作汤剂时，因其有效成分多不能完全溶解，故用量一般较作丸、散剂时的用量为重。

3. 用药目的

由于用药目的不同，同一药物的用量可不同。如槟榔，用以消积、行气、利水，常用剂量为6～15g；而用以杀姜片虫、绦虫时，需用到60～120g。即使是利用药物的同一功效，也可能因为用药目的的不同，而使用不同剂量。如泻下药牵牛子，通便导滞，用量宜轻；若用以峻下逐水，则用量宜重。

三、患者方面

1. 年龄

由于小儿身体发育尚未健全，老年人气血渐衰，对药物的耐受力均较弱。特别是作用峻猛、容易损伤正气的药物，用量应低于青壮年。五岁以下小儿通常用成人量的1/4，五六岁以上可按成人量减半用。

2. 性别

一般药物，男女用量区别不大，但妇女在月经期、妊娠期，活血祛瘀通经药用量一般不宜过大。

3. 体质

体质强壮者用量可重，体质虚弱者用量宜轻，即使是补益药，也宜从小剂量开始，以免虚不受补。

4. 病程

一般来说，新病正气损伤较小，用量可稍重；久病多体虚，用量宜轻。

5. 病势

病急病重者，用量宜重，病缓病轻者，用量宜轻。

此外，还应考虑患者职业、生活习惯、季节、气候及居处环境等因素，做到“因时制宜”、“因地制宜”、“因人制宜”。

第三节　剂型与用法

一、剂型

无论以什么方式给药，都需要将药物加工制成适合医疗、预防应用的一定形态，称为剂型。20世纪30年代研创出了中药注射剂，以后又发展了胶囊剂、冲剂、气雾剂、膜剂等新剂型。随着制药技术的进步，现代中成药的剂型已达20余种，使用变得十分方便。

目前，中成药剂型大致可分为两大类。第一类是传统的剂型，有供口服的汤剂、丸剂、散剂、酒剂、煎膏剂、糖浆剂、锭剂、茶剂、露剂等；供皮肤用的软膏剂、膏药、散剂、丹剂、擦剂、洗剂、熏剂；还有供体腔使用的栓剂、药条、钉剂等。第二类是按照中医药理论，采用现代药学的理论和技术制成的新剂型，如片剂、胶囊剂、颗粒剂、栓剂、肌内注射剂和静脉注射剂等。现代剂型的发展对于临床应用及改善传统汤剂不便于煎服等问题，起了重大的作用。

二、用法

中药和方剂的应用方法主要指中药的给药途径、煎煮方法和服药方法。

（一）给药途径

给药途径是影响药物疗效的因素之一。机体的不同组织对于药物的敏感性及吸收程度均有差异，药物在不同组织中的分布、代谢情况也不相同。所以，给药途径会影响药物吸收的速度、数量以及作用强度。有些药甚至必须以特定途径给药，才能发挥某种作用。中药的传统给药途径，除口服和皮肤吸收两种主要途径外，还有吸入、舌下、黏膜表面、直肠给药等多种途径。20 世纪 30 年代后，又增添了皮下注射、肌内注射、穴位注射和静脉注射等。

（二）煎煮方法

中药的疗效除与剂型有关外，与制剂工艺也有着密切关系。汤剂是临床应用中药最常采用的剂型，大多由病家自制，为了保证临床用药能获得预期的疗效，医生应将汤剂的正确煎煮法交代清楚。

1. 煎药器具

煎药最好用陶瓷器皿，如砂锅、砂罐。陶瓷的化学性质稳定，不易与药物成分发生化学反应，并且导热均匀，保暖性能好。其次可用搪瓷或不锈钢器皿。忌用铁、铜、铝等金属器具。因金属元素容易与药液中成分发生化学反应而降低疗效，甚至产生毒副作用。

2. 煎药用水

煎药宜用无异味、洁净澄清，含矿物质及杂质少的水。凡日常生活中可作饮用的水，都可用来煎煮中药。用水量应为饮片吸水量、煎煮过程中蒸发量及煎煮后所需药液量的总和。一般以液面淹没饮片约 3～5cm 为宜。质地坚硬、黏稠或需久煎的药物，加水量略多；质地疏松或有效成分容易挥发、煎煮时间较短的药物，则液面淹没药物即可。

3. 煎前浸泡

中药饮片煎前的浸泡，既有利于有效成分的充分溶出，又可缩短煎煮时间，避免因煎煮时间过长导致部分有效成分耗损、破坏过多。多数药物宜用冷水浸泡 20～30min，以种子、果实为主的药可浸泡 1h。夏天气温高，浸泡时间不宜过长，以免腐败变质。

4. 煎煮火候及时间

煎一般药宜先武火后文火，即未沸前用大火，沸后用小火保持微沸状态，以免药汁溢出或过快熬干。解表药及其他芳香性药物，一般用武火迅速煮沸，改用文火维持 10～15min 即可。有效成分不易煎出的矿物类药、骨角类药、贝壳类药及补益药，一般宜文火久煎，使有效成分充分溶出。

5. 煎煮次数

为了充分利用药材，避免浪费，一剂药可煎三次，最少煎两次。因为煎药时，药物有效成分首先会溶解在进入药材组织的水液中，然后再扩散到药材外部的水液中，到药材内外溶液的浓度达到平衡时，因渗透压平衡，有效成分就不再溶出了。这时，只有将药液滤出，重新加水煎煮，有效成分才能继续溶出。

6. 入药方法

一般药物可以同时入煎，但部分药物因其性质、性能及临床用途不同，所需煎煮时间也不同，甚至同一药物因煎煮时间不同，其性能与临床应用也存在差异，需作特殊处理。

（1）先煎　如磁石、牡蛎等矿物、贝壳类药物，因其有效成分不易煎出，应先煎 30min 左右，再入其他药同煎。有些药其毒性经久煎可以降低，也宜先煎，如乌头、附子等。

（2）后下　有些药物因其有效成分煎煮时容易挥发或被破坏，而不耐煎煮，宜后下，待其他药煎煮将成时投入，煎沸几分钟即可。如薄荷、白豆蔻、大黄、番泻叶等，大黄、番泻叶甚至可以直接用开水泡服。

(3) 包煎 蒲黄、海金沙等质地过轻的药材，煎煮时易漂浮在药液面上，或成糊状，不便于煎煮及服用；车前子等颗粒较细，又含淀粉、黏液质较多的药材，煎煮时容易粘锅、煳化、焦化；辛夷、旋覆花等有毛、对咽喉有刺激性的药材，这几类药入药时宜用纱布包裹入煎。

(4) 另煎 如人参等贵重药物宜另煎，以免煎出的有效成分被其他药渣吸附，造成浪费。

(5) 烊化 如阿胶等胶类药容易黏附于其他药渣及锅底，宜另行烊化，再与其他药汁兑服。

(6) 冲服 如芒硝等入水即化的药及竹沥等汁液性药材，宜用煎好的其他药液或开水冲服。

(三) 服药方法

口服，是临床使用中药的主要给药途径。口服给药的效果，除受到剂型等因素的影响外，还与服药的时间、服药的多少及服药的冷热等服药方法有关。

1. 服药时间

服药时间应根据胃肠的状况、病情需要及药物特性来确定。一般来说，滋补药，宜在饭前服；峻下逐水药，晨起空腹时服用；驱虫药、攻下药，宜空腹时服用；健胃药、对胃肠道有刺激性的药宜饭后服；其他药物，一般也宜饭后服。一般药物，无论饭前或饭后服，服药与进食应间隔 1h 左右，以免影响药效的发挥。此外，有些药还应在特定的时间服用，如用于失眠的安神药，宜在睡前 30min 至 1h 服药；缓下剂，亦宜睡前服用，以便翌日清晨排便；截疟药应在疟疾发作前 2h 服用；急性病则不拘时服药。

2. 服药方法

一般疾病，多每日一剂，每剂分二服或三服。病情急重者，每隔 4h 左右服药一次，昼夜不停，使药力持续，利于顿挫病势。应用发汗药、泻下药时，以得汗、得下为度，不必尽剂，以免汗下太过，损伤正气。呕吐病人，宜小量频服。小量，对胃的刺激小，不致药入即吐；频服，才能保证一定的服药量。

此外，还有冷服热服的区别。一般汤药多宜温服。如治寒证所用热药，宜于热服。特别是用于外感风寒表实证的辛温解表药，不仅宜热服，服药后还需温覆取汗。至于治热病所用寒药，如热在胃肠，患者欲冷饮者可凉服；如热在其他脏腑，患者不欲冷饮者，仍以温服为宜。丸剂、散剂等固体药剂，除特别规定外，一般宜温开水送服。

思考与练习

1. 何谓配伍？何谓药物的“七情”？
2. 用药禁忌包括哪些方面？
3. 妊娠用药禁忌的理由是什么？
4. 何谓“十八反”、“十九畏”？
5. 简述中药的煎煮方法。

各　论

第六章　解表药与解表剂

第一节　解　表　药

1. 含义

凡以发散表邪为主要功效，用以治疗表证的药物，称为解表药。

根据解表药的药性和功效主治差异，将其分为辛温解表药与辛凉解表药两类。

2. 功效与主治

凡解表药均具有解表功效，可主治外感表证，症见发热，恶寒或恶风，头身疼痛，无汗或有汗而不畅，脉浮，或有鼻塞流涕、咽痒、咳喘等症。发散风寒药与发散风热药，除主治风寒表证（风寒感冒）和风热表证（风热感冒）外，风邪所致的头昏头痛、目赤咽痛、皮肤瘙痒等，亦多选用。此外，本类药还分别兼有止痛及透疹等其他功效，因而又有其相应的主治病证。

3. 性能特点

解表药气味大多芳香，性质轻宣疏散，作用趋向多为升浮，能疏散肌表或口鼻内犯的邪气，或开腠发汗，使表邪随汗而外解。主要用以发散表邪，一般为辛味，多归肺、膀胱二经。

辛温解表药，性味多为辛温，其性发散，发汗力强，以发散风寒为主，适用于外感风寒表证。部分药还兼有止咳、平喘、止痛、祛风湿、利尿、通鼻窍及祛风止痒等功效。可治咳喘、头痛、风湿痹证、水肿初起、鼻渊及风邪外郁所致的皮肤瘙痒等证。

辛凉解表药，性味多为辛凉，多兼苦寒沉降，其发散作用较缓和，以宣散风热为主，适用于外感风热表证。此外，还有利咽喉、清头目及止痒等效果，用于风热上犯所致的咽喉痒痛、头痛头昏、目赤多泪或皮肤瘙痒。部分药还兼有透疹作用，用于麻疹等出疹性疾病初起，疹出不畅之证。

4. 配伍应用

使用解表药，应区分表证的寒热、四时气候的变化及患者体质的不同，因证选药并做适当的配伍。如风寒表证宜选用发散风寒药，风热表证宜选用发散风热药。温热病邪在卫分，宜用发散风热药，并辅以清热解毒药或生津止渴药。表证夹湿，宜以祛风胜湿解表药为主，合用化湿药。对表证而体虚者应用解表药时，可视其阳虚、气虚、阴虚之不同情况，分别配伍助阳、益气、养阴等扶正之品，以扶正祛邪。此外，若兼咳喘痰多或气滞胀闷、呕恶者，可与化痰、止咳、平喘药，或行气药同用。

5. 使用注意

使用解表药，尤其是发汗力强的解表药，服用量不可过大，应以微令汗出，得汗即止为原则。如发汗太过，汗出淋漓，既会伤阴，又有亡阳的危险。又因津血同源，凡平素表虚不固，自汗盗汗，久患疮疡、淋证、失血及孕妇、产后、年老体虚等各种津血亏耗之人，虽有表证，亦应慎用。解表药的用量，还应注意因时因地制宜，凡寒冷之时或阴凉之地，辛温解表药的用量宜稍重，如用辛凉之药亦宜稍轻。而温暖之时或炎热之地，辛温解表药的用量宜稍轻，如用辛凉之药则可稍重。解表药多为芳香质轻之物，一般不宜久煎，以免有效成分挥发而药效降低。此外，辛温解表药之汤剂宜饭后热服，药后加盖衣被，可助散寒解表之力。

一、辛温解表药

麻黄

【来源】 本品为麻黄科植物草麻黄、中麻黄或木贼麻黄的干燥草质茎。

【性味归经】 辛、微苦，温。归肺、膀胱经。

【功效】 发汗散寒，宣肺平喘，利水消肿。

【应用】 ① 用于风寒感冒。本品发散力较强，善开泄腠理、透发毛窍，兼能平喘。发汗作用明显，为重要的发汗解表药。尤适宜风寒感冒及兼胸闷喘咳者。常与桂枝相须为用，如麻黄汤。

② 用于喘咳证。本品宣肺平喘，为治肺气壅遏之喘咳要药，常配伍杏仁等。对肺热壅盛之喘咳，常配伍石膏等。喘咳而痰多者，需配伍化痰药。

③ 用于风水浮肿。若水肿初起，有表证者，宜配伍发汗解表药和利水退肿药。

此外，现代常用本品治疗支气管哮喘。

【用量用法】 2～10g。煎服。发汗解表多生用，蜜炙麻黄润肺止咳。

【使用注意】 本品发汗力较强，故表虚自汗、阴虚盗汗及虚喘者忌用；因所含麻黄碱能兴奋中枢神经系统和升高血压，故高血压及失眠患者慎用。运动员慎用。

桂枝

【来源】 本品为樟科植物肉桂的干燥嫩枝。

【性味归经】 辛、甘，温。归心、肺、膀胱经。

【功效】 发汗解肌，温通经脉，助阳化气，平冲降逆。

【应用】 ① 用于风寒感冒。本品辛散温通，可外行肌表而有解表之效，但发汗解表不如麻黄力强。用治风寒感冒，不论表实无汗、表虚有汗及阳虚受寒者，均宜使用。表虚有汗者，常配伍白芍，如桂枝汤；表实无汗者，常与麻黄同用，如麻黄汤。

② 用于脘腹冷痛，血寒经闭，关节痹痛。本品善入血分，能祛风寒湿邪，温经通络而缓解疼痛。适用于寒凝血瘀所致的上述诸症。治风寒痹证，因其性升浮，尤以上肢及肩背痹痛多用。

③ 用于痰饮，水肿，心悸奔豚。本品既能温心通阳，又能温化水湿，为温心通阳之要药，其温煦之力较肉桂缓和。适用于心脾阳虚，阳气不化，水湿内停所致的上述诸证。常与茯苓、白术等配伍。

【用量用法】 3～10g。煎服。

【使用注意】 本品易助热，伤阴，动血。温热病，阴虚火旺、血热妄行者忌用；孕妇慎用。

荆　　芥

【来源】 本品为唇形科植物荆芥的干燥地上部分。

【性味归经】 辛，微温。归肺、肝经。

【功效】 解表散风，透疹，清疮。

【应用】 ① 用于感冒，头痛。本品药性平和，重在祛散风邪，故风寒、风热感冒均可应用。治风寒感冒，常防风、羌活等同用；治风热感冒，常与薄荷、金银花等同用。

② 用于麻疹、风疹。本品善祛肌表风邪，常与其他解表透疹药或清热解毒药同用。

③ 用于多种出血证。荆芥炒炭，其性味已由辛温变为味涩性平之品，可用于吐血、衄血、便血及崩漏等失血证。

④ 用于疮疡初起。本品祛风解表及通利血脉之力，可促使疮肿消散，故宜于疮肿初起而有表证者。

【用量用法】 5～10g。煎服。

防　　风

【来源】 本品为伞形科植物防风的干燥根。

【性味归经】 辛、微甘，微温。归膀胱、肝、脾经。

【功效】 祛风解表，胜湿，止痛止痉。

【应用】 ① 用于感冒头痛。本品长于发散表邪，祛风止痛，为风药中之润剂，尤宜于风邪较重、头身疼痛较甚者。多与荆芥、羌活等同用。若治表虚感冒，常与黄芪等同用。本品性微温而不燥，甘缓不峻，亦可与荆芥、黄芩、薄荷、连翘等同用治疗风热表证。

② 用于风湿痹证。本品既能祛风散寒，又能胜湿止痛，宜与当归、羌活等同用。

③ 用于风疹瘙痒。本品又能祛风止痒，常与荆芥、白蒺藜等同用。

④ 用于破伤风。本品有祛风止痉之效，但作用较为缓和。常与天南星、天麻等止痉力强之药同用。

【用量用法】 5～10g。煎服。

【使用注意】 热甚或阴血不足之内风者慎用。

白　　芷

【来源】 本品为伞型科植物白芷或杭白芷的干燥根。

【性味归经】 辛，温。归胃、大肠、肺经。

【功效】 解表散寒，祛风止痛，宣通鼻窍，燥湿止带，消肿排脓。

【应用】 ① 用于外感风寒头痛、鼻塞流涕。本品发散风寒之力较温和，又兼止痛和通鼻窍之功，故宜于外感风寒头痛或伴有鼻塞、流涕之证，并常与羌活、防风、细辛、川芎等同用。

② 用于眉棱骨痛、牙痛。本品能止痛，善入足阳明胃经。属风寒者，配伍细辛、川芎等。属风热者，需与疏风、清热药同用。

③ 用于鼻塞、鼻渊。本品为治疗鼻渊头痛的要药，常与苍耳子、辛夷等散风寒，通鼻窍的药物同用。

④ 用于带下证。本品能燥湿止带。治寒湿带下，需与白术、茯苓、海螵蛸等同用。治湿热带下，宜与黄柏、车前子等同用。

此外，本品祛风止痒，可用于皮肤瘙痒。亦可用于疮疡肿痛。

【用量用法】 3～10g。煎服。

【使用注意】 本品温燥，阴虚火旺及血热内盛者忌用。

羌 活

【来源】 本品为伞形科植物羌活或宽叶羌活的干燥根茎及根。

【性味归经】 辛、苦，温。归膀胱、肾经。

【功效】 解表散寒，祛风除湿，止痛。

【应用】 ① 用于风寒感冒。本品有较强的发散风寒作用，尤宜于风寒感冒夹湿所致的恶寒、发热、头项强痛、肢体酸楚。常与防风、细辛、川芎等同用，如九味羌活汤。

② 用于风寒湿痹。本品善入足太阳膀胱经，以除头项肩背之痛见长，故上半身风寒湿痹尤为多用。常与防风等同用。治风寒头痛亦有较佳疗效，常与川芎、白芷、藁本等同用。

【用量用法】 3～10g。煎服。

紫 苏

【来源】 本品为唇形科植物紫苏的叶和茎。其叶称紫苏叶（或苏叶），其茎称紫苏梗（或苏梗）。

【性味归经】 辛，温。归肺、脾经。

【功效】 解表散寒，行气宽中，解鱼蟹毒，止痛，安胎。

【应用】 ① 用于风寒感冒。本品辛温发散之性较为缓和，风寒感冒之轻证可以单用，重证需与其他发散风寒药合用。对风寒感冒兼胸脘满闷、恶心呕逆，或咳喘痰多者，较为适宜。治前者，常与陈皮、香附等同用；治后者，常与杏仁、半夏、桔梗等同用。

② 用于脾胃气滞及呕吐证。治中焦气滞之胸脘胀满，恶心呕吐。偏寒者，常与砂仁、丁香等同用。偏热者，常与黄连、芦根等同用。痰湿甚者，常与半夏、橘皮等同用。治妊娠胎气上逆，脘闷、食少呕吐，甚胎动不安者，宜与安胎药配伍。

③ 用于进食鱼蟹而引起的腹痛、吐泻等。可单用，或配伍生姜、橘皮等。

【用量用法】 5～10g。煎服。紫苏叶长于发表散寒，梗长于行气宽中。

生 姜

【来源】 本品为姜科植物姜的新鲜根茎。

【性味归经】 辛，微温。归肺、脾、胃经。

【功效】 解表散寒，温中止呕，化痰止咳，解鱼蟹毒。

【应用】 ① 用于风寒感冒。本品略有发汗解表之功，可单用或与葱白或红糖煎服。或与辛温解表药同用，以增强散寒祛风之效。

② 用于胃寒呕吐。本品长于和胃止呕，有“呕家圣药”之称，对胃寒呕吐最为适合。寒重者，可与高良姜、胡椒等同用。脾胃气虚者，宜与人参、白术等同用。胃热者，可与竹茹、枇杷叶等配伍。若痰饮呕吐，常与半夏同用。

③ 用于肺寒咳嗽。不论有无外感风寒，或痰多痰少，皆可选用。风寒外犯而咳者，可

与麻黄、紫苏、细辛等同用。无表邪而痰多者，可与半夏、陈皮等同用。

④ 对生半夏、生南星等药物之毒，以及鱼蟹等食物中毒，均有一定的解毒作用。可用姜汤或姜汁灌服，或姜汁滴鼻，还用于急救卒然昏厥者。

【用量用法】 3～10g。煎服。

【使用注意】 热盛及阴虚者忌用。

香　薷

【来源】 本品为唇形科植物石香薷的干燥地上部分。

【性味归经】 辛，微温。归肺、胃经。

【功效】 发汗解表，化湿和中，利水消肿。

【应用】 ① 用于暑湿感冒，恶寒发热，头痛无汗，腹痛吐泻。前人称香薷乃夏月解表之药，尤宜于风寒感冒而兼脾胃湿困所致的上述诸症。多与厚朴、扁豆等配伍。治湿阻中焦，可与苍术、藿香等配伍。

② 用于水肿、小便不利。可单用，或配伍其他利水药。

【用量用法】 3～10g。煎服。

【使用注意】 本品发汗力较强，表虚有汗者忌用。

藁　本

【来源】 本品为伞形科植物藁本或辽藁本的干燥根茎及根。

【性味归经】 辛，温。归膀胱经。

【功效】 祛风，散寒，除湿，止痛。

【应用】 ① 用于外感风寒所致的头痛、巅顶疼痛等。本品祛风散寒，上达巅顶，有止痛之功。常与白芷、川芎等同用。

② 用于风湿痛。常与祛风除湿之防风、羌活、威灵仙等同用。

【用量用法】 3～10g。煎服。

苍耳子

【来源】 本品为菊科植物苍耳的干燥成熟带总苞的果实。

【性味归经】 辛、苦，温；有毒。归肺经。

【功效】 散风除湿，通鼻窍，祛风湿。

【应用】 ① 用于风寒头痛，鼻渊流涕，鼻鼽，鼻渊。本品散风通窍止痛，常与辛夷、白芷等同用。如风热外袭或湿热内蕴者，常与薄荷、菊花、黄芩等同用。本品亦常用于其他鼻病。

② 用于风湿痹痛，四肢拘挛。可单用或与其他祛风湿药同用。

此外，本品还可用于风疹瘙痒。

【用量用法】 3～10g。宜炒后碾去刺用，可降低毒性。

【使用注意】 过量易致中毒，引起腹痛、腹泻、呕吐。

辛　夷

【来源】 本品为木兰科植物望春花、玉兰或武当玉兰的干燥花蕾。

【性味归经】 辛，温。归肺、胃经。

【功效】 散风寒，通鼻窍。

【应用】 用于风寒头痛，鼻塞，鼻鼽，鼻渊，鼻流浊涕。本品解表之力较弱，但长于宣通鼻窍。为鼻渊头痛、鼻塞、香臭不闻、浊涕常流等症的要药。治风寒所致的上述诸症，宜与防风、白芷、细辛等同用。治风热所致的上述诸证，宜与薄荷、菊花、石膏、黄芩等配伍。

【用量用法】 3～10g。包煎。外用适量。

二、辛凉解表药

薄 荷

【来源】 本品为唇形科植物薄荷的干燥地上部分。

【性味归经】 辛，凉。归肺、肝经。

【功效】 疏散风热，清利头目，利咽透疹，疏肝行气。

【应用】 ① 用于风热感冒，风温初起，头痛。本品在辛凉解表药中最能宣散表邪，且有一定发汗作用，多与荆芥、连翘、金银花等配伍，如银翘散。亦可配伍发散风寒药，治风寒表证。

② 用于风热之目赤，喉痹，口疮。本品辛凉，气味芳香，质轻上浮，性能疏泄，善散上焦风热之邪而清头目、利咽喉。治风热头痛，宜与蔓荆子、川芎、白芷等同用。治肝热目赤多泪，宜与菊花、决明子等同用。治咽喉肿痛，宜与桔梗、牛蒡子、僵蚕等同用。

③ 用于风疹、麻疹。治风疹瘙痒，常与荆芥、防风、僵蚕等同用。热毒内盛疹出不畅者，常与蝉蜕、牛蒡子等同用。

此外，本品还有疏肝行气、化湿和中的功效，可用于肝气郁滞之胸胁胀闷及感受暑湿秽浊之气，脘腹胀满、吐泻等症。

【用量用法】 3～6g。煎服，后下。

【使用注意】 体虚多汗者不宜。

【参考】 薄荷的新鲜茎和叶经水蒸气蒸馏，再冷冻，部分脱脑加工得到的挥发油，名“薄荷素油”（薄荷油）；薄荷素油中得到的一种饱和的环状醇，名“薄荷脑”，二者均作为芳香药、调味药及祛风药。可用于皮肤或黏膜产生清凉感以减轻不适及疼痛。

蝉 蜕

【来源】 本品为蝉科昆虫黑蚱的若虫羽化时脱落的皮壳。

【性味归经】 甘，寒。归肺、肝经。

【功效】 疏散风热，利咽，透疹，明目退翳，解痉。

【应用】 ① 用于风热感冒，咽痛，音哑。治风热感冒之发热、头痛，宜与薄荷、菊花等同用。若风热郁肺、声音嘶哑、咽喉痒痛、咳嗽者，常与薄荷、牛蒡子等配伍。

② 用于麻疹不透，风疹瘙痒。本品能透疹、疏风止痒。可用于麻疹及风邪外郁所致的多种皮肤瘙痒证，常与荆芥、薄荷、防风等同用。

③ 用于目赤翳障。治风热上攻所致的目赤流泪、翳膜遮睛，常与菊花、决明子等同用。

④ 用于惊风抽搐，破伤风。本品能清泻肝火，尤宜于肝热生风者。治小儿急惊风，常与牛黄、钩藤等同用。治破伤风，可与天南星、全蝎、天麻等同用。

此外，本品能镇静安神，还常用以治小儿夜啼不安。

【用量用法】 3～6g。煎服。

【参考】 本品又名“蝉壳”、“蝉退”、“蝉衣”。

柴　胡

【来源】 本品为伞形科植物柴胡或狭叶柴胡的干燥根。按性状不同，分别习称“北柴胡”及“南柴胡”。

【性味归经】 苦，微寒。归肝、胆、肺经。

【功效】 疏散退热，疏肝解郁，升举阳气。

【应用】 ① 用于感冒发热，寒热往来。本品长于疏解半表半里之邪，为治少阳证的要药。常与黄芩、半夏等配伍，如小柴胡汤。治感冒发热，不论寒热，皆可使用。治风寒感冒，可与羌活、荆芥、防风等同用。治风热感冒，可与葛根、薄荷等同用。

② 用于肝郁气滞之胸胁胀痛，月经不调。本品为治肝郁气滞证的要药，常与香附、川芎等同用。

③ 用于子宫脱垂，脱肛。本品能升清阳之气而举陷。治中气下陷之脱肛、子宫下垂，常与黄芪、党参、升麻等药同用，如补中益气汤。

此外，现在有用本品制成单味或复方注射液，对感冒发热有较好的解热效果。

【用量用法】 3～10g。煎服。解表退热用量宜稍重，且宜用生品；疏肝解郁宜醋炙，升阳举陷可生用或酒炙，其用量均宜稍轻。

【使用注意】 本品性能升发，故真阴亏损、肝阳上亢之证忌用。

【参考】 柴胡经加工制成的口服液，名“柴胡口服液”。功效：具有退热解表的作用。主治：外感发热。

菊　花

【来源】 本品为菊科植物菊的干燥头状花序。药材按产地和加工方法不同，分为“亳菊”、“滁菊”、“贡菊”、“杭菊”。

【性味归经】 甘、苦，微寒。归肺、肝经。

【功效】 疏散风热，平肝明目，清热解毒。

【应用】 ① 用于风热感冒。本品发散表邪之力和缓，能外散风热，内清肺热，治风热感冒之发热、头痛、咳嗽，常与桑叶、薄荷、荆芥等同用，如桑菊饮。

② 用于目赤肿痛，眼目昏花。治肝热目赤肿痛，常与夏枯草、桑叶等同用。治肝肾阴虚之眼目昏花，常与枸杞子等同用。

③ 用于头痛眩晕。本品平肝息风。对阴虚肝阳上亢而致的眩晕头痛尤为适宜，可与生地、白芍、羚羊角、钩藤等同用。治肝火上攻而眩晕头痛者，可与夏枯草、蔓荆子等同用。

④ 用于疮痈肿毒，内服外敷均可。

【用量用法】 5～10g。煎服。疏散风热多用黄菊花，清肝明目多用白菊花。

桑　叶

【来源】 本品为桑科植物桑的干燥叶。

【性味归经】 甘、苦，寒。归肺、肝经。

【功效】 疏散风热，清肺润燥，清肝明目。

【应用】 ① 用于风热感冒。本品辛散表邪的作用较为缓和，兼能清肺热，多用于外感风热，内有肺热而发热、咽痒、咳嗽等症，常与菊花相须为用，并辅以桔梗、杏仁等药，如桑菊饮。

② 用于肺热燥咳。本品有清肺热和润肺燥之功效，常与沙参、浙贝母、杏仁、麦冬等同用。

③ 用于头晕头痛，目赤昏花。用于肝阴不足者，可与黑芝麻配伍。治肝经实热或风热者，常与菊花、石决明等同用。

此外，本品还略有凉血止血之功，可用于血热妄行之咯血、衄血、吐血证。

【用量用法】 5～10g。煎服或入丸散。蜜炙能增强润肺止咳作用，宜用于肺燥咳嗽。外用煎水洗眼。

葛　根

【来源】 本品为豆科植物野葛的干燥根。

【性味归经】 甘、辛，凉。归脾、胃经。

【功效】 解肌退热，生津止渴，透疹，升阳止泻，通经活络，解酒毒。

【应用】 ① 用于外感发热头痛、项背强痛。本品辛凉升散，既散在表之风，又清内里之热。外感表证发热，无论风寒与风热，均可选用。若风热者，常与桂枝、麻黄、白芍等同用。若风寒者，常与黄芩、石膏、柴胡等同用。

② 用于麻疹不透。治风热外束而疹出不畅者，常与牛蒡子、升麻等同用。

③ 用于口渴及消渴。治热病伤津之口渴，常与知母、石膏等同用；用于消渴，可单用或与麦冬、天花粉等同用。

④ 用于热痢，泄泻。治脾虚泻泄，常与白术、茯苓等同用。治湿热泻痢，宜与黄连、黄芩等同用，如葛根黄芩黄连汤。

⑤ 用于眩晕头痛，中风偏瘫，胸痹心痛，酒毒伤中。现代常用本品治疗多种与瘀血有关的心脑血管病，如冠心病、高血压病、脑血栓形成及高脂血症等，疗效可靠。

【用量用法】 10～15g。煎服。退热、生津、透疹宜生用，止泻宜煨用。

牛　蒡　子

【来源】 本品为菊科植物牛蒡的干燥成熟果实。

【性味归经】 辛、苦，寒。归肺、胃经。

【功效】疏散风热，宣肺透疹，解毒利咽。

【应用】 ① 用于风热感冒，咳嗽痰多。本品长于清利咽喉。治风热表证而见咽喉红肿疼痛，或咳嗽痰多不利者，多与薄荷、桔梗等配伍。治疗卫分证，常与薄荷、金银花等同用。

② 用于麻疹，风疹。本品外解风热，内清热毒，为透疹要药，常与薄荷、荆芥、葛根等同用。

③ 用于咽喉肿痛、疮痈及痄腮，丹毒。本品能清热解毒、散结消肿。治疗咽喉肿痛，不论风热或热毒所致者均可应用。常与板蓝根、连翘、野菊花等同用。

【用量用法】 6～12g。煎服。

【使用注意】 本品滑肠，虚寒便溏者慎用。

【参考】 本品又名“鼠粘子”、“大力子”。

蔓　荆　子

【来源】 本品为马鞭草科灌木植物单叶蔓荆或蔓荆的果实。

【性味归经】 辛，微寒。归肝、胃经。

【功效】 疏散风热，清利头目。

【应用】 ① 用于风热感冒头痛。本品善疏风止痛、清利头目。可单用浸酒或与薄荷、菊花、防风等同用。

② 用于牙龈肿痛，目赤多泪，目暗不明，头晕目眩，常与菊花、蝉蜕、白蒺藜等同用。

此外，也可用于风湿痹痛，常与防风、秦艽等同用。

【用量用法】 3～10g。煎服。

升　　麻

【来源】 本品为毛茛科植物大三叶升麻、兴安升麻或升麻的干燥根茎。

【性味归经】 辛、微甘，微寒。归肺、脾、胃、大肠经。

【功效】 发表透疹，清热解毒，升举阳气。

【应用】 ① 用于风热头痛，麻疹不透。本品性能升散，既能清热解毒，又能解表透疹。多与牛蒡子、薄荷、葛根、蝉蜕等同用。

② 用于热毒所致的齿痛，口疮，咽喉肿痛，阳毒发斑。本品善清阳明热毒，治胃火炽盛的牙痛口疮，常与黄连等同用。治咽喉肿痛，常与牛蒡子、板蓝根、黄连、黄芩等同用。治阳毒发斑，常与石膏、大青叶等同用。

③ 用于脾虚气陷之脱肛，子宫脱垂。常与柴胡、黄芪等同用。

【用量用法】 3～10g。煎服。发表透疹、清热解毒宜生用，升举阳气宜蜜炙用。

【使用注意】 麻疹已透及阴虚火旺者忌用。

第二节　解　表　剂

凡以解表药为主组成，具有发汗、解肌、透疹等作用，主治表证的方剂，统称解表剂。属于“八法”中的“汗法”。

外感六淫病邪，多从皮毛或口鼻而入，侵袭肺卫，使表卫调节机能失常，出现表证。症见恶寒发热，头身疼痛，无汗或有汗，苔薄白，脉浮等。表证的性质有寒热之分，表寒证治宜辛温解表，表热证治宜辛凉解表。此外，如果兼见气、血、阴、阳不足的，还须结合补益法，以扶正去邪。所以解表剂分为辛温解表、辛凉解表和扶正解表三类。

辛温解表剂，适用于外感风寒表证，症见恶寒发热、头身疼痛、鼻塞流涕、口不渴、无汗或汗出、舌苔薄白、脉浮紧或浮缓等。常用辛温解表药如麻黄、桂枝、荆芥、防风、羌活、苏叶等，配伍止咳平喘、敛阴和营、温肺化饮等药组成方剂。代表方如麻黄汤、桂枝汤、小青龙汤等。

辛凉解表剂，适用于外感风热表证，症见发热、微恶风寒、头痛、口渴、咽痛或咳嗽、舌苔薄白或微黄、脉浮数等。常用辛凉解表药如薄荷、牛蒡子、桑叶、菊花、葛根、升麻等，配伍化痰止咳、清热生津之品组成方剂。代表方如银翘散、桑菊饮、麻黄杏仁甘草石膏汤等。

扶正解表剂，适用于表证兼正气虚弱之证。既要解表，又要扶正，症见身热恶寒、头痛无汗等表证外，兼倦怠嗜卧、面色苍白、肢冷、脉沉微等阳虚的证候。常用解表药麻黄、羌活、防风、苏叶等，配伍益气助阳或滋阴养血药如人参、黄芪、附子、细辛等组成方剂。代表方如败毒散等。

解表剂多选用辛散轻扬之品，不宜久煎，否则药性耗散，作用减弱。同时，凡服用解表剂后，宜避风寒，或增加衣被，或辅之以粥，以助发汗。取汗程度以遍身微汗为佳。因汗出不透，则病邪不解；汗出太过，则易耗气伤津，严重的可导致亡阴、亡阳之危候。汗出病瘥，即停服，不必尽剂。解表剂宜于饭后温服，禁食生冷油腻，以免影响药效。南方或夏季气候炎热，选药不宜太峻，用量不宜过重。北方或冬季气候寒冷，用药不嫌其峻，用量也宜稍重。若表邪未尽，而又见里证者，应先解表后治里。表里并重者，当表里双解。

麻黄汤

【组成】 麻黄 9g，桂枝 9g，杏仁 6g，炙甘草 3g。

【用法】 水煎服。服药后宜增加衣被，以微汗为宜。

【功用】 发汗解表，宣肺平喘。

【主治】 外感风寒表实证。症见恶寒发热，头身疼痛，无汗而喘，舌苔薄白，脉浮紧。

【方解】 本方证为外感风寒，肺气失宣所致。治宜发汗解表，宣肺平喘。方中麻黄善开腠发汗，祛在表之风寒，且宣肺平喘，为君药。桂枝发汗解肌，温经散寒，既能助麻黄解表，以加强发汗之功，又能缓解疼痛，为臣药。二药相须使用，是辛温发汗的常用组合。杏仁宣肺利气，止咳平喘，助麻黄平喘，为佐药。炙甘草调和诸药，益气和中，为使药。四药相合，表寒得解，营卫得通，肺气得宣，则诸症自愈。

【参考】 现代常用本方加减治疗感冒、流行性感冒，以及急性支气管炎、支气管哮喘属风寒表实证者。

银翘散

【组成】 连翘 30g，金银花 30g，桔梗 18g，薄荷 18g，竹叶 12g，生甘草 15g，荆芥穗 12g，淡豆豉 15g，牛蒡子 18g。

【用法】 加芦根 15g，水煎服。用量按原方比例酌情增减（原方杵为末，每服 18g，鲜芦根煎汤，香气大出，即取服，勿过煎）。

【功用】 辛凉解表，清热解毒。

【主治】 温病初起，风热表证。症见发热，微恶风寒，无汗或有汗不畅，头痛口渴，咳嗽咽痛，舌尖红，苔薄白或薄黄，脉浮数。

【方解】 本方治证为温病初起，邪郁肺卫所致。治宜辛凉解表，清热解毒。方中金银花、连翘清热解毒，轻宣透表，为君药。薄荷、荆芥穗、豆豉辛散表邪，透热外出，以加强解表之力，为臣药。桔梗、牛蒡子、甘草合用，能宣肺化痰，清利咽喉；淡竹叶、芦根清热生津以止渴，同为佐药。甘草调和诸药，为使药。全方在辛凉之中配伍少许辛温之品，有利于透邪，配伍清热解毒之品，可以外散风邪，内清热毒兼顾。

【参考】 ① 现代常用本方加减治疗感冒、流行性感冒、急性扁桃体炎、上呼吸道感染、麻疹初起、流行性乙型脑炎、流行性脑脊髓膜炎、腮腺炎、急性鼻窦炎、麦粒肿、急性结膜炎等属卫分风热者。

② 本方现有制成丸剂、片剂、口服液者，名“银翘解毒丸”、“银翘解毒片”、“银翘解毒口服液”。

桂　枝　汤

【组成】 桂枝9g，芍药9g，炙甘草6g，生姜9g，大枣3枚。

【用法】 水煎服。服药后片刻，喝少量热稀粥或开水，以助药力；再增衣被，取微汗为宜。

【功用】 解肌发表，调和营卫。

【主治】 外感风寒表虚证。症见发热头痛，汗出恶风，鼻鸣干呕，舌苔薄白，脉浮缓等。

【方解】 本方证为外感风寒，营卫不和所致。治宜解肌发表，调和营卫。方中用桂枝解肌发表，透达营卫，以发散外感之风寒，为君药。芍药益阴和营，使桂枝辛散而不伤阴，为臣药。桂、芍相合，一散一收，调和营卫，邪正兼顾。生姜辛温，助桂枝以解表散寒，又兼和胃止呕；大枣甘平，既能益气和中，又能补脾生津，姜、枣相合，加强桂、芍调和营卫之功，共为佐药。炙甘草调和诸药，配芍药酸甘化阴以和营，为使药。诸药合用，发中有补，散中有收，邪正兼顾，阴阳并调。

【参考】 现代常用本方加减治疗感冒、流行性感冒、原因不明的低热、妊娠呕吐、多形红斑、冻疮、荨麻疹等属营卫不和者。

小青龙汤

【组成】 麻黄9g，芍药9g，细辛6g，干姜6g，炙甘草6g，桂枝9g，半夏9g，五味子6g。

【用法】 水煎服。

【功用】 解表散寒，温肺化饮。

【主治】 外感风寒，水饮内停证。症见恶寒发热、无汗、咳喘、痰多而稀，或见头面四肢浮肿、舌苔白滑、脉浮等。

【方解】 本方证为外感风寒，水饮内停而致。治宜发汗解表，温化痰饮。方中以麻黄和桂枝相配，发汗解表，宣肺平喘，为君药。干姜、细辛温肺化饮，兼助麻、桂以解表，为臣药。五味子敛肺止咳，可防肺气耗散太过；半夏祛痰和胃，降逆散结；芍药和营养血，助桂枝调和营卫，共为佐药。炙甘草益气和中，调和诸药，配芍药酸甘化阴，缓和麻、桂辛散太过，为使之药。八药配伍，则风寒解，水饮去，诸症自平。

【参考】 ① 现代常用本方加减治疗慢性支气管炎急性发作、支气管哮喘、老年性肺气肿、百日咳、肺心病、过敏性鼻炎、卡他性中耳炎等属外感风寒水饮内停者。

② 本方现有制成口服液、颗粒剂者，名“小青龙合剂”、“小青龙颗粒”。

桑　菊　饮

【组成】 桑叶7.5g，菊花3g，杏仁6g，连翘5g，薄荷2.5g，桔梗6g，生甘草2.5，芦根6g。

【用法】 水煎服。

【功用】 疏风清热，宣肺止咳。

【主治】 风温初起，表热轻证。症见咳嗽，身热不甚，微渴，舌尖红苔薄黄，脉浮数。

【方解】 本方治证为风温初起，表热轻证。治宜疏风清热，宣肺止咳。方中以桑叶、菊花甘凉轻清，疏散上焦风热，并作君药。薄荷辛凉，助桑、菊疏散上焦风热，加强辛凉解表之功；杏仁、桔梗宣肺利咽，止咳化痰，三者共为臣药。连翘苦寒清热；芦根甘寒清热，生津止渴，共为佐药。甘草调和诸药，为使药，并与桔梗相配，清利咽喉。诸药合用，使上焦风热得以疏散，肺气得以宣降，则诸症自愈。

【参考】 ① 现代常用本方加减治疗感冒、流行性感冒、急性支气管炎、急性扁桃体炎、上呼吸道感染、急性结膜炎、角膜炎等属风热犯肺者。

② 本方现有制成片剂者，名“桑菊感冒片”。

麻黄杏仁甘草石膏汤

【组成】 麻黄 9g，杏仁 9g，炙甘草 6g，石膏（碎）18g。

【用法】 水煎服，石膏先煎。

【功用】 辛凉宣肺，清热平喘。

【主治】 表邪未解，肺热咳喘证。症见身热不解，咳逆气急甚则鼻翼搧动，口渴，有汗或无汗，舌苔薄白或黄，脉滑而数。

【方解】 本方证由表邪入里化热，肺中热盛所致。治宜辛凉宣肺，清热平喘。方中麻黄解表，宣肺平喘，但其性温，故重用石膏清泄肺热，麻、膏合用，意在发散郁热，解表宣肺而不助热，清肺而不留邪，是相制为用，共为君药。杏仁降气平喘，麻、杏合用，重在止咳平喘，为臣药。炙甘草益气和，既调和诸药，又与石膏相合而生津止渴，为佐使药。本方重在清宣肺热，故热邪壅肺的咳喘证，有无表证，皆可应用。

【参考】 ① 现代常用本方加减治疗感冒、上呼吸道感染、急性支气管炎、支气管肺炎、大叶性肺炎、支气管哮喘、麻疹合并肺炎等属邪热壅肺者。

② 本方现有制成口服液者，名“止嗽定喘口服液”。

败 毒 散

【组成】 柴胡 30g，前胡 30g，川芎 30g，枳壳 30g，羌活 30g，独活 30g，茯苓 30g，桔梗（炒）30g，人参 30g，甘草 15g。

【用法】 加生姜、薄荷少量，水煎服，用量按原方比例酌情增减（原方为末，每次 6g，加生姜、薄荷煎）。

【功用】 散寒祛湿，益气解表。

【主治】 气虚外感证。症见恶寒发热，无汗，头项强痛，肢体酸痛，胸膈痞满，鼻塞声重，咳嗽有痰，舌苔白腻，脉浮而按之无力。

【方解】 本方所治病证为素体气虚，又感风寒湿邪所致。治宜散寒祛湿，益气解表。方中羌活、独活辛温发散，祛寒除湿，同为君药。川芎活血祛风止痛，柴胡疏表退热，并为臣药，助羌活、独活散外邪，除疼痛。枳壳、桔梗、前胡、茯苓宣肺理气，止咳化痰；人参扶助正气，鼓邪从汗而解，皆为佐药。甘草调和诸药，兼以益气和中，生姜、薄荷为引，助解表之力，共为使药。

【参考】 现代常用本方加减治疗感冒、流行性感冒、支气管炎、风湿性关节炎、过敏性皮炎、荨麻疹、湿疹、皮肤瘙痒等属气虚复感风寒湿邪者。

思考与练习

1. 解表药的定义、作用、适应证各是什么？

2. 解表药分为哪几类？试简要比较其作用及适应证的不同。

3. 简述下列各组药物功用的异同点：麻黄与桂枝；荆芥与防风；羌活与白芷；薄荷与蝉蜕；桑叶与菊花。

4. 生姜、紫苏皆能止呕，各有何特点？

5. 试指出解表药中有通窍止痛作用的药物。

6. 何谓解表剂？分为哪几类？其运用的原则是什么？

7. 使用解表药应注意什么？

8. 桂枝与葛根同能解肌，其治疗病证有何不同？

9. 试述葛根、柴胡、升麻的功效、主治之异同。

10. 试指出解表药中有透疹作用的药物。

11. 试比较下列方剂功效、主治之异同：麻黄汤与桂枝汤；桑菊饮与银翘散。

第七章　清热药与清热剂

第一节　清　热　药

1. 含义

凡以清泄里热为主要功效，常用以治疗里热证的药物，称为清热药。

由于发病原因和部位不一，病情发展变化的阶段不同，以及患者体质的差异，里热证既有实热与虚热之分，又有气分与血分之异。因此，其临床表现有多种证型。针对里热证的不同证型，并根据清热药的性能和特长，一般分为清热泻火药、清热燥湿药、清热解毒药、清热凉血药和清退虚热药五类。

2. 功效与主治

清热药均能清泄里热而主治各种里热证候，症见身热、面红、口渴饮冷、尿赤、舌红、苔黄及脉数等。也可用于泻痢、目疾、疮肿等有里热表现者。

3. 性能特点

清热药性多寒凉，味苦。其作用趋向以沉降为主，主要归肺、胃二经，少数归心或肝经，主要用于温热病邪入气分之实热证，还可治疗不同的脏腑实热证；清热燥湿药性味苦寒而燥，可以同时祛除热邪和湿邪。其归经以各药主治的病证不同而互有差异，但以脾、胃、肝、胆、大肠和膀胱为主；清热解毒药性味多苦寒，其归经因主治病证不同而不尽一致。如主治咽喉肿痛者，归肺、胃经；主治痢疾者，主归大肠经等；清热凉血药的性味主要是苦寒。其中能养阴生津者，兼有甘味；能活血化瘀者，兼有辛味等，凉血药主要归心、肝二经；兼能养阴者，还可归肾、肺、胃经；清虚热药性味多苦寒或甘寒，主要归肝、肾经。

4. 配伍应用

热邪容易耗伤阴津，所以清热药最常与养阴、生津的药物同用。本类药物易伤脾胃，对脾胃虚弱又须清泄者，宜适当辅以健脾益胃的药物。里热而有表邪者，宜与解表药同用。此外，里热而兼瘀滞、痰湿或症见便秘、咳喘、失血、痉挛及失眠等，则应分别配伍活血、化痰、除湿或通便泻下、止咳平喘、凉血止血、息风止痉及宁心安神的药物。

5. 使用注意

应用清热药时，要辨别热证的虚实，分清里热的部位，选择适宜的清热药并作相应的配伍。如，热在气分，用清热泻火药；热在营血分，用清热凉血药；胃热用清胃热药，肝热用清肝热药；湿热证用清热燥湿药；阴虚内热证用清虚热药；里热兼有表证者，可配伍解表药；气分热兼血分热者，宜泻火药与凉血药同用；热毒炽盛者，当以泻火药与解毒药同用；热盛兼阴津不足者，可与养阴生津药配伍；脾胃虚弱者，宜配伍补气健脾药等。

本类药物性多寒凉，易伤脾胃，凡脾胃虚弱、胃纳不佳、肠滑易泻者应慎用，并要中病即止，不可清泄太过，以免损伤正气。忌用于寒证，尤其是真热假寒证。

一、清热泻火药

石　膏

【来源】 本品为硫酸盐类矿物硬石膏族石膏，主含含水硫酸钙。

【性味归经】 甘、辛，大寒。归肺、胃经。

【功效】 清热泻火，除烦止渴。

【应用】 ① 用于外感热病，高热烦渴。本品外解肌肤之热，内清肺胃之火，有较强的清泄热邪作用，为治疗温病邪在气分的要药。常与知母相须为用，如白虎汤。

② 用于肺热喘咳。本品有清肺热的功效，但不具平喘之功。治肺热喘咳，常与麻黄、杏仁等同用，如麻杏石甘汤。

③ 用于胃火亢盛，头痛，牙痛。本品能泄胃火，常与生地、知母、牛膝等同用。

④ 用于疮疡不敛。本品煅后研末外用，有收湿敛疮的功效，用于疮疡溃烂而不敛、湿疹及水火烫伤等。

【用量用法】 15～60g。打碎先煎。外用适量。

【使用注意】 脾胃虚寒及阴虚内热者禁用。

知　母

【来源】 本品为百合科植物知母的干燥根茎。

【性味归经】 苦、甘，寒。归肺、胃、肾经。

【功效】 清热泻火，滋阴润燥。

【应用】 ① 用于外感热病，高热烦渴。本品善清热泻火除烦，为治疗温热病，邪热亢盛、高热烦渴、脉洪大等症的要药。与石膏配伍有协同作用，如白虎汤。

② 用于肺热燥咳。本品既清肺热，又润肺燥，用于肺热或阴虚肺燥之咳嗽，常与贝母等同用。

③ 用于内热消渴，肠燥便秘。本品能生津润燥。不论胃火内盛，或阴虚燥热所致的上述诸症，均可配伍应用。治胃火内盛之烦渴，宜与天花粉、葛根、石膏等药同用。

④ 用于骨蒸潮热。本品盐炒能滋阴降火而退骨蒸。尤宜于肺肾阴亏所致的骨蒸潮热。常与黄柏、熟地、山药等同用，如知柏地黄丸。

【用量用法】 6～12g。煎服。

【使用注意】 虚寒证不宜；因其性寒滋润，脾虚便溏者尤应忌用。

栀　子

【来源】 本品为茜草科植物栀子的干燥成熟果实。

【性味归经】 苦，寒。归心、肺、三焦经。

【功效】 泻火除烦，清热利湿，凉血解毒。

【应用】 ① 用于热病心烦。本品善清泄心、肺、胃之火而除烦。常与淡竹叶等同用。若火毒炽盛、高热烦躁、神昏谵语者，常与黄芩、黄连、连翘等同用。

② 用于血热妄行吐血、衄血、血淋涩痛。常与黄芩、大黄、侧柏叶等同用。

③ 用于目赤肿痛，火毒疮疡。本品有清热解毒之功效，治疮疡内服外用均可。

④ 用于湿热黄疸。本品能清利湿热，利胆退黄。宜用于肝胆湿热郁结所致的黄疸、尿赤。常与茵陈蒿、大黄、郁金等同用。

此外，本品研磨以水或醋调成糊外敷，可消肿止痛，用于扭挫伤痛。

【用量用法】 6～10g。煎服。外用生品适量，研末调敷。

【使用注意】 虚寒证不宜；因其苦寒性较强，易伤脾胃，脾虚便溏者尤为不宜。

【参考】 本品又名“枝子”、“山栀子”。

天花粉

【来源】 本品为葫芦科植物栝楼或双边栝楼的干燥根。

【性味归经】 甘、微苦，微寒。归肺、胃经。

【功效】 清热泻火，生津止渴，消肿排脓。

【应用】 ① 用于热病烦渴，内热消渴。本品能清胃热，生津止渴。治热病烦渴，常与芦根、茅根、麦冬等同用。治消渴，常与葛根、知母、五味子等同用。

② 用于肺热燥咳、痰稠及咯血。本品能清肺热，润肺燥，常与贝母、桔梗、沙参、麦冬等同用。

③ 用于疮疡肿毒。本品内服外用均有解毒、消肿排脓之功效。疮疡脓未成者使之消散，脓已成者溃疮排脓。内服常与金银花、皂角刺、贝母等同用。

此外，天花粉注射液可用于抗早孕、中期引产，试用于绒毛膜上皮癌、恶性葡萄胎等也有一定疗效。

【用量用法】 10～15g。煎服。外用适量研磨，水调或醋调外敷。

【使用注意】 虚寒证忌用。孕妇慎用。不宜与乌头类药材同用。

夏枯草

【来源】 本品为唇形科植物夏枯草的干燥果穗。

【性味归经】 辛、苦，寒。归肝、胆经。

【功效】 清肝泻火，明目，散结消肿。

【应用】 ① 用于目赤肿痛，头痛眩晕，目珠疼痛。本品能清泄肝火，清利头目。尤宜于肝火上炎所致的上述诸症。可单用，也常与菊花、石决明、蝉蜕等同用。

② 用于痰火郁结所致的瘰疬、瘿瘤、乳痈乳癖，乳房胀痛及热毒疮痈。可单用煎服或熬膏服，或与海藻、贝母、玄参等药配伍。

此外，现在常用本品治疗高血压、甲状腺肿大、淋巴结结核、乳腺增生等属肝热者。

【用量用法】 9～15g。煎服。

【参考】 本品又名“枯草”。

芦根

【来源】 本品为禾本科植物芦苇的新鲜或干燥根茎。

【性味归经】 甘，寒。归肺、胃经。

【功效】 清热泻火，生津止渴，除烦，止呕，利尿。

【应用】 ① 用于热病烦渴。本品能清肺胃实热，并养阴生津、除烦止渴，对热伤津液之烦渴，常与石膏、麦冬、天花粉等同用。

② 用于胃热呕哕。本品能清热止呕，尤宜于胃热上逆之呕吐。可单用煎汁频服，或与竹茹同用。

③ 用于肺热咳嗽，肺痈吐脓。本品能清泄肺热、润燥止咳，治肺热咳嗽常与桔梗、杏仁、桑叶等同用。本品有类似苇茎的消热排脓功效。治肺痈咳吐脓痰，常与鱼腥草、薏苡仁、冬瓜仁等配伍。

④ 用于热淋涩痛。本品有清热利尿作用，常与车前草、白茅根等同用。

【用量用法】 15～30g。鲜品用量加倍，可捣汁服。

【参考】 本品又名“芦茅根”、“苇根”。

淡　竹　叶

【来源】 本品为禾本科植物淡竹叶的干燥茎叶。

【性味归经】 甘、淡，寒。归心、胃、小肠经。

【功效】 清热泻火，除烦止渴，利尿通淋。

【应用】 ① 用于热病烦渴。本品能清心泄热、除烦止渴，常与石膏、芦根、麦冬等同用。

② 用于心火亢盛，口舌生疮及心热下移小肠所致的小便赤涩淋痛。本品长于清心、利尿，常与木通、生地等同用，如导赤散。

【用量用法】 6～10g。煎服。

【参考】 本品又名“竹叶”。

二、清热燥湿药

黄　芩

【来源】 本品为唇形科植物黄芩的干燥根。

【性味归经】 苦，寒。归肺、胆、脾、大肠、小肠经。

【功效】 清热燥湿，泻火解毒，止血，安胎。

【应用】 ① 用于湿温，暑湿痞满呕恶，湿热痞满，泻痢，黄疸，高热烦渴。本品有较强的清热燥湿作用，并能解毒。广泛用于多种湿热病证。常配伍黄连、葛根等，如葛根黄芩黄连汤。

② 用于肺热咳嗽。本品最善清肺火。常用于肺热壅遏，清肃失司，咳嗽痰黄等。可单用，或与半夏、天南星等同用。

③ 用于痈肿疮毒、咽喉肿痛。常与黄连、金银花、连翘、板蓝根等同用。

④ 用于血热吐衄。本品具有清热凉血与止血的双重作用。可单用黄芩炭，或与生地、白茅根、三七等同用。

⑤ 用于胎动不安。本品有清热安胎之效。常与白术、当归等同用。

【用量用法】 3～10g。煎服。

【使用注意】 本品苦寒伤胃，脾胃虚寒者不宜使用。清热多用生，清上焦热可酒炒用，止血多炒炭用。

【参考】 ① 本品又名“枯芩”、“子芩”、“元芩”。

② 黄芩经加工制成的提取物，名“黄芩提取物”。

黄　连

【来源】 本品为毛茛科植物黄连、三角叶黄连或云连的干燥根茎。

【性味归经】 苦，寒。归心、脾、胃、肝、胆、大肠经。

【功效】 清热燥湿，泻火解毒。

【应用】 ① 用于湿热痞满，呕吐吞酸，泻痢，黄疸。本品大苦大寒，清热燥湿之力胜于黄芩、黄柏，尤长于清中焦湿热郁结，多用于肠胃湿热所致的泻痢、呕吐，为治疗湿热泻痢的要药。常与葛根、黄芩、甘草等同用。治肝胃不和、呕吐吞酸，常与吴茱萸、半夏、竹茹等同用。

② 用于高热神昏，血热吐衄，心烦不寐，心悸不宁，目赤，牙痛，口疮。本品善清脏腑实热，尤以清泻心、胃二经实热见长。用于多种脏腑实热证，常与栀子、黄芩等同用。

③ 用于痈疽疔疮，湿疹，湿疮，耳道流脓。本品清解热毒的功力胜于黄芩、黄柏，为治疗皮肤疮痈的常用药，尤善疗疔毒。常与紫花地丁、连翘等同用。若研磨或浸汁外用，可治湿疹、湿疮、耳道流脓。

【用量用法】 2～5g。外用适量。生用清热力强，炒用能降低寒性，酒黄连善清上焦火热，姜黄连善清胃止呕。

【使用注意】 本品大苦大寒，过服久服易伤脾胃，脾胃虚寒者禁用。苦燥伤津，阴虚津伤者慎用。

黄 柏

【来源】 本品为芸香科植物黄皮树的干燥树皮。习称“川黄柏”。

【性味归经】 苦，寒。归肾、膀胱经。

【功效】 清热燥湿，泻火除蒸，解毒疗疮。

【应用】 ① 用于湿热泻痢，黄疸尿赤，热淋涩痛，带下阴痒，脚气痿躄。本品清热燥湿、解毒作用与黄连相似。治热毒血痢，常与白头翁、黄连、秦皮等同用，如白头翁汤。治黄疸，常与栀子、茵陈等同用。治带下，常与车前子、白果等同用。治热淋，常与木通等同用。治下肢痿弱，常与苍术、牛膝等同用。

② 用于疮痈肿毒，湿疹湿疮。本品清解疮毒。治疮痈肿毒，常与黄连、栀子等同用。治湿疹，常与荆芥、苦参等同用。也常外用，可研末撒敷，作软膏外涂或煎汤浸洗。

③ 用于阴虚火旺之骨蒸劳热，盗汗，遗精。盐黄柏滋阴降火。常与知母相须使用，如知柏地黄丸。

【用量用法】 3～12g。煎服。外用适量。清热燥湿、泻火解毒多生用，退虚热多盐水炒用。

【使用注意】 本品苦寒，容易损伤胃气，故脾胃虚寒者禁用。

龙 胆

【来源】 本品为龙胆科植物条叶龙胆、龙胆、三花龙胆或坚龙胆的干燥根及根茎。前三种习称“龙胆”，后一种习称“坚龙胆”。

【性味归经】 苦，寒。归肝、胆经。

【功效】 清热燥湿，泻肝胆火。

【应用】 ① 用于湿热黄疸，阴肿阴痒，湿疹瘙痒。本品大苦大寒，尤善清肝胆及下焦湿热。治黄疸，多与茵陈蒿、栀子等同用。治阴肿阴痒及湿疹瘙痒，常与黄柏、苦参等同用。

② 用于肝胆热盛所致的肝火目赤，耳鸣耳聋，胁痛，口苦。本品清泻肝胆实火之力较

强，常与柴胡、黄芩等同用，如龙胆泻肝汤。

③ 用于肝经热盛，热极生风的惊风抽搐。常与钩藤、牛黄等同用。

此外，本品还可用于胃火壅盛所致的口疮及吐血、便血、热毒痈肿等症。

【用量用法】 3～6g。煎服。外用适量。

【使用注意】 脾胃虚寒者不宜用。阴虚津伤者慎用。

【参考】 本品又名“龙胆草”。

苦 参

【来源】 本品为豆科植物苦参的干燥根。

【性味归经】 苦，寒。归心、肝、胃、大肠、膀胱经。

【功效】 清热燥湿，利尿，杀虫，宁心止悸。

【应用】 ① 用于湿热泻痢，便血，黄疸尿赤，淋证涩痛，小便不利，赤白带下。治热痢，常与黄连、黄芩等同用。治黄疸，可配伍茵陈蒿、栀子等。治赤白带下，常与黄柏、蛇床子等同用。

② 用于阴肿阴痒，湿疹，湿疮，皮肤瘙痒，疥癣麻风。本品能祛风杀虫止痒，既可内服又可外用。可与蛇床子、地肤子等同用。

③ 用于湿热蕴结之小便不利。本品有显著的清热利尿作用。单用或与蒲公英、石韦等同用。

④ 用于心悸不宁。此外，现代常用本品治滴虫性阴道炎，疗效良好。

【用量用法】 5～10g。煎服。外用适量，煎汤洗患处。

【使用注意】 本品苦寒伤胃、伤阴，脾胃虚寒及阴虚津伤者禁用或慎用。不宜与藜芦配伍。

三、清热解毒药

金 银 花

【来源】 本品为忍冬科植物忍冬的干燥花蕾或带初开的花。

【性味归经】 甘，寒。归肺、心、胃经。

【功效】 清热解毒，疏散风热。

【应用】 ① 用于风热感冒，温病发热。本品清热解毒，且轻宣疏散，适用于温热病的各个阶段。治风热感冒，多与连翘、荆芥穗等同用，如银翘散。治温病发热，可与石膏、知母等同用。若热入营血，宜与生地黄、玄参等同用，如清营汤。

② 用于痈肿疔疮，喉痹，丹毒，热毒血痢。本品清热解毒，又散痈消肿，为治疗一切阳证痈肿疔疮的要药。治痈肿疔疮，常与连翘、紫花地丁、黄连等同用。治咽喉肿痛，常与牛蒡子、薄荷等同用。治热毒血痢，可单用煎汤频服，或与黄连、白头翁等同用。

③ 用于暑热烦渴。常与荷叶、扁豆花、西瓜翠衣等同用，或以蒸馏法将本品制成金银花露。

【用量用法】 6～15g。煎服。

【使用注意】 脾胃虚寒及疮疡、痢疾等病证属虚寒者慎用。

【参考】 本品又名“银花”、“双花”、“忍冬花”。

连 翘

【来源】 本品为木犀科植物连翘的干燥果实。

【性味归经】 苦，微寒。归肺、心、小肠经。

【功效】 清热解毒，消肿散结，疏散风热。

【应用】 ① 用于风热感冒，温病初起，高热烦渴，神昏发斑。本品轻宣疏散之力稍逊于金银花，但长于清泻心火，常用于温热病各阶段。治风热感冒、温病初起，多与金银花相须为用。

② 用于痈疽，瘰疬，乳痈，丹毒。本品消肿散结之力胜于金银花，有“疮家圣药”之称。治痈疽疔毒，常与金银花、紫花地丁、蒲公英等同用。

此外，本品还用于热淋、小便短赤、灼热涩痛等。

【用量用法】 6～15g。煎服。

【使用注意】 虚寒证慎用。

白 头 翁

【来源】 本品为毛茛科植物白头翁的干燥根。

【性味归经】 苦，寒。归胃、大肠经。

【功效】 清热解毒，凉血止痢。

【应用】 ① 用于热毒血痢，阿米巴痢。本品善清肠胃湿热及血分热毒，凉血止痢，为治热毒血痢的要药。可单用，或与黄连、黄柏、秦皮等同用，如白头翁汤。

② 用于阴痒带下。本品有杀虫功效。单用煎汤灌洗阴道，或与百部、苦参等同用。

【用量用法】 9～15g。煎服，外用适量。

【使用注意】 虚寒泻痢慎用。本品刺激性很强，灌洗阴道宜慎。

板 蓝 根

【来源】 本品为十字花科植物菘蓝的干燥根。

【性味归经】 苦，寒。归胃、心经。

【功效】 清热解毒，凉血利咽。

【应用】 用于温疫时毒，发热咽痛，温毒发斑，喉痹，痄腮，烂喉丹痧，大头瘟疫，丹毒，痈肿。本品清热解毒，既入气分，又入血分，尤长于解毒利咽、消肿痛。适用于温热病的各个阶段。常与金银花、连翘等同用。治咽喉肿痛，不论肺胃热盛或风热郁肺者，均较常用。多与玄参、牛蒡子、薄荷、桔梗等配伍。

此外，现代常用本品治疗流行性腮腺炎、流行性感冒、流行性乙型脑炎。

【用量用法】 9～15g。煎服。

【使用注意】 虚寒证忌用。

【参考】 板蓝根经加工制成的颗粒（茶块），名“板蓝根颗粒”、“板蓝根茶”。功效：清热解毒，凉血利咽，消肿。主治：热毒壅盛，咽喉肿痛；扁桃腺炎、腮腺炎见上述证候者。

大 青 叶

【来源】 本品为十字花科植物菘蓝的干燥叶。

【性味归经】 苦，寒。归心、胃经。

【功效】 清热解毒，凉血消斑。

【应用】 ① 用于温热病之高热神昏，发斑发疹，痄腮。本品性能和功用与板蓝根相似，但解毒凉血之力更强。常与板蓝根配伍，用于温热病的各个阶段和外感风热之发热、咽痛等。

② 用于疮痈肿毒，喉痹，丹毒，黄疸，热痢。常与金银花、玄参等同用。

【用量用法】 9～15g。煎服。外用适量。

【使用注意】 虚寒证忌用。

青　黛

【来源】 本品为爵床科植物马蓝、蓼科植物蓼蓝或十字花科植物菘蓝的叶或茎叶经加工制得的干燥粉末或团块。

【性味归经】 咸，寒。归肝经。

【功效】 清热解毒，凉血消斑，泻火定惊。

【应用】 ① 用于温毒发斑，血热吐衄。本品主要为大青叶的加工品，具有与其相似的清热解毒和凉血的功效，但解毒退热之效相对较弱。常与石膏、生地、牡丹皮、黄芩等同用。

② 用于口疮，痄腮，喉痹。可以内服，或外用调敷于患部。

③ 用于治血热吐衄，胸痛咯血。常与白茅根、侧柏叶等同用。

④ 用于小儿惊痫。常与牛黄、钩藤等同用。

【用量用法】 1～3g。本品难溶于水，一般作散剂冲服，或入丸剂服用。外用适量。

【使用注意】 虚寒证忌用。

牛　黄

【来源】 本品为牛科动物牛干燥的胆结石。

【性味归经】 甘，凉。归心、肝经。

【功能】 清心，豁痰，开窍，凉肝，息风，解毒。

【应用】 ① 用于热病神昏。本品有清肝解毒，息风止痉作用。常与朱砂、犀角配伍。

② 用于中风痰迷，惊痫抽搐，癫痫发狂。本品能清心，豁痰，开窍。可单用本品研末，淡竹沥化服，或与麝香等开窍药同用，效果显著，如安宫牛黄丸。

③ 用于咽喉肿痛，口舌生疮，痈肿疔疮。常与黄芩、雄黄等同用，如牛黄解毒丸。治咽喉肿痛，也可与珍珠为末吹喉。

【用量用法】 0.15～0.35g。多入丸散用。外用适量，研末敷患处。

【使用注意】 孕妇慎用，非实热者不宜。

【参考】 人工牛黄。本品由牛胆粉、胆酸、猪去氧胆酸、牛磺酸、胆红素、胆固醇、微量元素等制成。性味归经：甘凉，归心、肝经。功效：清热解毒化痰，定惊。主治：痰热谵狂，神昏不语，小儿急惊风，咽喉肿痛，口舌生疮，痈肿疔疮。

鱼　腥　草

【来源】 本品为三白草科植物蕺菜的干燥地上部分。

【性味归经】 辛，微寒。归肺经。

【功效】 清热解毒，消痈排脓，利尿通淋。

【应用】 ① 用于肺痈吐脓，痰热喘咳。本品辛香而性寒，以清肺见长，为治疗肺痈、咯吐脓血的要药。常与桔梗、芦根、金银花、连翘、黄芩等同用。

② 用于痈肿疮毒。本品长于解毒排脓消痈。治痈肿疮毒，不论初起红肿热痛或毒盛成脓，均可使用。常与野菊花、蒲公英等同用。也可外用捣敷。

③ 用于热痢，热淋。常与海金沙、金钱草等同用。

【用量用法】 15～25g。煎服。本品含挥发油，不宜久煎。鲜品用量加倍，水煎或捣汁服。外用适量，捣敷或煎汤熏洗患处。

蒲 公 英

【来源】 本品为菊科植物蒲公英、碱地蒲公英或同属数种植物的干燥全草。

【性味归经】 苦、甘，寒。归肝、胃经。

【功效】 清热解毒，消肿散结，利尿通淋。

【应用】 ① 用于疔疮肿毒，乳痈，瘰疬，肺痈，肠痈。本品清热解毒、消肿散结作用与紫花地丁相似，且常同用。治痈肿疔毒，不论外痈内痈，内服或外敷，单用或复方，都可选用。且通乳脉，多用治乳痈。可单用鲜品内服或捣敷，也常与全瓜蒌、天花粉、忍冬藤等同用。

② 用于咽喉、牙龈肿痛及目赤肿痛。可单用，也常与菊花、黄芩、龙胆草等同用。

③ 用于湿热黄疸，热淋涩痛。治黄疸，多与茵陈、柴胡、栀子等药同用。治热淋，多与车前子、金钱草等同用。

【用量用法】 10～15g。煎服。外用鲜品适量，捣敷或煎汤熏洗患处。

【使用注意】 用量过大可引起缓泻。

紫 花 地 丁

【来源】 本品为堇菜科植物紫花地丁的干燥全草。

【性味归经】 苦、辛，寒。归心、肝经。

【功效】 清热解毒，凉血消肿。

【应用】 ① 用于疔疮肿毒，痈疽发背，丹毒。可单用鲜品捣汁服，并以其渣外敷，也常与金银花、蒲公英、野菊花等同用。

② 用于毒蛇咬伤。本品可解蛇毒。用鲜品取汁服，其渣加雄黄少许捣匀外敷。

此外，本品尚兼清肝胃实热之功，可用于肝热目赤、胃热口疮等。

【用量用法】 15～30g。煎服。外用鲜品适量，捣烂敷患处。

【参考】 本品又名“地丁”。

野 菊 花

【来源】 本品为菊科植物野菊的干燥头状花序。

【性味归经】 苦、辛，微寒。归肝、心经。

【功效】 清热解毒，泻火平肝。

【应用】 ① 用于疔疮痈肿。本品苦寒之性及清热解毒之力强于菊花。多与紫花地丁、金银花、连翘等同用。也可捣敷局部，鲜品更佳。

② 用于肝热或风热目赤肿痛。本品清肝热之力亦强于菊花。常与决明子、桑叶等同用。

③ 用于肝阳上亢之头痛眩晕。多与钩藤、罗布麻、槐花等同用。

此外，本品有与菊花相似的疏风热和清肺热作用，用于风热感冒及肺热咳嗽等。还能平抑肝阳、降血压，现代常用于治疗高血压属肝热者。

【用量用法】 9～15g。煎服。外用适量，煎汤外洗或制膏外涂。

红　藤

【来源】 本品为大血藤科植物大血藤的干燥藤茎。

【性味归经】 苦、辛，微寒。归大肠、肝经。

【功效】 清热解毒，活血止痛。

【应用】 ① 用于肠痈腹痛，疮痈肿痛。本品善入大肠，解毒行滞，为治疗肠痈的要药。多用于瘀滞期（型）右下腹疼痛、胀满、恶心等，常与金银花、丹皮等同用。

② 用于跌打损伤，痛经及风湿痹痛。本品可活血散瘀止痛。

【用量用法】 10～15g。煎服。

败　酱　草

【来源】 本品为败酱科植物黄花败酱或白花败酱的干燥全草。

【性味归经】 苦、辛，微寒。归大肠、肝、胃经。

【功效】 清热解毒，祛瘀排脓，利湿。

【应用】 ① 用于肠痈，肺痈，痈肿疔疮。本品性能和功用与红藤相似，其活血止痛不及红藤，但清热解毒强于红藤，尤能排脓消痈，也为治肠痈的要药。治肠痈脓未成者，常与金银花、丹皮等同用。脓已成者，常与薏苡仁、附子等同用。治肺痈，常与鱼腥草、芦根等同用。

② 用于瘀血阻滞之痛经，产后瘀阻腹痛。多与当归、丹参等同用。

③ 可用于湿热泻痢、黄疸尿赤及目赤肿痛等症。

【用法用量】 6～15g。煎服。外用适量。

【使用注意】 脾胃虚寒、食少泄泻者忌服。

山　豆　根

【来源】 本品为豆科植物越南槐的干燥根及根茎。

【性味归经】 苦，寒；有毒。归肺、胃经。

【功效】 清热解毒，消肿利咽。

【应用】 ① 用于火毒蕴结，乳蛾喉痹，咽喉肿痛。本品清热解毒而利咽喉，为治咽喉肿痛的要药。可单用本品煎汤含漱，或磨醋含咽。也常与桔梗、连翘、牛蒡子等配伍。

② 用于胃火上攻，牙龈肿痛，口舌生疮。可与清热解毒药配伍。

此外，本品还可用痔疮肿痛、疮痈肿痛、毒虫螫伤、肺热咳嗽及湿热黄疸等病证。

【用量用法】 3～6g。煎服。外用适量。

【使用注意】 本品苦、寒，有毒，过量服用易致呕吐、腹泻、胸闷、心悸等不良反应。脾胃虚寒者慎用。

射干

【来源】 本品为鸢尾科植物射干的干燥根茎。

【性味归经】 苦，寒。归肺经。

【功效】 清热解毒，祛痰，利咽。

【应用】 ① 用于热毒痰火郁结，咽喉肿痛。本品具有解毒利咽，消痰和散结作用。可单用捣汁或醋磨汁含咽。也常与马勃、牛蒡子、连翘等配伍。

② 用于痰涎壅盛，咳嗽气喘。本品长于消痰。多与桑白皮、贝母等配伍。

【用量用法】 3～10g。煎服。

【使用注意】 孕妇慎用或忌用。脾虚便溏者慎用。

马勃

【来源】 本品为灰包科真菌脱皮马勃、大马勃或紫色马勃的干燥子实体。

【性味归经】 辛，平。归肺经。

【功效】 清肺利咽，止血。

【应用】 ① 用于风热郁肺咽痛，音哑，咳嗽。本品既能宣散肺经风热，又能清泻肺经实火，长于解毒利咽，为治咽喉肿痛的常用药。常与金银花、连翘、牛蒡子、生地黄、玄参等同用。

② 外治鼻衄，创伤出血。可用马勃粉撒敷伤口。

【用量用法】 2～6g。外用适量，敷患处。

马齿苋

【来源】 本品为马齿苋科植物马齿苋的干燥地上部分。

【性味归经】 酸，寒。归肝、大肠经。

【功效】 清热解毒，凉血止血，止痢。

【应用】 ① 用于热毒血痢。可单用水煎服，或用鲜品捣汁入蜜调服，亦可与黄芩、黄连等同用。

② 用于痈肿疔疮，湿疹，丹毒，蛇虫咬伤。可单用绞汁或煎服，治痈肿疔疮，以鲜品捣敷患处。

③ 用于便血，痔血，崩漏下血。单用或配伍凉血止血药。

【用量用法】 10～15g。煎服。鲜品 30～60g。外用适量捣敷患处。

【使用注意】 本品有明显收缩子宫作用，孕妇慎用。脾胃虚寒、肠滑易泻者禁用。

蚤休

【来源】 本品为百合科植物云南重楼或七叶一枝花的干燥根茎。

【性味归经】 苦，微寒；有小毒。归肝经。

【功效】 清热解毒，消肿止痛，凉肝止痉。

【应用】 ① 用于痈肿疔疮，毒蛇咬伤，咽喉肿痛。可单用煎服，或研末吞服，并以其粉调敷，或用醋磨汁涂患处，也可复方用。

② 用于小儿高热惊风，四肢抽搐。常与钩藤、蝉蜕等同用。

此外，本品又有消肿止痛、化瘀止血的功效。用于跌打损伤，外伤出血。

现代常用本品治疗慢性支气管炎、流行性腮腺炎、结膜炎、带状疱疹、肿瘤及子宫出血。

【用量用法】 5～10g。煎服。外用适量。

【使用注意】 体虚、无实火热毒、阴证外疡者及孕妇忌服。

半　边　莲

【来源】 本品为桔梗科植物半边莲的干燥全草。

【性味归经】 辛，平。归心、小肠、肺经。

【功效】 利尿消肿，清热解毒。

【应用】 ① 用于痈肿疔疮，蛇虫咬伤。本品长于解蛇毒，治蛇伤。可单用煎汤内服，或捣敷患处。

② 用于臌胀水肿，面足浮肿，晚期血吸虫病腹水。宜与茯苓、泽泻、猪苓等同用。

【用量用法】 9～15g。煎服。外用适量。

【使用注意】 虚证水肿不宜。

土　茯　苓

【来源】 本品为百合科植物光叶菝葜的干燥根茎。

【性味归经】 甘、淡，平。归肝、胃经。

【功效】 解毒，除湿，通利关节。

【应用】 ① 用于湿热淋浊，带下。本品能清利湿热，尤长于利湿。治湿热淋证，多与车前子、木通、海金沙等同用。治湿热带下，常与黄柏、苦参等同用。

② 用于痈肿，瘰疬，疥癣，梅毒及汞中毒所致的肢体拘挛，筋骨疼痛。本品清热解毒，兼能解汞毒。可较大剂量单用，或与金银花、白鲜皮、薏苡仁等合用。可与金银花、绿豆、生甘草水煎代茶饮。

【用量用法】 15～60g。煎服。

白花蛇舌草

【来源】 本品为茜草科植物白花蛇舌草的干燥全草。

【性味归经】 微苦，寒。归肺、胃、小肠经。

【功效】 清热解毒，疏结消肿，利尿通淋。

【应用】 ① 用于痈肿疮毒，肠痈腹痛，癥积痞块及虫蛇咬伤。治热毒疮痈，可与紫花地丁、金银花、连翘等同用。治蛇伤，可与半边莲、蚤休等同用。

② 用于热淋涩痛。常与车前子、石韦等同用。还可用于湿热黄疸。

【用量用法】 15～60g。煎服。

穿　心　莲

【来源】 本品为爵床科植物穿心莲的干燥地上部分。

【性味归经】 苦，寒。归心、肺、大肠、膀胱经。

【功效】 清热解毒，凉血，消肿。

【应用】 ① 用于泄泻，痢疾，热淋涩痛。单用有效。治泻痢，常与金银花、马齿苋等同用。治热淋，常与车前子、白茅根等同用。

② 用于感冒发热，顿咳劳嗽。可单用穿心莲片，或随证配伍其他药物。

③ 用于痈肿疮疡，咽喉肿痛，口舌生疮及虫蛇咬伤。本品有较强的清热解毒作用，治上述热毒证，常单用穿心莲片。内服也可配金银花、野菊花等，或以鲜品捣烂敷于患处。

【用量用法】 6～9g。煎服，外用适量。

【使用注意】 本品苦寒不宜多服久服，以免损伤胃气。脾胃虚寒者不宜。

【参考】 穿心莲经加工制成的片，名“穿心莲片”。主治：感冒发热，咽喉肿痛，口舌生疮，顿咳劳嗽，泄泻痢疾，热淋涩痛，痈肿疮疡，毒蛇咬伤。

山慈菇

【来源】 本品为兰科植物杜鹃兰、独蒜兰或云南独蒜兰的干燥假鳞茎。前者习称“毛慈菇”，后二者习称“冰球子”。

【性味归经】 甘、微辛，凉。归肝、脾经。

【功效】 清热解毒，化痰散结。

【应用】 ① 用于痈肿疔毒，蛇虫咬伤。本品长于清热解毒、消散痈肿，为治疗疮痈疔毒的要药。内服与外用均可。

② 用于瘰疬痰核。本品能解毒散结。常与消痰软坚药同用。

此外，现代常用于治疗淋巴结结核、癌肿、痛风、乳腺增生等。

【用量用法】 3～6g。煎服。外用适量。

垂盆草

【来源】 本品为景天科植物垂盆草的新鲜或干燥全草。

【性味归经】 甘、淡，凉。归肝、胆、小肠经。

【功能】 利湿退黄，清热解毒。

【应用】 ① 用于湿热黄疸，小便不利。本品具有清利湿热的功效。现代常用于治疗急、慢性肝炎。对降低血清转氨酶及改善和消除症状有良好的效果。

② 用于痈肿疮疡。本品有清热解毒、消痈散肿的功效。可单用内服和外敷，或与金银花、紫花地丁、半边莲等同用。

【用量用法】 15～30g。煎服。鲜品 250g。

四、清热凉血药

生地黄

【来源】 本品为玄参科植物地黄干燥块根。

【性味归经】 甘，寒。归心、肝、肾经。

【功效】 清热凉血，养阴生津。

【应用】 ① 用于热病伤阴，舌绛烦渴，津伤便秘。本品有清热凉血，养阴的作用。常与玄参、牡丹皮、赤芍、水牛角等同用。

② 用于热入营血，温毒发斑，血热吐血，衄血，发斑发疹。本品能凉血止血。适用于

血热之各种出血证，常与水牛角、牡丹皮、赤芍等配伍。

③ 用于阴虚发热，骨蒸劳热，内热消渴。本品能养阴、生津止渴，为常用的养阴药，各脏腑的阴虚燥热证，皆多选用。常与麦冬、沙参、玉竹等同用。治消渴，常与葛根、天花粉等配伍。

【用量用法】 10～15g。煎服。

【使用注意】 本品性寒而质润，故脾虚腹满便溏者不宜用。

【参考】 本品又名“生地”。

玄　　参

【来源】 本品为玄参科植物玄参的干燥根。

【性味归经】 甘、苦、咸，微寒。归肺、胃、肾经。

【功效】 清热凉血，滋阴降火，解毒散结。

【应用】 ① 用于热病伤阴，舌绛烦渴，温毒发斑。本品清热凉血作用稍弱于生地黄，略有养胃阴、生津润燥之效。常与生地黄、金银花、水牛角等药同用。

② 用于目赤，咽痛，瘰疬，白喉，痈肿疮毒。本品善于清热解毒、散结消痈，为喉科常用药。治咽喉肿痛，无论热毒壅盛，或虚火上炎所致者，均常使用。热毒壅盛者，常与板蓝根、牛蒡子等同用。虚火上炎者，常与麦冬、生地等同用。治痈肿疮毒，常与金银花、紫花地丁等同用。治瘰疬，常与贝母、牡蛎同用。

此外，可用治津伤便秘、骨蒸劳嗽、内热消渴等。

【用量用法】 9～15g。煎服。

【使用注意】 虚寒证不宜，脾虚便溏者尤应忌用。不宜与藜芦配伍。

【参考】 本品又名“元参”。

牡　丹　皮

【来源】 本品为毛茛科植物牡丹的干燥根皮。

【性味归经】 苦、辛，微寒。归心、肝、肾经。

【功效】 清热凉血，活血化瘀。

【应用】 ① 用于热入营血，温毒发斑，吐血衄血。本品清热凉血，具有凉血不留瘀、活血而不动血的特点。对热灼营阴兼血瘀者，更为适宜。多与生地黄、水牛角等药同用。

② 用于经闭痛经，跌扑伤痛，痈肿疮毒。本品活血化瘀之力较佳，广泛用于多种瘀血病证。治经闭痛经，常与桂枝、桃仁等配伍。治跌扑伤痛，常与乳香、没药等同用。

③ 用于温热病后期伤阴，夜热早凉，无汗骨蒸。本品能退虚热。常与知母、鳖甲、生地等同用。

④ 用于痈肿疮毒。本品能清热凉血、活血化瘀以消肿止痛。常与金银花、连翘等同用。

【用量用法】 6～12g。煎服。

【使用注意】 血虚有寒、月经过多者及孕妇不宜用。

【参考】 本品又名“丹皮”。

赤　　芍

【来源】 本品为毛茛科植物芍药或川赤芍的干燥根。

【性味归经】 苦，微寒。归肝经。

【功效】 清热凉血，散瘀止痛。

【应用】 ① 用于热入营血，温毒发斑，吐血衄血。本品清血分郁热的作用与牡丹皮相似，但力量稍弱，并有凉血而不留瘀、化瘀而不妄行的特点。治热入血分斑疹吐衄，常与牡丹皮、水牛角、生地黄等同用。

② 用于经闭痛经，癥瘕腹痛，跌扑损伤，肝郁胁痛。本品有较好的活血化瘀作用，且更长于止痛。适用于血热瘀滞证，常与当归、川芎、桃仁、红花等同用。

③ 用于痈肿疮疡，目赤肿痛。治痈肿疮疡，常与金银花、黄连等同用。治目赤肿痛，常与菊花、夏枯草等同用。

【用量用法】 6～12g。煎服。

【使用注意】 血虚有寒者不宜用，孕妇慎用。不宜与藜芦配伍。

水牛角

【来源】 本品为牛科动物水牛的角。

【性味归经】 苦，寒。归心、肝经。

【功效】 清热凉血，解毒，定惊。

【应用】 用于温病高热，神昏谵语，发斑发疹，吐血衄血，惊风，癫狂。本品入血分，善清营凉血，并稍有止血之效。治斑疹吐衄，多与生地黄、玄参、牡丹皮等同用。治高热神昏，多与连翘、黄连等同用。治高热抽搐，常与羚羊角、牛黄等药同用。

现代常用本品治疗过敏性紫癜、血小板减少性紫癜属血热者。

【用量用法】 15～30g，宜先煎 3h 以上。

【使用注意】 脾胃虚寒者不宜用。

【参考】 水牛角制成的半浓缩粉，名“水牛角浓缩粉”。主治：温病高热，神昏谵语，发斑发疹，吐血衄血，惊风，癫狂。冲服，一次 1.5～3g，一日 2 次。

紫草

【来源】 本品为紫草科植物新疆紫草、紫草或内蒙紫草的干燥根。

【性味归经】 甘、咸，寒。归心、肝经。

【功效】 清热凉血，活血解毒，透疹消斑。

【应用】 ① 用于血热毒盛，斑疹紫黑，麻疹不透。常与蝉蜕、赤芍等同用。

② 用于痈肿、疮疡、水火烫伤及湿疹。多外用、单用或与白芷、当归、血竭等制成膏，外涂患处。

【用量用法】 5～10g。煎服，外用适量，熬膏或用植物油浸泡涂擦。

【使用注意】 本品有轻泻作用，脾虚便溏者忌服。

五、清退虚热药

青蒿

【来源】 本品为菊科植物黄花蒿的干燥地上部分。

【性味归经】 苦、辛，寒。归肝、胆经。

【功效】 清虚热，除骨蒸，解暑热，截疟。

【应用】 ① 用于暑邪发热，阴虚发热，温邪伤阴，夜热早凉。本品既能清热解暑，又退虚热，略兼凉血。多与鳖甲、生地、牡丹皮、地骨皮等同用。

② 用于湿热黄疸。本品能清湿热。常与黄芩等同用。

③ 用于疟疾寒热。本品具有截疟和解热作用，又能清暑热，为治疟疾寒热的要药。尤宜于疟疾兼暑热或湿热者。可单用大量鲜品捣汁服，或入复方。

【用量用法】 6～12g。煎服。后下。

地骨皮

【来源】 本品为茄科植物枸杞或宁夏枸杞的干燥根皮。

【性味归经】 甘，寒。归肺、肝、肾经。

【功效】 凉血除蒸，清肺降火。

【应用】 ① 用于阴虚潮热，骨蒸盗汗。本品清虚热，善除骨蒸。常与知母、鳖甲、麦冬、天花粉等同用。

② 用于肺热咳喘。本品能清泄肺热，善治肺热咳喘。多与桑白皮、瓜蒌仁、桔梗等同用。兼痰多者，常与瓜蒌、桔梗等同用。

③ 用于血热咯血，衄血。本品清血热而止血。常与白茅根、侧柏叶等同用。

此外，本品兼有生津止渴的作用，配伍生地、天花粉、芦根等治消渴证。

【用量用法】 9～15g。煎服。

白薇

【来源】 本品为萝藦科植物白薇或蔓生白薇的干燥根及根茎。

【性味归经】 苦、咸，寒。归胃、肝、肾经。

【功效】 清热凉血，利尿通淋，解毒疗疮。

【应用】 ① 用于温邪伤营发热，阴虚发热，骨蒸劳热，产后血虚发热。治产后发热，常与人参、当归等同用。治阴虚发热、骨蒸劳热，可与生地、地骨皮等同用。

② 用于肺热咳嗽。多与川贝母、百部等配伍。

③ 用于热淋，血淋。多与淡竹叶、木通、滑石、生地等同用。

④ 用于痈疽肿毒。内服外敷均可。

【用量用法】 5～10g。煎服。

银柴胡

【来源】 本品为石竹科植物银柴胡的干燥根。

【性味归经】 甘，微寒。归肝、胃经。

【功效】 清虚热，除疳热。

【应用】 ① 用于阴虚发热，骨蒸劳热。本品长于退虚热。作用与地骨皮相似，常与青蒿、鳖甲、地骨皮等同用。

② 用于小儿疳热。为清疳热的要药。治小儿虫积发热，宜与白术、使君子等同用。

【用量用法】 3～10g。煎服。

胡黄连

【来源】本品为玄参科植物胡黄连的干燥根茎。

【性味归经】苦，寒。归肝、胃、大肠经。

【功效】退虚热，除疳热，清湿热。

【应用】① 用于阴虚骨蒸潮热，常与鳖甲、知母等药同用。

② 用于小儿疳热。尤宜于疳积发热兼湿热者。常与白术、神曲、使君子等同用。

③ 用于湿热泻痢，黄疸尿赤，痔疮肿痛。本品有类似黄连除湿热和解毒作用。单用有效，也可入复方。

【用量用法】3～10g。煎服。

第二节 清热剂

凡以清热药为主组成，具有清热、泻火、凉血、解毒等作用，治疗里热证的方剂，称为清热剂。属于“八法”中的“清法”。

里热证有多种，其病因不外外感与内伤两类。外感六淫，入里化热，五志过极，脏腑偏胜，过食炙烤温热食品、烟酒过度、误用或过用温补方药均可化热生火。里热证的临床表现既有部位及性质的不同，又有气血之分、脏腑之异，因此治法方药也不相同。因而清热剂可分为清气分热、清营凉血、清热解毒、清脏腑热、清虚热剂五类。

清气分热剂，适用于热在气分，症见壮热、烦渴、大汗、脉洪大；或热病后期，余热未清，气津两伤，症见身热多汗、心胸烦渴、口干舌红；或气分邪热郁结胸膈，症见身热、虚烦不眠、心中懊恼等。常用石膏、知母、栀子等为主组成方剂，若热邪伤气耗津，则常配伍益气生津之品，如人参、炙甘草、麦冬等，代表方如白虎汤。

清营凉血剂，适用于热入营血，症见身热夜甚、心烦少寐、时有谵语或斑疹隐隐，热入血分则见出血、斑疹紫黑、蓄血发狂、舌绛起刺等。组方以水牛角、生地黄等清营凉血为主。由于温热之邪由气分传入营分，治疗需要透营转气，故需配伍清透之品，如金银花、连翘等。为防止热与血结而成瘀，常配伍散瘀凉血的丹皮、赤芍等，使血止而不留瘀，代表方如清营汤。

清热解毒剂，适用于火毒内炽的大头瘟、疮痈肿毒、疔疮及脱疽等热毒证。组方以黄芩、黄连、黄柏、连翘、金银花、蒲公英等清热解毒泻火药为主，热毒在气分者，需配泻火药，热毒在血分者，需配凉血药等，代表方如黄连解毒汤、仙方活命饮。

清脏腑热剂，适用于邪热偏盛于某一脏腑所形成的火热证候。由于各脏腑的生理、病理特点不同，因而其临床表现也各不相同，如心经有热，则心胸烦热、口渴面赤、口舌生疮；肝胆实火，则胁痛、头痛目赤、急躁易怒；肺中有热，则咳喘、咳痰色黄；热在脾胃，则牙痛龈肿、口疮口臭、烦热易饥；热在肠腑，则下痢赤白、泻下臭秽、肛门灼热等。所以在组方时应以热邪所在脏腑的不同，选用相应的药物组成方剂，代表方如导赤散、龙胆泻肝汤、苇茎汤、白头翁汤等。

清虚热剂，适用于热病后期，余热未尽，阴液已伤。症见夜热早凉，舌红少苔，脉细数；或肝肾阴虚，骨蒸潮热或阴虚火扰，发热盗汗等虚热证。组方常以滋阴清热的鳖甲、知母、生地等与清虚热药青蒿、秦艽、地骨皮等配伍成方。若气虚者则配益气药，热甚则配泻火药等，代表方如青蒿鳖甲汤等。

运用清热剂应注意以下几点。①一般应在表证已解，里热炽盛，或里热虽盛但尚未成实的情况下使用。如邪热在表，应当解表；表证未解，热邪入里，宜表里双解；里热已成腑实，则宜攻下。若热在气而治血，必将引邪入里；热在血而治气，则血热难平。②辨别热证的虚实，所处的阶段，邪热所在的部位。③辨明热证的真伪，真热假寒才宜使用清热剂，如为真寒假热，不可误用寒凉。④清热剂易伤脾胃，必要时应配伍健脾和胃之品以保护胃气。⑤对服药即吐者，可佐少许姜汁，或凉药热服。⑥注意患者体质，如阴虚者，患热证，应清中护阴；阳虚者，患热证，清热不可太过。

白虎汤

【组成】石膏（碎）50g，知母18g，甘草（炙）6g，粳米18g。

【用法】水煎服。煎至米熟汤成，去渣，分3次服。

【功用】清热生津。

【主治】阳明经热证或气分热盛证。症见壮热面赤，烦渴引饮，头痛恶热，大汗出，脉洪大有力。

【方解】本方证是由于伤寒化热，内传阳明之经，或温热病邪传气分所致。治宜清热生津。方中石膏辛甘大寒，清泄透解阳明经热邪，为君药。知母苦寒质润，既清肺胃热邪，又能生津止渴，为臣药。炙甘草、粳米益胃和中，并防石膏、知母大寒伤胃，为佐使药。四药合用，使热邪得清、津液得复，则诸症自愈。

【参考】现代常用本方加减治疗感染性疾病，如大叶性肺炎、流行性乙型脑炎、流行性出血热、牙龈炎、高血压病、中暑、急性口腔炎等属气分热盛者。

清营汤

【组成】水牛角30g，生地黄15g，玄参9g，竹叶心3g，麦冬9g，丹参6g，黄连5g，金银花9g，连翘6g。

【用法】水煎服。

【功用】清营解毒，透热养阴。

【主治】热入营分证。症见身热夜甚，口渴或不渴，时有谵语，心烦少寐，斑疹隐隐，舌绛而干，脉细数。

【方解】本方证为邪热内传营分所致。治宜清泄营分热邪，透热养阴。方用水牛角清解营分热毒，凉血化斑，为君药。玄参、生地黄、麦冬养阴清热生津，共为臣药。黄连、竹叶心、连翘、金银花清热解毒，透热转气，防止热陷心包，共为佐药。丹参清热凉血，活血化瘀，防热与血结，为使药。诸药合用，共奏清营解毒、透热养阴之效。

【参考】现代常用本方加减治疗乙型脑炎、流行性脑脊髓膜炎、肠伤寒、化脓性扁桃体炎、流行性出血热、腮腺炎、急性附件炎、产褥感染等属邪热内传营分者。

黄连解毒汤

【组成】黄连9g，黄芩6g，黄柏6g，栀子9g。

【用法】 水煎服。

【功用】 泻火解毒。

【主治】 三焦热盛，及外科疮毒证。症见大热烦躁，口燥咽干，错语不眠，或热病吐衄发斑，以及外科痈疡疔毒，舌红苔黄，脉数有力。

【方解】 本方证为热毒壅盛，充斥三焦所致。治宜泻火解毒。方中黄连清泻心火，为君药。黄芩清泻上焦之火，为臣药。黄柏清泻下焦之火，为佐药。栀子通泻三焦，导热下行，使邪热从小便而去为使药。四药合用，苦寒直折，火邪去而热毒解，诸症可愈。

【参考】 现代常用本方加减治疗败血症、脓毒血症、痢疾、肺炎、流行性脑脊髓膜炎、流行性乙型脑炎、病毒性肝炎、急性胆囊炎、再生障碍性贫血、白喉、结肠癌、急性胰腺炎、烧伤、急性卡他性结膜炎、咽部脓肿、鼻咽癌等属火热毒盛者。

仙方活命饮

【组成】 金银花 9g，陈皮 9g，白芷 3g，浙贝母 3g，防风 3g，赤芍 3g，当归尾 3g，皂角刺（炒）3g，穿山甲（炙）3g，天花粉 3g，乳香 3g，没药 3g，甘草节 3g。

【用法】 水煎服或水、酒各半煎服。

【功用】 清热解毒，消肿溃坚，活血止痛。

【主治】 痈疡肿毒初起。症见局部红肿焮痛，或身热微恶寒，苔薄白或微黄，脉数有力。

【方解】 本方治证是由热毒壅聚、气血瘀滞所致。治宜清热解毒，理气活血，散结疏风。方中金银花既能解气分热毒，又能清血分热毒，且芳香透达，为治疮疡要药，为君药。当归尾、赤芍、乳香、没药活血散瘀、消肿止痛，陈皮行气通络、行滞消胀，共为臣药。防风、白芷疏散外邪，使热毒从外而解，白芷又长于消肿排脓；浙贝母、天花粉清热化痰排脓，可使脓未成即消；穿山甲、皂角刺活血通络、透脓溃坚，可使脓成即溃，均为佐药。甘草清热解毒，调和诸药；煎药加酒，是因酒性散走，既能活血，又能协助诸药直达病所，共为使药。诸药合用，使热毒消解，气血畅通，肿消痛止。

【参考】 现代常用本方加减治疗化脓性炎症，如蜂窝组织炎、化脓性扁桃体炎、乳腺炎、脓疱疮、疖肿、深部脓肿、阿米巴肝病、慢性阑尾炎急性发作、急性腹股沟淋巴结炎、淋巴结核等属阳、实证者。

导 赤 散

【组成】 生地黄 6g，木通 6g，生甘草梢 6g。

【用法】 加入竹叶适量，水煎服，用量按原方比例酌情增减。

【功用】 清心利尿。

【主治】 ① 心火亢盛证。症见口渴面赤，意欲冷饮，心胸烦热，口舌生疮。

② 心热移于小肠。症见小便赤涩刺痛，舌红，脉数。

【方解】 本方证为心火亢盛或心热移于小肠所致。治宜清心利尿，导热下行，使蕴热从小便而泄。方中生地黄清热凉血养阴，木通清心热、利小便，共为君药。竹叶清心除烦、导热下行，使热邪从小便而出，为臣药。甘草梢清热解毒，通淋止痛，调和诸药，为佐使药。四药合用，利水而不伤阴，泻火而不伐胃，滋阴而不恋邪，因能引导心经与小肠之热从小便而解，故名“导赤散”。

【参考】 现代常用本方加减治疗复发性口腔炎、球菌性口腔炎、真菌性口腔炎、小儿夜啼、泌尿系感染等属心经有热或心移热于小肠者。

龙胆泻肝汤

【组成】 龙胆草（酒炒）6g，黄芩（炒）9g，栀子（酒炒）9g，泽泻12g，木通6g，车前子9g，当归（酒炒）3g，柴胡6g，生地黄（酒炒）9g，生甘草6g。

【用法】 水煎服。

【功用】 泻肝胆实火，清下焦湿热。

【主治】 ① 肝胆实火上炎证。症见头痛目赤，胁痛口苦，耳聋耳肿，舌红苔黄腻，脉弦滑有力。

② 肝经湿热下注证。症见阴肿，阴痒，阴汗，小便短赤淋浊，妇女带下黄臭等。

【方解】 本方证由肝经实火上炎或湿热下注所致。治宜泻肝胆实火，清下焦湿热。方中龙胆草既泻肝胆实火，又利下焦湿热，为君药。黄芩、栀子清热燥湿，助君药清泻实火；泽泻、木通、车前子清利湿热，使湿热之邪从小便排出，共为臣药。当归、生地黄养血益阴，使苦燥清利不伤阴，同为佐药。柴胡疏达肝气，引诸药入肝；甘草益气和中，调和诸药，共为使药。综观全方，泻中有补，清中有利，祛邪而不伤正，泻火而不伐胃，为泻肝良方。

【使用注意】 方中药多苦寒，宜伤脾胃。孕妇慎用。

【参考】 ① 现代常用本方加减治疗偏头痛、高血压病、急性黄疸型肝炎、胆囊炎、泌尿生殖系统炎症、腹股沟淋巴腺炎、急性盆腔炎、急性腮腺炎、急性膀胱炎、尿道炎、急性肾盂肾炎、三叉神经痛、滴虫性阴道炎、外阴湿疹、带状疱疹等属肝胆实火或湿热者。

② 本方现有制成丸剂者，名“龙胆泻肝丸”（蜜丸、水丸）。

苇　茎　汤

【组成】 苇茎60g，薏苡仁30g，冬瓜仁24g，桃仁9g。

【用法】 水煎服。

【功用】 清肺化痰，逐瘀排脓。

【主治】 肺痈。症见身有微热，咳嗽痰多，甚则咯吐腥臭脓血，胸中隐隐作痛，舌红苔黄腻，脉滑数。

【方解】 肺痈是由痰热瘀血壅结于肺所致。治宜清肺化痰，逐瘀排脓。方中苇茎清泻肺热，为治肺痈的要药，重用其为君药。冬瓜仁、薏苡仁清化痰热，排脓解毒，共为臣药。桃仁活血祛瘀，又能滑肠，使痰热从大便而解，为佐药。四药合用，共奏清热、排脓、逐瘀之功。

【参考】 现代常用本方加减治疗肺脓疡、支气管炎、百日咳、肺炎、胸膜炎、胸腔积液、支气管扩张等属肺热痰瘀互结者。

白　头　翁　汤

【组成】 白头翁15g，黄柏12g，黄连6g，秦皮12g。

【用法】 水煎服。

【功用】 清热解毒，凉血止痢。

【主治】 热毒血痢。症见下利脓血，赤多白少，腹痛，里急后重，肛门灼热，渴欲饮水，舌红苔黄，脉弦数。

【方解】 本方证为湿热疫毒，壅滞大肠，深陷血分所致。治宜清热解毒，凉血止痢。方中白头翁能清热解毒，凉血止痢，为君药。黄连、黄柏协助白头翁清热燥湿，解毒治痢，共为臣药。秦皮苦寒燥湿，涩肠止痢，为佐药。四药合用，具有清热解毒，凉血止痢之效。

【参考】 现代常用本方加减治疗阿米巴痢疾、细菌性痢疾、非特异性溃疡性结肠炎、直肠癌等属热毒偏盛者。

青蒿鳖甲汤

【组成】 青蒿 6g，鳖甲 15g，细生地 12g，知母 6g，丹皮 9g。

【用法】 水煎服。

【功用】 养阴透热。

【主治】 温病后期，邪伏阴分。症见夜热早凉，热退无汗，形体消瘦，舌红少苔，脉细数。

【方解】 本方证为温病后期，阴液已伤，邪热留于阴分所致。治宜养阴透热，使深伏阴分的热邪透出阳分而解。方中鳖甲直入阴分，养阴于内；青蒿苦辛性寒，其气芳香，能透热于外，共为君药。生地、知母养阴清热，助君药清退虚热，共为臣药。丹皮凉血泄热，助青蒿透热外出，为佐药。五药配伍，养阴而不恋邪，清热而不伤阴。

【参考】 现代常用本方加减治疗原因不明的发热、各种传染病恢复期的低热、小儿夏季热、慢性肾盂肾炎、肾结核等属阴虚内热、低热不退者。

附：和解剂

凡具有和解少阳、调和脾胃、调和胃肠等作用，治疗伤寒邪在少阳、肝脾不和、胃肠不和等证的方剂，统称和解剂。属于“八法”中的“和法”。

和解剂原为治疗伤寒邪入少阳而设，然而胆附于肝，互为表里，胆经发病常会影响肝经，而肝经发病也可影响胆经，且肝胆病又可影响脾胃，导致肝脾不和。若中气虚弱，寒热互结，则可导致肠胃不和。另外，若表证未解，又有里证，则表里同病。故和解剂分为和解少阳、调和肝脾、调和肠胃、表里双解剂四类。

和解少阳剂，适用于少阳病，症见往来寒热、心烦喜呕、默默不欲饮食、胸胁苦满、口苦咽干、目眩等。常用柴胡、青蒿与黄芩相配，酌配益气、利湿等药物组成方剂，代表方如小柴胡汤。

调和肝脾剂，适用于肝脾不和证。症见胸闷胁痛、脘腹胀痛、不思饮食、嗳气吞酸、大便泄泻，或寒热往来、妇女月经不调、脉弦等。常用疏肝理气药如柴胡、枳壳、陈皮等，与健脾药如白术、茯苓、甘草等配伍组成方剂，代表方如逍遥散。

调和肠胃剂，适用于肠胃不和证。症见脘腹痞满、恶心呕吐、腹胀食少等。常以辛温药与苦寒药配伍，滋补药与温清药同施组成方剂，代表方如半夏泻心汤。

表里双解剂，适用于表里同病。如表寒里热、表热里寒、表里俱热、表里俱寒，及表实里虚、表虚里实、表里俱实、表里俱虚等，处方时应根据具体病情，运用解表药与治里药配合成方，代表方如葛根黄芩黄连汤。

和解剂作用缓和，照顾全面。但毕竟以祛邪为主，纯虚者不宜使用，以防伤正，且因兼顾正气，故纯实者也不宜使用，以免贻误病情。

小柴胡汤

【组成】 柴胡24g，黄芩9g，人参9g，炙甘草6g，半夏9g，生姜9g，大枣4枚。

【用法】 水煎服。

【功用】 和解少阳。

【主治】 ① 伤寒少阳病。症见往来寒热，胸胁苦满，默默不欲饮食，心烦喜呕，口苦，咽干，目眩，舌苔薄白，脉弦。

② 妇人伤寒，热入血室，以及疟疾、黄疸与内伤杂病而有少阳病见证者。

【方解】 本方证为邪居少阳半表半里，正邪抗争，枢机不利所致。治宜和解少阳。方中柴胡散邪透表，疏利肝胆，使半表之邪外达，为君药。黄芩清泄少阳半里之郁热，为臣药。二药相配，一散一清，共解少阳之邪。半夏、生姜一降一升，和胃降逆止呕；人参、大枣益气和中，扶正祛邪，并防邪气内传，共为佐药。甘草助参、枣扶正，又调和诸药，为使药。本方以和解少阳为主，兼补胃气，使邪气得解，胃气调和，则诸症自除。

【参考】 ① 现代常用本方加减治疗感冒、疟疾、慢性肝炎、黄疸型肝炎、肝硬化、急慢性胆囊炎、胆结石、急性胰腺炎、胸膜炎、淋巴腺炎、产褥热、睾丸炎、胆汁返流性胃炎、胃溃疡等属少阳证者。

② 本方现有制成颗粒及片剂者，名“小柴胡颗粒”、“小柴胡片”。

逍遥散

【组成】 甘草（微炙）15g，当归（微炒）30g，茯苓30g，白芍30g，白术30g，柴胡30g。

【用法】 共为粗末，每次6～9g，加入煨生姜、薄荷少许，水煎汤冲服，每日3次。也可作汤剂，水煎服，用量按原方比例酌情增减。

【功用】 疏肝解郁，健脾养血。

【主治】 肝郁血虚证。症见两胁胀痛，头痛目眩，神疲食少，口燥咽干，或乳房作痛，月经不调，舌淡红，脉弦而虚。

【方解】 本方证为肝郁血虚，脾失健运所致。治宜疏肝解郁，健脾养血。方中用柴胡疏肝解郁，为君药。当归、白芍养血柔肝，为臣药。白术、茯苓补中健脾，生化气血，共为佐药。甘草缓急止痛，调和诸药；煨生姜温胃和中，与归、芍相合，调畅气血；薄荷疏肝解郁，以加强君药的作用，共为使药。诸药合用，能使肝郁得解、脾虚得健、血虚得养，气血和畅，则诸症自愈。

【参考】 ① 现代常用本方加减治疗慢性肝炎、肝硬化、胆石症、胃及十二指肠溃疡、妇女经前期紧张综合征、更年期综合征、乳腺小叶增生、月经不调、盆腔炎、子宫肌瘤、黄褐斑、痛经等属肝郁脾虚者。

② 本方现有制成丸剂（大蜜丸、水丸）者，名“逍遥丸”。

半夏泻心汤

【组成】 半夏12g，黄芩9g，干姜9g，人参9g，黄连3g，大枣4枚，炙甘草9g。

【用法】 水煎服。

【功用】 和胃降逆，开结除痞。

【主治】 胃气不和，心下痞证。症见心下痞满，但满而不痛，或恶心呕吐，不思饮食，肠鸣下利，舌苔黄腻，脉弦数。

【方解】 本方证为寒热互结，升降失常，胃气不和所致。治宜和胃降逆，开结除痞。方中半夏散结除痞，又降逆止呕，为君药。干姜辛温开结，以散中焦之寒；黄芩、黄连苦寒降泄，以清中焦之热，为臣药。四药相配，辛开苦降，平调寒热，以治寒热错杂之证。人参、大枣甘温益气，以补中焦之虚，为佐药。甘草补脾和中而调诸药，为使药。本方的配伍特点是：寒热并用以和阴阳，苦辛并进以顺升降，补泄同施以调虚实。

【参考】 现代常用本方加减治疗急慢性胃肠炎、慢性结肠炎、慢性肝炎、早期肝硬化、急性胆囊炎、妊娠剧吐等属寒热互结、虚实夹杂者。

葛根黄芩黄连汤

【组成】 葛根 15g，黄芩 9g，黄连 9g，炙甘草 6g。

【用法】 水煎服。

【功用】 解表清里。

【主治】 外感表证未解，热邪入里。症见身热，胸脘烦热，口干而渴，舌红苔黄，脉数。

【方解】 本方证因表证未解，而误用下法，热邪内陷阳明所致。治宜解表清里。方中葛根解肌清热，升阳止泻，使表解里和，为君药。黄芩、黄连清热燥湿，善清胃肠湿热而止痢，共为臣药。甘草甘缓和中，调和诸药，为使药。四药合用，可使表邪得解，里热得清，则身热下利得愈。

【参考】 ① 现代常用本方加减治疗急性肠炎、细菌性痢疾、肠伤寒、胃肠型感冒等属表证未解、里热甚者。

② 本方现有制成片剂、丸剂者，名“葛根芩连片”、“葛根芩连丸”。

思考与练习

1. 清热药的定义、作用、适应证各是什么？

2. 清热药分为哪几类？各适用于何种病证？

3. 使用清热药应注意什么？

4. 试述石膏、黄连、龙胆的用量用法。

5. 试述黄芩、黄连、黄柏的功效与主治的异同。

6. 如何区别使用玄参、山豆根、射干和马勃？

7. 如何区别使用生地、牡丹皮、地骨皮和青蒿？

8. 试述蒲公英、紫花地丁、白头翁、山豆根、鱼腥草在应用上有何异同。

9. 简述下列各组药物功用的异同点：石膏与知母；生地与玄参；金银花与连翘；赤芍与牡丹皮；栀子与天花粉；青蒿与地骨皮；黄连与胡黄连。

10. 何谓清热剂？分为几类？

11. 如何区别使用小柴胡汤与银翘散？

第八章　泻下药与泻下剂

第一节　泻　下　药

1. 含义

凡以泻下通便为主要功效，用以治疗便秘或其他里实积滞证的药物，称为泻下药。

根据泻下药的作用强弱及主治病证的不同，本类药分为攻下药、润下药和峻下逐水药三类。

2. 功效与主治

泻下药主入大肠经，均有泻下通便之功，能引起腹泻，或滑利大肠、促进排便。主要适用于大便秘结，胃肠积滞，实热内结及水肿停饮等里实证。

3. 性能特点

攻下药性味苦寒，泻下通便作用较强，善祛邪导滞，又有较强的清热泻火或清热解毒功效，能通泄，又可清泄；润下药性味多为甘平，能润滑肠道，作用缓和，一般不致引起腹泻；峻下药以苦寒为主，部分为辛温，服用后能引起连续的水泻性腹泻，均有毒性。

4. 配伍应用

泻下药最常与行气药同用。此外，还应根据邪气的盛衰、体质的强弱以及兼证的不同，适当选择及配伍。热积便秘，应与清热药配伍；寒积便秘，应与温里药配伍；里实而正虚者，应与补虚药配伍；里实而兼表证者，必要时可与解表药配伍，表里双解。

5. 使用注意

作用强烈的泻下药奏效迅速，易伤正气或脾胃，应中病即止，慎勿过剂。攻下药及峻下药作用峻猛，或具有毒性，故小儿、年老体虚、脾胃虚弱者当慎用。部分泻下药兼有活血化瘀作用，故妇女月经期、孕妇均应禁用。应用作用峻猛而有毒性的泻下药时，要严格炮制法度，控制用量，避免中毒，确保用药安全。病情较缓，需缓下者，除用润下药以外，并常制成丸剂内服。

一、攻下药

大　黄

【来源】 本品为蓼科植物掌叶大黄、唐古特大黄或药用大黄的干燥根及根茎。

【性味归经】 苦，寒。归脾、胃、大肠、肝、心包经。

【功效】 泻热攻积，清热泻火，凉血散毒，逐瘀通经，利胆退黄。

【应用】 ① 用于实热便秘，积滞腹痛，泻痢不爽。本品苦寒通降，攻下与泻热之力均强，为治积滞便秘之要药，尤宜于热结便秘。常与芒硝、枳实、厚朴配伍，如大承气汤。本品小量轻用可缓下。常与消食药配伍，用于饮食积滞。

② 用于目赤咽肿，齿龈肿痛。酒大黄善清上焦血分热毒。常与黄连、黄芩等同用。

③ 用于血热吐衄，上消化道出血。大黄炭凉血化瘀止血。尤宜于血热有瘀之吐血、衄

血等。常与清热药和止血药配伍。

④ 用于肠痈腹痛，痈肿疔疮，水火烫伤。本品借通便作用，能引火、引血下行，使火热之毒从大便排出。治肠痈，常与牡丹皮、芒硝、桃仁同用，如大黄牡丹皮汤。治痈肿疔疮，内服外用均可。治烧烫伤，多研细末，麻油调敷患处。

⑤ 用于瘀血经闭，产后瘀阻，跌打损伤。不论新瘀、宿瘀均可，多用酒大黄。

⑥ 用于湿热痢疾，黄疸尿赤，淋证。治黄疸，常与茵陈、栀子等同用。治热淋，常与车前子、瞿麦等同用，尤宜于血淋。

【用量用法】 3～15g。煎服。用于泻下不宜久煎。外用适量，研末调敷患处。生大黄泻下力较强，欲攻下者宜生用；入汤剂应后下，或用开水泡服。熟大黄泻下力缓，多用于泻火解毒。酒制大黄泻下力较弱，活血作用较好，宜于瘀血证。大黄炭偏于止血，宜用于失血证。

【使用注意】 孕妇及妇女月经期、哺乳期慎用。

【参考】 ① 本品又名“将军”，生大黄又名“生军”，炮制品又名“熟军”、“酒军”、“焦军”。

② 大黄经加工制成的流浸膏，名“大黄流浸膏”，属刺激性泻药、苦味健胃药，用于便秘及食欲不振。

芒硝

【来源】 本品为硫酸盐类矿物芒硝族芒硝，经加工精制而成的结晶体。主含含水硫酸钠（$Na_2SO_4 \cdot 10H_2O$）。

【性味归经】 咸、苦，寒。归胃、大肠经。

【功效】 泻热通便，润燥软坚，清火消肿。

【应用】 ① 用于实热便秘，大便燥结，积滞腹痛，肠痈肿痛。本品既清泄，又通泄，长于软坚散结。尤宜于燥结便秘，常与大黄相须为用，如大承气汤。

② 外治乳痈，痔疮肿痛，咽痛，目赤，疮痈。本品多外用以清热。治乳痈，单用外敷。治咽痛，常与硼砂、冰片等同用，如冰硼散。治目赤、疮痈，常用本品化水滴眼，洗疮口。

【用量用法】 6～12g。不入煎剂，待汤剂煎得后，溶入汤液中服用。外用适量。

【使用注意】 孕妇慎用。不宜与硫黄、三棱同用。

【参考】 本品经风化干燥后为玄明粉，又称“元明粉”。

番泻叶

【来源】 本品为豆科植物狭叶番泻或尖叶番泻的干燥小叶。

【性味归经】 甘、苦，寒。归大肠经。

【功效】 泻热行滞，通便，利水。

【应用】 ① 用于热结积滞，便秘腹痛。本品苦寒通降之性与大黄相似，亦有较强的泻下导滞、清导实热功效。滋味较大黄适口，且不易引起继发性便秘，尤适用于习惯性便秘、老年便秘、产后或手术后的便秘患者。可单味小剂量泡服。

② 用于水肿胀满。可与利水渗湿药同用。

此外，还常用于X射线腹部摄片，腹部或肛肠手术前服用，以清洁肠道，有利于摄片清晰和手术操作。

【用量用法】 2～6g。煎服。后下，或开水泡服。

【使用注意】 虚寒证者及孕妇忌用，妇女月经期、哺乳期慎用。本品用量不可过大，否则会导致腹痛、呕吐、头晕等反应。

芦　荟

【来源】 本品为百合科植物库拉索芦荟、好望角芦荟或其他同属近缘植物叶的汁液浓缩干燥物。

【性味归经】 苦，寒。归肝、胃、大肠经。

【功效】 泻下通便，清肝泻火，杀虫疗疳。

【应用】 ① 用于热结便秘。本品苦寒降泄，又能清肝火，尤宜于热结便秘兼肝经实热所致的头晕头痛、烦躁易怒者。常与龙胆草、栀子等同用。

② 用于小儿疳积。本品有驱杀蛔虫的作用，尤宜于蛔虫积滞所致的疳积。常与槟榔、使君子等同用。

③ 用于惊风。本品能清泄肝火，又导肝火下行。适用于小儿肝热惊风。常与钩藤、蝉蜕等同用。

④ 外治疮癣。用本品研末敷患处。

【用量用法】 2～5g。入丸散服。本品有特异臭气，味极苦，不宜入汤煎服。外用适量，研末敷患处。

【使用注意】 虚寒证者及孕妇忌用，妇女月经期和哺乳期慎用。在攻下药中，芦荟的刺激性最强，用量过大可引起腹痛、盆腔充血，甚至引起肾炎。

二、润下药

火　麻　仁

【来源】 本品为桑科植物大麻的干燥成熟果实。

【性味归经】 甘，平。归脾、胃、大肠经。

【功效】 润肠通便。

【应用】 用于血虚津亏，肠燥便秘。本品多脂质润，性味甘平，能润肠通便。老人、产妇及体弱津血亏虚的肠燥便秘者，用之最宜。常与当归、熟地黄、肉苁蓉等同用。兼有热者，常配伍大黄、白芍、厚朴等，如麻子仁丸。

【用量用法】 10～15g。煎服。临煎时打碎。入丸剂，其润肠之力较佳，每次3～6g。

【使用注意】 本品用量不可过大，一次内服60～120g以上可致中毒，出现吐泻、四肢麻木，甚至昏睡。

【参考】 本品又名“麻子仁”、大麻仁。

郁　李　仁

【来源】 本品为蔷薇科植物欧李、郁李或长柄扁桃的干燥成熟种子。前两种习称“小李仁”，后一种习称“大李仁”。

【性味归经】 辛、苦、甘，平。归脾、大肠、小肠经。

【功效】 润燥通便，下气，利水。

【应用】① 用于津枯肠燥，食积气滞，腹胀便秘。本品质润多脂，脂肪油含量高于火麻仁，故润肠通便作用较火麻仁稍强。

② 用于水肿，脚气浮肿，小便不利。常与桑白皮、白茅根等同用。

【用量用法】 6～10g。煎服。入丸剂，每次 1.5～3g。

【使用注意】 孕妇慎用。

三、峻下逐水药

甘　遂

【来源】 本品为大戟科植物甘遂的干燥块根。

【性味归经】 苦，寒；有毒。归肺、肾、大肠经。

【功效】 泻水逐饮，消肿散结。

【应用】 ① 用于水肿胀满，胸腹积水，痰饮积聚，气逆喘咳，二便不利。本品峻下逐水力强，服后可引起连续泻下，使留滞在体内的水湿排出体外。可单用研末服，也可与大戟、芫花同用。

② 用于疮痈肿痛。本品外用能消肿散结。可用甘遂末水调外敷患处。

【用量用法】 0.5～1.5g。炮制后多入丸散用。外用适量。

【使用注意】 孕妇及虚证者忌用。不宜与甘草配伍。

京　大　戟

【来源】 本品为大戟科植物大戟的干燥根。

【性味归经】 苦，寒；有毒。归肺、脾、肾经。

【功效】 泻水逐饮，消肿散结。

【应用】 ① 用于水肿胀满，胸腹积水，痰饮积聚，气逆喘咳，二便不利。本品的性能和功用与甘遂相似而力稍逊。常与甘遂同用。

② 用于痈肿疮毒，瘰疬痰核。内服外用均可。

【用量用法】 1.5～3g。入丸散服，内服醋制可减低毒性。生品外用适量。

【使用注意】 虚证者及孕妇忌用。不宜与甘草配伍。

牵　牛　子

【来源】 本品为旋花科植物裂叶牵牛或圆叶牵牛的干燥成熟种子。

【性味归经】 苦，寒；有毒。归肺、肾、大肠经。

【功效】 泻水通便，消痰涤饮，杀虫攻积。

【应用】 ① 用于水肿胀满，二便不通。本品作用及毒性均较缓和，既泻下逐水，又利小便，使水湿从二便排出。适用于上述诸症属水湿壅盛且正气未衰者。可单用研末服。

② 用于痰饮积聚，气逆咳喘。常与葶苈子、杏仁、厚朴同用。

③ 用于热结便秘或胃肠实热积滞。

④ 用于虫积腹痛。善于驱杀蛔虫、绦虫，但作用不强，借其通便之功排出虫体。

【用量用法】 3～6g。入丸散服，每次 1.5～3g。

【使用注意】 孕妇及虚证者忌用。不宜与巴豆配伍。

巴　豆

【来源】 本品为大戟科植物巴豆的干燥成熟果实。

【性味归经】 辛，热；有大毒。归胃、大肠经。

【功效】 外用蚀疮。

【应用】 用于恶疮疥癣，疣痣。取本品少许研末外用。

【用量用法】 外用适量，研末涂患处，或捣烂以纱布包擦患处。

【使用注意】 孕妇忌用。不宜与牵牛子配伍。

【参考】 本品炮制加工后制成巴豆霜。功能：峻下积滞，逐水消肿，豁痰利咽作用。主治寒积便秘，乳食停滞，水肿臌胀，二便不通，喉风，喉痹。用量：0.1～0.3g，多入丸散用，外用适量。孕妇禁用，不宜与牵牛子同用。

第二节　泻　下　剂

凡以泻下药为主组成，具有通便、泻热、逐水、攻积等作用，主治里实证的方剂，称为泻下剂。属于“八法”中的“下法”。

里实证的成因很多，且病人的体质又有强弱的不同，因而证候表现有热结、寒结、燥结、水结及里实正虚等，因此，泻下剂的立法用药也随之不同，热结在里，当用寒下；冷积内结，当用温下；肠燥便秘，当用润下；水饮内聚，当用逐水；里实而正虚者，当攻补兼施。故泻下剂可分为寒下、温下、润下、逐水、攻补兼施剂五类。

寒下剂，适用于热结里实证。常用寒下药如大黄、芒硝等为主组成方剂，代表方如大承气汤。

温下剂，适用于寒积里实证。常用泻下药大黄配温里祛寒药附子、细辛、干姜等或补气助阳药人参、党参等组成方剂，代表方如大黄附子汤。

润下剂，适用于肠燥津亏之便秘证。常用润下药如火麻仁、杏仁、郁李仁等组成方剂，代表方如麻子仁丸。

逐水剂，适用于水饮停聚所致的胸腹积水，及水肿实证。常以峻下逐水药如大戟、芫花、甘遂等为主，配伍养胃扶正的药物如大枣等组成方剂，代表方如十枣汤。

攻补兼施剂，适用于里实正虚而大便秘结之证。此时宜攻补兼施，祛邪扶正兼顾。常用攻下药如大黄、芒硝等与补虚药如人参、当归、生地、麦冬等组成方剂，代表方如增液承气汤。

使用泻下剂须注意以下几点。①应在表邪已解、里实已成时应用。若表证未解，里实已成，应视表里证的轻重，先表后里或表里双解，不可单纯用泻下剂；若里实较重，病势较急者，应峻攻急下。若病势较缓者，宜轻下、缓下。②对孕妇、产后、月经期、失血、年老体弱或病后元气未复者，应慎用或禁用。必要时应配补气养血药，以攻补兼施。③服用泻下剂应得效即止，不可久服，以免过泻伤正。④服药期间应忌食生冷、油腻、煎炸或不宜消化的食物，以免重伤胃气。⑤使用泻下剂，一般使大便维持在每天3～4次为宜。

大承气汤

【组成】 大黄12g，厚朴（炙）24g，枳实12g，芒硝9g。

【用法】 先煎枳实、厚朴，后下大黄，煎成去渣，加入芒硝，微火溶化后，分2次服。

得下，余勿服。

【功用】 峻下热结。

【主治】 ① 阳明腑实证。症见大便不通，矢气频转，脘腹痞满，疼痛拒按，甚或潮热谵语，手足濈然汗出，舌苔黄燥起刺，或焦黑燥裂，脉沉实。

② 热结旁流。症见下利清水，色纯青，而臭秽，脐腹疼痛，按之坚硬有块，口干舌燥，脉滑实。

③ 热厥、痉病和狂证而见有里热实证者。

【方解】 本方证为伤寒之邪化热，内传阳明，邪热与燥屎相结所致。治宜峻下热结。方中大黄苦寒，泻热通便，为君药。芒硝咸寒，软坚润燥，为臣药。君臣药相须为用，增加了泻下热结的作用，共泻有形之积滞。厚朴宽肠下气，化滞消胀；枳实破气消积，二药既可调畅气机又可助大黄、芒硝泻下，共为佐使药。由于本方能峻下热结，承顺胃气下行，使塞者通、痹者畅，故名“承气”。

【使用注意】 凡气虚阴亏，燥结不甚者，以及年老、体弱者应慎用。孕妇禁用。本方作用峻猛，应中病即止，慎勿过剂。

【参考】 现代常用本方加减治疗单纯性肠梗阻、粘连性肠梗阻、蛔虫性肠梗阻、急性胆囊炎、急性胰腺炎，以及某些热性疾病过程中出现高热谵语、惊厥发狂而见大便不通、苔黄脉实者。

大黄附子汤

【组成】 大黄 9g，附子 12g，细辛 3g。

【用法】 水煎服。

【功用】 温里散寒，通便止痛。

【主治】 寒积里实证。症见脘腹冷痛，大便不通，手足不温，甚或厥冷，或有发热，舌苔白腻，脉弦紧。

【方解】 本方证为阴寒入里，中阳受损，寒积内结所致。治宜温里散寒，通便止痛并用。方中大黄苦寒，泻下积滞；附子辛热，温里祛寒，共为君药。细辛辛散温通，散寒止痛，为臣药。三药合用，温里以祛寒，通下以泻实，共奏温下之功。

【参考】 现代常用本方加减治疗胆绞痛、胆囊术后综合征、慢性痢疾、尿毒症及慢性溃疡性结肠炎、粘连性肠梗阻等属寒积者。

麻子仁丸

【组成】 麻子仁 500g，芍药 250g，枳实（炙）250g，大黄 500g，厚朴（炙）250g，杏仁 250g。

【用法】 共为细末，炼蜜为丸。口服，水蜜丸一次 6g，小蜜丸一次 9g，大蜜丸一次 1 丸，一日 1～2 次。

【功用】 润肠通便。

【主治】 肠燥便秘证。肠胃燥热，津液不布，大便干结，小便频数。

【方解】 本方证是由肠胃燥热，津液不足所致。治宜润肠通便。方中麻子仁润肠通便，为君药。大黄泄热，攻积通便；杏仁宣肺降气，润燥通便；芍药养阴敛津，柔肝理脾，共为臣药。枳实下气破结，厚朴行气除满，共用以加强降泄通便之力，同为佐药。蜂蜜滋阴润肠，为使药。诸药合用，既润又通，润而不腻，泻而不峻。

【使用注意】 老人、体虚而内无邪热的便秘者，及孕妇、血虚津亏便秘者，均应慎用。

【参考】 ① 现代常用本方加减治疗习惯性便秘、老人与产后便秘、痔疮术后便秘等属肠胃燥热者。

② 本方又名“脾约丸”。

十　枣　汤

【组成】 芫花（熬）、甘遂、大戟各等份。

【用法】 共为极细末，或装入胶囊，每次 0.5～1g，清晨空腹，以大枣 10 枚煎汤送服。

【功用】 攻逐水饮。

【主治】 ① 悬饮。症见咳唾短气，胸胁引痛，心下痞硬，干呕，头痛目眩，舌苔滑，脉沉弦。

② 水肿（实证）。症见一身悉肿，肿势较重或腹大如鼓，腹胀喘满，二便不利。

【方解】 本方证为水液代谢失调，水饮停聚体内所致。治宜峻下逐水。方中甘遂善行经隧水湿，为君药。大戟善泻脏腑之水邪，芫花善消胸胁伏饮痰癖，均为臣药。三药峻烈性猛，合而用之，能引起剧烈腹泻，而将胸腹积水攻逐体外。由于三药皆有毒，故用大枣煎汤送服，既制其毒，缓其峻猛之势，又益气护胃，使下不伤正，故以“十枣”命名。

【使用注意】 本方作用峻猛，只可暂用，不宜久服。使用时宜小量开始，逐渐增加用量，中病即止，勿使过剂。体虚及孕妇忌服。服药后泻下不止者，可服冷稀粥止之。

【参考】 现代常用本方加减治疗渗出性胸膜炎、肝硬化腹水、慢性肾炎水肿，及晚期血吸虫病所致的腹水等属水饮内停里实证者。

增液承气汤

【组成】 玄参 30g，麦冬 24g，细生地 24g，大黄 9g，芒硝 3g。

【用法】 水煎服。芒硝烊化。

【功用】 滋阴增液，泻热通便。

【主治】 热结阴亏证。症见燥屎不行，下之不通，脘腹胀满，口干唇燥，舌红苔黄，脉细数。

【方解】 本方证为温病热结阳明肠胃，阴液耗伤，大便燥结所致。治宜滋阴增液，润下通便。方中重用玄参滋阴润燥，为君药。生地、麦冬清热养阴，生津润燥，为臣药。三药合用即增液汤，能滋阴增液，润肠通便。佐以大黄、芒硝软坚润燥，泻热通便，以下燥结。诸药合用，以滋养阴液为主，泻下热结为辅，使阴液得复，则燥屎得润而下。

【参考】 现代常用本方加减治疗急性传染病、感染性疾病后期、痔疮日久、大便燥结不通属热结阴亏者。

思考与练习

1. 什么是泻下药？泻下药分几类？
2. 试比较下列各组药物异同点：大黄、芒硝；火麻仁、郁李仁。
3. 应用泻下药与泻下剂应注意哪些问题？
4. 大承气汤与增液承气汤在功效主治方面有何异同？

第九章　祛湿药与祛湿剂

第一节　祛　湿　药

1. 含义

以祛除湿邪、治疗湿邪所致的病证为主的药物，称为祛湿药。根据祛湿药的不同性质和特点，可分为祛风湿药、芳香化湿药、利水渗湿药三大类。

2. 功效与主治

祛风湿药具有散寒、舒筋、通络、止痛、活血作用，能祛除肌肉、经络、筋骨的风湿之邪，主要用于风寒湿留着于肌肉、经络、筋骨所致的肢体疼痛、关节肿大不利、筋脉拘挛等症。部分药物还有补肝肾、强筋骨的作用，适用于风寒湿邪日久累及肝肾而致腰膝酸软、下肢痿弱等症。

芳香化湿药具有促脾胃运化，疏畅气机，宣化湿浊的作用。主要用于湿邪困脾、运化失常所致的脘腹痞满、呕吐泛酸、食少便溏、口甘多涎、舌苔白腻等症。部分药物有芳香解暑之功，也可用于湿温、暑温等证。

利水渗湿药物具有利水消肿，利尿通淋，利湿退黄等功效。主要用于小便不利、水肿、泄泻、痰饮、淋证、黄疸、湿疮、带下、湿温及水湿等。

3. 性能特点

祛风湿药味多辛苦，性温或凉，以归肝、脾、肾经为主，偏于温者用于风湿寒证，性偏凉者用于风湿热证，部分药物具毒性，使用时应注意。

芳香化湿药气味芳香，性多温燥，主入脾、胃二经。能祛除脾胃湿浊。部分药物还能解暑、辟秽、开窍、截疟等。

利水渗湿药味多甘淡，主归膀胱、小肠经。其作用偏于下行，根据其作用特点不同，其功效也有所偏重。有以利水渗湿为主，有以利尿通淋为主，有以利湿通黄为主。

4. 配伍应用

应用祛湿药时，应根据不同的病证，选择不同药物并配伍以增强疗效。风邪偏盛的行痹，配伍祛风解表药；湿邪偏盛的着痹，选除湿力强的药，佐以健脾药；寒邪偏盛的痛痹，选散寒力强的药，并配伍温经通阳药；热痹宜选寒凉之品，佐以清热；兼肝肾不足者，宜选补肝肾、强筋骨的祛风湿药，配伍必要的补虚之品。痹证多为气血瘀滞为病，有痰、有瘀者，还应配伍活血散瘀、祛痰之品。

使用芳香化湿药时，若湿阻气滞，常配伍行气药；偏寒湿者，配伍温中祛寒药；脾虚湿阻，配伍益气健脾药；痰湿阻滞，配伍燥湿化痰药；湿热者，配伍清热燥湿药等。

应用利水渗湿药，如水肿初起兼表证，配伍宣肺解表药；水肿日久、脾肾阳虚，配伍温脾助肾阳药；兼热者，配伍清热药；寒湿相兼者，配伍温里祛寒药；热伤血络者，配伍凉血止血药。因“气行则水行”、“气滞则水停”，故运用利水渗湿药时常配伍行气药，以提高疗效。

5. 使用注意

祛湿药多辛温香燥，易伤阴耗血，故阴虚血亏津少者应慎用。痹证多为慢性疾病，为服用方便，祛风湿药可制成酒或丸散剂，也可制成外敷剂，直接用于患处。芳香化湿药气味芳香，多含挥发油，入汤剂宜后下，不宜久煎。利水渗湿药易耗伤津液，对阴亏津少、肾虚遗精滑精者，应慎用；有些药物有较强的通利作用，孕妇应慎用。

一、祛风湿药

独　活

【来源】 本品为伞形科植物重齿毛当归的干燥根。

【性味归经】 辛、苦，微温。归肾、膀胱经。

【功效】 祛风除湿，通痹止痛。

【应用】 ① 用于风寒湿痹所致的腰膝疼痛，少阴伏风头痛。本品长于祛风湿，止痛。凡风寒湿邪所致的痹证，无论新久，均可应用。常与羌活、海风藤等同用，如蠲痹汤。且性善下行，尤宜于腰部以下的痹证，为治寒湿所致的腰腿疼痛、两足痿痹不能行走的要药。常与桑寄生、杜仲、人参等配伍，如独活寄生汤。

② 用于风寒挟湿头痛。本品既能发散风寒，又能祛湿。常与羌活、防风、藁本等配伍，如羌活胜湿汤。因入肾经，与细辛、川芎配伍可治少阴头痛。

【用量用法】 3～10g。煎服。外用适量。

威　灵　仙

【来源】 本品为毛茛科植物威灵仙、棉团铁线莲或东北铁线莲的干燥根及根茎。

【性味归经】 辛、咸，温。归膀胱经。

【功效】 祛风湿，通经络，止痹痛。

【应用】 用于风湿痹痛肢体麻木，筋脉拘挛，屈伸不利。本品性善走，能通经络，祛风湿，止痛作用较强。为治风湿痹痛的要药。可单用制成蜜丸，或研末用酒送服。也可与当归、肉桂等配伍。

此外，可用于骨鲠咽喉。可单用或与砂糖、食醋煎水，含咽慢吞。

【用量用法】 6～10g。煎服。单用适量。

防　己

【来源】 本品为防己科植物粉防己的干燥根。

【性味归经】 苦，寒。归膀胱、肺经。

【功效】 祛风止痛。利水消肿。

【应用】 ① 用于风湿痹痛。本品既能祛风除湿止痛，又能清热，适用于风湿痹证而湿热盛者。为治肢体酸痛，关节红肿疼痛，湿热身重的要药。常与滑石、蚕沙、薏苡仁配伍。寒湿痹痛，需与温经止痛的肉桂、附子等同用。

② 用于水肿、脚气、小便不利。本品苦寒，能清热利水，善清下焦膀胱湿热，更适于下肢水肿，小便不利者。常与黄芪、白术、甘草等配伍，如防己黄芪汤。

③ 用于湿疹疮毒。本品有燥湿清热的功效。常与苦参、金银花等配伍。

【用量用法】 5～10g。煎服。

【使用注意】 本品苦寒较甚，易伤胃气，脾胃虚寒者慎用。

秦艽

【来源】 本品为龙胆科植物秦艽、麻花秦艽、粗茎秦艽或小秦艽的干燥根。

【性味归经】 辛、苦，平。归胃、肝、胆经。

【功效】 祛风湿，清湿热，止痹痛，退虚热。

【应用】 ① 用于风湿痹痛，中风半身不遂，筋脉拘急，骨节酸痛。本品质润而不燥烈，为“风中之润药”。不论新病久病、偏寒偏热均可使用。治热痹，常与防己、络石藤、忍冬藤等同用。治行痹，常与防风、当归等同用。治风寒湿痹，常与天麻、羌活、当归、川芎等同用。

② 用于骨蒸潮热，小儿疳积发热。本品能退虚热、除骨蒸。治日晡潮热，常与知母、地骨皮、青蒿、鳖甲等同用。也可与薄荷、炙甘草等配伍，治疗小儿疳积发热。

③ 用于湿热黄疸。常与茵陈、栀子等同用，能清肝胆湿热而退黄疸。

【用量用法】 3～10g。煎服。

桑寄生

【来源】 本品为桑寄生科植物桑寄生的干燥带叶茎枝。

【性味归经】 苦、甘，平。归肝、肾经。

【功效】 祛风湿，补肝肾，强筋骨，安胎元。

【应用】 ① 用于风湿痹痛，腰膝酸软，筋骨乏力。本品长于补肝肾以强筋骨，尤宜于痹证日久、肝肾不足者。常与独活、杜仲、牛膝等同用，如独活寄生汤。

② 用于妊娠漏血，胎动不安，崩漏经多。本品补肝肾，固冲任以安胎。常与阿胶、续断、当归、菟丝子等配伍。

此外，本品还可治疗头晕目眩。现代常用于治疗高血压病。

【用量用法】 9～15g。煎服。

木瓜

【来源】 本品为蔷薇科植物贴梗海棠的干燥近成熟果实。

【性味归经】 酸，温。归肝、脾经。

【功效】 舒筋活络，和胃化湿。

【应用】 ① 用于湿痹拘挛，腰膝关节酸重疼痛。本品能舒筋活络，祛湿除痹，为治疗湿痹、筋脉拘挛的要药。常与乳香、没药、生地等同用。若治脚膝疼重，不能远行久立，常与羌活、独活、附子等配伍。

② 用于脚气水肿。常与吴茱萸、槟榔、苏叶等配伍。

③ 用于暑湿吐泻，转筋挛痛。本品可缓急以舒筋止痛。偏寒可配吴茱萸、小茴香、紫苏等。偏热者，可配伍蚕沙、薏苡仁、黄连等。

此外，本品有消食作用，用于消化不良。

【用量用法】 6～10g。煎服。

五　加　皮

【来源】 本品为五加科植物细柱五加的干燥根皮，习称“南五加皮”。

【性味归经】 辛、苦，温。归肾、肝经。

【功效】 祛风湿，补肝肾，强筋骨。

【应用】 ① 用于风湿痹痛，腰膝酸痛，筋脉拘挛。本品既能祛寒，又能散风燥湿，且补肝肾、强筋骨，为祛风湿的强壮性药，尤宜年老久病体虚者。可单用浸酒，或与当归、牛膝、木瓜等同用。

② 用于筋骨痿软，小儿行迟。治肝肾不足之筋骨痿软者，常与杜仲、牛膝等配伍。治小儿行迟，则与龟甲、牛膝、木瓜等同用。

③ 用于水肿、脚气。本品能除湿利水。与茯苓皮、大腹皮、生姜皮等同用。

【用量用法】 5～10g。煎服。

金钱白花蛇

【来源】 本品为眼镜蛇科动物银环蛇的幼蛇干燥体。

【性味归经】 甘、咸，温；有毒。归肝经。

【功效】 祛风，通络，止痉。

【应用】 ① 用于风湿顽痹，麻木拘挛，中风口眼㖞斜，半身不遂。本品有较强的祛风通络作用，古人称其能“透骨搜风”，为搜风之要药。常与羌活、防风、当归等配伍制成药酒，如白花蛇酒。

② 用于抽搐痉挛，破伤风。本品有定惊、止抽搐作用，多与乌梢蛇、蜈蚣等同用。

此外，本品有毒，能以毒攻毒，用于麻风疥癣等。

【用量用法】 2～5g。煎服。研末吞服1～1.5g/次。

【使用注意】 阴虚内热者忌服。

豨　莶　草

【来源】 本品为菊科植物豨莶、腺梗豨莶或毛梗豨莶的干燥地上部分。

【性味归经】 辛、苦，寒。归肝、肾经。

【功效】 祛风湿，利关节，解毒。

【应用】 ① 用于风湿痹痛，筋骨无力，腰膝酸软，四肢麻木，半身不遂。本品能通经络、利关节、祛风湿，酒制后有补肝肾之功。治上述诸症，可单用，也可与臭梧桐、威灵仙、黄芪、当归等配伍。本品生用，可治风湿热痹。

② 用于风疹、湿疮。本品生用能散风，清热解毒，化湿。可单用，内服外洗均可。亦可与白蒺藜、地肤子、白鲜皮等配伍。

此外，现代常用本品治疗高血压及黄疸性肝炎。

【用量用法】 9～12g。煎服。外用适量。

络　石　藤

【来源】 本品为夹竹桃科植物络石的干燥带叶藤茎。

【性味归经】 苦，微寒。归心、肝、肾经。

【功效】 祛风通络，凉血消肿。

【应用】 ① 用于风湿热痹之筋脉拘挛，腰膝酸痛等。本品能祛风通络、清热燥湿，尤善治风湿热痹。单用熬膏、浸酒均可，亦可配伍秦艽、地龙、忍冬藤等。

② 用于喉痹、痈肿。本品能清热凉血、消肿利咽。可单用煎水慢咽。也可与皂角刺、瓜蒌、乳香、没药等配伍。

③ 用于跌打损伤。本品能通经络，凉血消肿止痛。常与伸筋草、透骨草、红花、桃仁等配伍。

【用量用法】 6～12g。煎服。外用鲜品适量，捣敷患处。

徐长卿

【来源】 本品为萝藦科植物徐长卿的干燥根及根茎。

【性味归经】 辛，温。归肝、胃经。

【功效】 祛风化湿，止痛止痒。

【应用】 ① 用于风湿痹痛，腰痛，跌打损伤肿痛，胃痛胀满，牙痛等。单用或入复方。

② 用于湿疹，风疹，顽癣等。单用或入复方，可内服或煎汤外洗。

此外，本品还可治毒蛇咬伤，可与半边莲、半枝莲等配伍内服或外敷。

【用量用法】 3～12g。煎服。入煎剂宜后下。外用适量。

桑枝

【来源】 本品为桑科植物桑的干燥嫩枝。

【性味归经】 微苦，平。归肝经。

【功效】 祛风湿，利关节。

【应用】 用于风湿痹证之肩臂关节酸痛麻木者。本品祛风湿，善达四肢经络而利关节，不论新久，寒热之痹证均可应用。单用或入复方。偏寒者，配伍桂枝、威灵仙等。偏热者，配伍络石藤、忍冬藤等。气血虚者，可配伍当归、黄芪、鸡血藤等。

此外，尚有利水作用，用于小便不利、水肿。

【用量用法】 9～15g。煎服。

二、芳香化湿药

苍术

【来源】 本品为菊科植物茅苍术或北苍术的干燥根茎。

【性味归经】 辛、苦，温。归脾、胃、肝经。

【功效】 燥湿健脾，祛风散寒，明目。

【应用】 ① 用于湿阻中焦之脘腹胀闷，呕吐泄泻，水肿。本品苦温能燥湿以祛湿浊、辛香之性能健脾和胃，为健脾燥湿的要药。常与厚朴、陈皮等配伍，如平胃散。对于痰饮、水肿者，可与茯苓、泽泻、猪苓等同用。

② 用于风湿痹痛，脚气痿躄。本品长于祛湿，尤宜于痹证而湿盛者。可与薏苡仁、独活等同用。如兼热者，可配伍知母、黄芩、黄连、栀子等。

③ 用于风寒感冒。常与羌活、白芷、防风等同用。

④ 用于夜盲及眼目昏涩，单用或与羊肝、猪肝蒸煮同食。

【用量用法】 3～10g。煎服。

【使用注意】 阴虚内热，气虚多汗者忌用。

厚　朴

【来源】 本品为木兰科植物厚朴或凹叶厚朴干燥干皮、根皮及枝皮。

【性味归经】 苦、辛，温。归脾、肺、胃、大肠经。

【功效】 燥湿消痰，下气除满。

【应用】 ① 用于湿滞伤中，脘痞吐泻，食积气滞，腹胀便秘。本品辛能散，苦能燥，又能下气除胀满，为消除胀满的要药。常与苍术、陈皮等配伍，如平胃散。若积滞便秘，可配伍大黄、芒硝、枳实等，如大承气汤。

② 用于痰饮喘咳及梅核气。本品能消痰下气，可用于情志郁结、痰气互阻之梅核气，常配伍半夏、茯苓、苏叶、生姜等。用于痰饮喘咳，常与苏子、陈皮、半夏等配伍。

【用量用法】 3～10g。煎服。

【使用注意】 本品易伤津耗气，气虚津亏者及孕妇慎用。

广　藿　香

【来源】 本品为唇形科植物广藿香的干燥地上部分。

【性味归经】 辛，微温。归脾、胃、肺经。

【功效】 芳香化浊，和中止呕，发表解暑。

【应用】 ① 用于湿浊中阻，脘痞呕吐，食欲不振。本品芳香行散能化湿浊。常与苍术、厚朴、半夏等配伍。

② 用于脘痞呕吐。本品化湿又能和中止呕，尤宜于湿浊阻滞中焦之呕吐。寒湿者，可配伍半夏、丁香等。湿热者，可配伍黄连、竹茹等。妊娠呕吐，可配半夏、砂仁、苏梗等。脾虚水湿内停者，可配伍党参、白术等。

③ 用于暑湿或湿温初起，发热倦怠。本品能化湿解暑，尤宜于暑月外感风寒或内伤生冷而致的恶寒发热、头痛、腹痛脘闷、呕吐泄泻等症。常与苏叶、厚朴、半夏等配伍，如藿香正气散。湿温初起湿热并重，常与黄芩、滑石、茵陈等配伍，如甘露消毒丹。

【用量用法】 3～10g。煎服，鲜品加倍。

【参考】 广藿香经水蒸气蒸馏提取的挥发油，名“广藿香油”。主治：湿浊中阻，脘痞呕吐，暑湿倦怠，胸闷不舒，寒湿闭暑，腹痛吐泻，鼻渊头痛。

砂　仁

【来源】 本品为姜科植物阳春砂、绿壳砂或海南砂的干燥成熟果实。

【性味归经】 辛，温。归脾、胃、肾经。

【功效】 化湿开胃，温中止泻，理气安胎。

【应用】 ① 用于湿浊中阻，脘痞不饥。本品化湿行气，为醒脾和胃之良药。尤宜于寒湿气滞者，常与厚朴、陈皮、枳实等配伍。气滞食积者，可配伍木香、枳实等。脾虚气滞者，可配伍党参、白术、茯苓等，如香砂六君子汤。

② 用于脾胃虚寒，呕吐泄泻。本品既能温中暖胃，又能止呕止泻。可单用研末吞服，

或与干姜、附子等配伍。

③ 用于妊娠恶阻及胎动不安。本品能行气和中而安胎。常与白术、苏梗、人参、半夏等同用。

【用量用法】 3～6g。煎服，宜后下。

【使用注意】 阴虚血燥者慎用。

豆 蔻

【来源】 本品为姜科植物白豆蔻或爪哇白豆蔻干燥成熟果实。

【性味归经】 辛，温。归肺、脾、胃经。

【功效】 化湿，行气，温中止呕，开胃消食。

【应用】 ① 用于湿浊中阻，不思饮食，湿温初起，胸闷不饥。治脾虚湿浊中阻、不思饮食者，常与黄芪、白术、人参等配伍。治湿温初起、胸闷不饥者，可配薏苡仁、杏仁等，如三仁汤。热重于湿者，可与黄芩、滑石等配伍。

② 用于寒湿呕逆，胸腹胀痛，食积不消。单用为末服，或与藿香、半夏等配伍。寒重者可与人参、白术、生姜等配伍。治小儿胃寒吐乳，可与砂仁、甘草共研末，常掺口中。

【用量用法】 3～6g。煎服。后下。亦可入丸散或冲服。

【使用注意】 阴虚血燥及无寒湿者慎用。

【参考】 本品又名“白豆蔻”。

佩 兰

【来源】 本品为菊科植物佩兰的干燥地上部分。

【性味归经】 辛，平。归脾、胃、肺经。

【功效】 芳香化湿，醒脾开胃，发表解暑。

【应用】 ① 用于湿浊中阻，脘痞呕恶，口中甜腻。本品化湿和中之功与藿香相似，治湿阻中焦证，每相须为用，或与苍术、厚朴、白豆蔻等同用。

② 用于暑湿表证，湿温初起，发热倦怠，胸闷不舒，头胀胸闷。治暑湿表证常与藿香、荷叶、青蒿等配伍。治湿温初起，可与薏苡仁、滑石、藿香等配伍。

【用量用法】 6～10g。煎服。鲜品加倍。

三、利水渗湿药

茯 苓

【来源】 本品为多孔菌科真菌茯苓的干燥菌核。

【性味归经】 甘、淡，平。归心、脾、肺、肾经。

【功效】 利水渗湿，健脾，宁心。

【应用】 ① 用于水肿尿少。本品药性平和，利水不伤正，为利水渗湿的要药。适用于水湿所致的各种水肿。常与泽泻、猪苓、白术等配伍，如五苓散。治脾肾阳虚之水肿，与生姜、附子等同用，如真武汤。治水热互结，阴虚小便不利水肿，常与滑石、阿胶、泽泻合用，如猪苓汤。

② 用于痰饮眩悸。本品渗泄水湿，使湿不聚为痰。常与桂枝、白术、甘草等配伍，如

苓桂术甘汤。也可用于饮停于胃的呕吐，常与半夏、生姜合用。

③ 用于脾虚食少，便溏泄泻。本品能健脾渗湿而止泻。治脾虚食少、便溏，常与人参、白术、甘草等配伍，如四君子汤。治脾虚泄泻，常配伍山药、白术、薏苡仁等，如参苓白术散。

④ 用于心神不安，惊悸失眠。本品能益心脾之气而安神宁心。尤宜于心脾两虚心神不安，惊悸失眠。常与黄芪、当归、远志配伍，如归脾汤。

【用量用法】 10～15g。煎服。

茵　陈

【来源】 本品为菊科植物滨蒿或茵陈蒿的干燥地上部分。

【性味归经】 苦、辛，微寒。归脾、胃、肝、胆经。

【功效】 清利湿热，利胆退黄。

【应用】 ① 用于黄疸尿少，湿温暑湿。本品善清热利湿而退黄疸，为治黄疸之要药。不论湿热熏蒸的阳黄还是寒湿所致的阴黄均可应用。治湿热阳黄，常与栀子、黄柏、大黄等同用，如茵陈蒿汤。治寒湿阴黄，常与白术、干姜、附子等同用。小便不利显著者，可与茯苓、猪苓等同用。

② 用于湿疮瘙痒。本品能解毒疗疮。可单用煎水外洗，或与苦参、石菖蒲、地肤子等同用，内服外用均可。

此外，现在常用于治疗传染性黄疸型肝炎。

【用量用法】 6～15g。煎服。外用适量，煎汤熏洗。

【参考】 本品又名“茵陈蒿”。

金　钱　草

【来源】 本品为报春花科植物过路黄的干燥全草。

【性味归经】 甘、咸，微寒。归肝、胆、肾、膀胱经。

【功效】 利湿退黄，利尿通淋，解毒消肿。

【应用】 ① 用于热淋，石淋，小便涩痛。本品利尿通淋，排石。尤适用于石淋，可单用大剂量煎汤代茶饮，或与海金沙、鸡内金、滑石等同用。治热淋，常与车前子、萹蓄等同用。

② 用于湿热黄疸，胆胀胁痛。本品善清肝胆湿热，退黄疸，常与栀子、大黄、茵陈等同用。

③ 用于痈肿疔疮，毒蛇咬伤。本品有解毒消肿的功效。可用鲜品捣汁饮，并以渣外敷，或配野菊花、蒲公英等鲜品同用。

此外，现代常用本品治疗肝胆结石、尿路结石。

【用量用法】 15～60g。煎服。鲜品加倍。外用适量。

泽　泻

【来源】 本品为泽泻科植物泽泻的干燥块茎。

【性味归经】 甘，寒。归肾、膀胱经。

【功效】 利水渗湿，泄热，化浊降脂。

【应用】 ① 用于水湿停滞之小便不利，水肿胀满，泄泻尿少，痰饮眩晕。本品利水作用较茯苓强。常与猪苓、茯苓、桂枝等配伍，如五苓散。又能利小便而止泻，治脾胃伤冷之泄泻，常与厚朴、苍术、陈皮配伍。治痰饮眩晕，常与白术同用。

② 用于热淋涩痛。本品既能渗湿，又能泄肾及膀胱之热。凡下焦湿热者均可配伍应用。常与龙胆草、黄芩、木通等同用。

③ 用于高脂血症。

【用量用法】 6～10g。煎服。

薏苡仁

【来源】 本品为禾本科植物薏苡的干燥成熟种仁。

【性味归经】 甘、淡，凉。归脾、胃、肺经。

【功效】 利水渗湿，健脾止泻，除痹，清热排脓，解毒散结。

【应用】 ① 用于水肿脚气，小便不利，脾虚泄泻。本品淡渗利湿，兼能健脾。尤宜于脾虚湿盛者。治脾虚泄泻，常与人参、茯苓、白术等同用，如参苓白术散。治脚气浮肿，常与防己、木瓜、苍术等配伍。

② 用于湿痹拘挛。本品能渗湿除痹，舒筋脉，缓拘挛。尤宜于湿痹之筋脉挛急疼痛者，常配伍独活、防风、苍术等，如薏苡仁汤。也可与粳米煮粥，日日服用。

③ 用于肺痈、肠痈。本品清肺排脓消痈。治肺痈，常与苇茎、冬瓜仁、桃仁等同用。治肠痈，常与败酱草、附子、丹皮等配伍。

此外，本品还可以治疗赘疣，癌肿。

【用量用法】 9～30g。煎服。清利湿热宜生用，健脾止泻宜炒用。本品力缓，用量宜大，须久服。

猪苓

【来源】 本品为多孔菌科真菌猪苓的干燥菌核。

【性味归经】 甘、淡，平。归肾、膀胱经。

【功效】 利水渗湿。

【应用】 用于水肿，小便不利，泄泻，淋浊，带下。本品利水作用较茯苓强，凡水湿停滞之证均可选用。可配伍泽泻、茯苓、白术等。治热淋，配伍生地、滑石、木通等。治阴虚有热之淋浊，配伍阿胶、泽泻、滑石等。

【用量用法】 6～12g。煎服。

车前子

【来源】 本品为车前科植物车前或平车前的干燥成熟种子。

【性味归经】 甘，寒。归肝、肾、肺、小肠经。

【功效】 清热利尿，通淋，渗湿止泻，明目，祛痰。

【应用】 ① 用于水肿胀满，热淋涩痛。本品甘寒而利水道，善治膀胱热结之小便淋沥涩痛，常与木通、瞿麦、滑石配伍，如八正散。对于水湿停滞水肿，可与猪苓、茯苓、泽泻、牛膝等配伍。

② 用于暑湿泄泻。本品能利水湿，分清浊而止泻，即利小便实大便。可单用研末，米饮送服，或与白术、茯苓、泽泻等同用。

③ 用于目赤肿痛。本品善清肝明目。治肝热目赤肿痛，与菊花、决明子等配伍。治肝肾阴亏的两目昏花，与熟地黄、菟丝子等配伍。

④ 用于痰热咳嗽。本品能清热，化痰，止咳。治肺热咳嗽痰多者，多与瓜蒌、杏仁、桔梗、枇杷叶等同用。

【用量用法】 9～15g。煎服，宜包煎。

滑　石

【来源】 本品为硅酸盐类矿物滑石族滑石，主含含水硅酸镁。

【性味归经】 甘、淡，寒。归膀胱、肺、胃经。

【功效】 利尿通淋，解暑清热，祛湿敛疮。

【应用】 ① 用于湿热下注之热淋，石淋，尿热涩痛。本品善清膀胱湿热，通利水道。治热淋，常与木通、车前子、瞿麦等配伍，如八正散。治石淋，可与金钱草、海金沙等配伍。

② 用于暑湿烦渴，湿热水泻。本品利湿，清解暑热，为治暑湿的常用药。与甘草配伍，如六一散。与薏苡仁、杏仁、白蔻仁等配伍，如三仁汤。

③ 用于湿疹、湿疮、痱子。本品外用能清热收湿敛疮。可单用或与枯矾、黄柏、炉甘石等研末，撒布患处。治痱子，可与薄荷、甘草、冰片等制成散剂，撒布患处。

【用量用法】 10～20g。煎服。先煎。外用适量。

木　通

【来源】 本品为木通科植物木通、三叶木通、白木通的干燥藤茎。

【性味归经】 苦，寒。归心、小肠、膀胱经。

【功效】 利尿通淋，通经下乳。

【应用】 ① 用于尿赤，淋证，水肿。本品利尿通淋，导热下行，使湿热之邪从小便而出。适用于膀胱湿热所致的上述诸症。治五淋，常配伍车前子、滑石等。用于水肿，可配伍猪苓、茯苓、桑白皮等。

② 用于心烦，口舌生疮。本品上清心火，下泄小肠之热。常用治心火上炎的口舌生疮，或心火下移小肠的心烦、尿赤之症，常与生地、竹叶、甘草等同用，如导赤散。

③ 用于经闭乳少。本品能通经下乳。常与王不留行、穿山甲等同用，或与猪蹄一同煮食。

此外，本品有利湿热、通血脉的作用，可用于湿热痹证之周身挛痛。

【用量用法】 3～6g。煎服。

通　草

【来源】 本品为五加科植物通脱木的干燥茎髓。

【性味归经】 甘、淡，微寒。归肺、胃经。

【功效】 清热利尿，通气下乳。

【应用】 ① 用于湿热淋证，水肿尿少。本品能引热下行，利小便，适用于膀胱湿热所致的小便不利，淋沥涩痛。常与木通、瞿麦、冬葵子等配伍。治石淋，常与金钱草、海金沙等同用。治血淋，常与石韦、蒲黄、白茅根、藕节等配伍。治水肿尿少，常配伍猪苓、茯苓、地龙等。

② 用于乳汁不下。本品通乳作用与木通相似，常与木通、穿山甲、王不留行同用，或与猪蹄一同煮食。

【用量用法】 3～5g。煎服。

【使用注意】 孕妇慎用。

粉萆薢

【来源】 本品为薯蓣科植物粉背薯蓣的干燥根茎。

【性味归经】 苦，平。归肾、胃经。

【功效】 利湿去浊，祛风除痹。

【应用】 ① 用于膏淋，白浊，白带过多。本品有利湿去浊的功效，为治膏淋之要药。常与茯苓、车前子、石韦等同用。属肾阳不足者，常配伍乌药、益智仁等。治妇女带下属湿盛者，与黄柏、薏苡仁等同用。

② 用于风湿痹痛，关节不利，腰膝疼痛。偏寒湿者，常与附子、牛膝等同用。属湿热者，则与黄柏、忍冬藤、秦艽等同用。

【用量用法】 9～15g。煎服。

石韦

【来源】 本品为水龙骨科植物庐山石韦、石韦或有柄石韦的干燥叶。

【性味归经】 甘、苦，微寒。归肺、膀胱经。

【功效】 利尿通淋，清热止咳，凉血止血。

【应用】 ① 用于热淋，血淋，石淋，小便不通，淋沥涩痛。本品能利尿通淋，兼能止血，擅治血淋。常与当归、赤芍、蒲黄等同用。治石淋，常与滑石、车前子、瞿麦等配伍。

② 用于肺热咳喘。本品能清肺热，止咳喘。常与黄芩、芦根等配伍。

③ 用于血热妄行之吐血、衄血、尿血、崩漏。本品既能止血，又能凉血，治血热妄行诸症，可单用或配伍清热凉血之品。

【用量用法】 6～12g。煎服。

地肤子

【来源】 本品为藜科植物地肤的干燥成熟果实。

【性味归经】 辛、苦，寒。归肾、膀胱经。

【功效】 清热利湿，祛风止痒。

【应用】 ① 用于湿热淋证。本品能清利下焦湿热而通淋。常与木通、瞿麦、冬葵子等配伍。

② 用于风疹，湿疹，皮肤瘙痒。本品善祛风止痒。治风疹、湿疹，常与白鲜皮、黄柏、蝉蜕等配伍。治湿热之阴痒带下，常与苦参、龙胆草、黄柏等配伍，内服外洗均可。

【用量用法】 9～15g。煎服。外用适量。

第二节 祛湿剂

凡以祛湿药物为主组成，具有化湿利水、通淋泄浊等功能，治疗水湿病证的方剂，称为祛湿剂。属八法中的“消法”。

湿邪为患，有外湿与内湿不同。外湿多因居住湿地、冒雨涉水、汗出沾衣等原因，导致正不胜邪，邪从外侵，症见恶寒发热、头痛身重、关节酸痛或肢体浮肿等，多属肌表为病。内湿则因饮食不节，过食生冷、肥甘，脾失健运所致，症见脘腹胀满、呕恶、泄泻、水肿、黄疸、淋浊、足跗浮肿等，多属脏腑为病。然而人是一个有机整体，肌表与脏腑表里相关，内外相连，外湿可内侵脏腑，里湿亦可外溢肌肤，故外湿、内湿又常相互影响，相兼为病。

湿邪易与风、寒、暑、热相兼为病，人的体质有强弱虚实之不同，邪犯部位有表里、上下之别，且湿邪伤人可寒化也可湿化，所以治湿的方法也就比较复杂。一般而言，湿邪在外在上者，可从表微汗而解；在内在下者，可芳香苦燥以化之，或甘淡渗利以祛之；水湿壅盛，形气俱实者宜攻下逐水；从寒化者，宜温阳化湿；从热化者，应清热祛湿；体虚湿盛者，又宜祛湿与扶正兼顾。

湿与水异名同类，湿为水之渐，水为湿之聚。肺宣发肃降，通调水道，脾运化水湿，肾为水脏。脾虚生湿，肾虚水泛，肺失宣降则水津不布。水湿为病，与肺、脾、肾三脏密切相关，所谓水湿“其本在肾，其制在脾，其标在肺”。治疗时应结合脏腑辨证施治。

因湿为阴邪，其重浊黏腻之性，易阻碍气机，在运用祛湿剂时，常配伍理气药，以求“气行则水行”、“气化则湿化”。另外，祛湿剂多由辛香温燥或甘淡渗利之药组成，易耗伤阴液，故素体阴虚津亏、病后体弱者以及孕妇应慎用。

平　胃　散

【组成】 苍术（炒）120g，厚朴（姜汁炒）90g，陈皮 60g，甘草（炙黄）30g。

【用法】 共为细末。每服 6g，每日 2～3 次，生姜、大枣煎汤送服。亦可作汤剂，用量按原方比例酌减。

【功用】 燥湿健脾，行气和胃。

【主治】 湿滞脾胃证。症见脘腹胀满，不思饮食，恶心呕吐，嗳气吞酸，肢体沉重，倦怠嗜卧，大便溏薄，舌苔白腻而厚，脉缓。

【方解】 本方所治病证由湿邪困脾，阻滞气机所致。治当燥湿健脾，行气和胃。方中重用苍术，辛香苦燥而温，入中焦燥湿健脾，为君药。厚朴消胀除满，且化湿，为臣药，与苍术相配以增强行气祛湿，燥湿健脾之功。陈皮理气化滞，为佐药，以助苍术、厚朴之力。使以甘草甘缓和中，调和诸药，生姜、大枣调和脾胃。诸药合用，使湿浊得化，气机得畅，脾复健运，则诸症得除。

【参考】 现代常用本方加减治疗慢性胃炎、消化道功能紊乱、消化性溃疡等属湿滞脾胃者。

真　武　汤

【组成】 茯苓 9g，芍药 9g，白术 6g，生姜 9g，附子 9g。

【用法】 水煎服。

【功用】 温阳利水。

【主治】 阳虚水肿。症见全身浮肿，腰以下为甚，畏寒肢冷，小便不利，四肢沉重，腹痛下利，或咳喘呕逆，舌质淡胖，舌苔白滑，脉沉细。

【方解】 本方所治之证由脾肾阳虚，水湿内停所致。治当温补脾肾之阳，以化水湿。方以附子大辛大热，温肾暖脾，化气行水，为君药。白术、茯苓健脾，除湿，为臣药。佐以生姜发散水气，助附子温阳，又助苓术健脾化湿、芍药缓急止痛，又制附子之大辛大热伤阴之弊。五药合用，脾肾之阳得复，气化则水行，水肿等症得除。

【参考】现代常用本方加减治疗慢性肾小球肾炎、心源性水肿、肝硬化腹水、慢性肠炎等属脾肾阳虚者。

藿香正气散

【组成】藿香 90g，大腹皮 30g，白芷 30g，紫苏 30g，茯苓 30g，半夏曲 60g，白术 60g，陈皮 60g，厚朴（姜汁炙）60g，苦桔梗 60g，甘草（炙）75g。

【用法】共为细末，每次 6～9g，姜、枣煎汤送服，每日 2～3 次。或作汤剂，加生姜、大枣同煎，用量按原方比例酌减。

【功用】解表化湿，理气和中。

【主治】外感风寒，内伤湿滞证。症见恶寒发热，头痛，胸脘满闷疼痛，恶心呕吐，肠鸣腹泻，舌苔白腻，脉浮或濡缓。

【方解】本方所治病证由外感风寒，内伤湿滞所致。治宜解表化湿，理气和中。方中重用藿香辛温解表，化湿浊，且能辟秽和中止呕，为君药。半夏曲、陈皮理气燥湿，和胃降逆以止呕；白术、茯苓健脾渗湿以止泻，助藿香化湿浊而止吐泻，共为臣药。大腹皮、厚朴行气化湿，消胀；紫苏、白芷辛温发散，助藿香外散风寒；桔梗能宣肺利膈，共为佐药。煎加姜、枣，内调脾胃，外和营卫。使以甘草调和诸药，并协助姜、枣以和中。诸药合用，使风寒外解，湿浊得化，气机调畅，脾胃调和，则诸症得解。

【参考】① 现代常用本方加减治疗急性胃肠炎，或四时感冒属湿滞脾胃、外感风寒者，也可用于水土不服。

② 本品现有制成丸剂、口服液、水剂、软胶囊剂者，名“藿香正气丸”、“藿香正气口服液”、“藿香正气水”、“藿香正气软胶囊”。

茵陈蒿汤

【组成】茵陈 18g，栀子 12g，大黄 6g。

【用法】水煎服。

【功用】清热，利湿，退黄。

【主治】湿热黄疸。症见面目俱黄，黄色鲜明，发热，无汗或汗出不畅，呕恶食少，腹满，便秘或不爽，小便黄赤，舌红苔黄腻，脉沉数或滑数有力。

【方解】本方所治病证由邪热入里，与脾湿相合，湿热中焦壅滞所致。治当清热、利湿、退黄。方中重用茵陈蒿清热利湿退黄，为君药。以栀子清热降火，利三焦，助茵陈引湿热之邪从小便而去，为臣药。佐以大黄泻热逐瘀，使湿热之邪从大便而下。三药合用，前后分消，使湿热从二便而出，则黄疸得消。

【参考】现代常用本方加减治疗急性黄疸型传染性肝炎、胆囊炎、胆石症、钩端螺旋体病等所引起的黄疸，证属湿热内蕴者。

八正散

【组成】车前子 500g，瞿麦 500g，萹蓄 500g，滑石 500g，栀子仁 500g，炙甘草 500g，

木通500g，大黄（蒸）500g。

【用法】 共为粗末，每服6～12g，每日2～3次，灯心煎汤送服。或加灯心共作汤剂，用量按原方比例酌减。

【功用】 清热泻火，利水通淋。

【主治】 湿热淋证。症见尿频、尿急、涩痛、淋漓不畅，甚则癃闭不通、小腹胀急、口燥咽干、苔黄腻、脉沉数或滑数。

【方解】 本方所治病证为湿热下注膀胱所致。治宜清热利水通淋。方中滑石滑利窍道，清热渗湿，利水通淋；木通上清心火，下利湿热，两药合用使湿热之邪从小便而去，共为君药。以萹蓄、瞿麦、车前子助滑石、木通清热利水通淋，为臣药。佐以栀子仁清泄三焦，通利水道；大黄荡涤邪热，两药并用使湿热之邪，从二便分消。甘草调和诸药，兼能清热，缓急止痛。煎加灯心增强利水通淋之力。诸药合用，能达清除湿热，通利小便之功，而热淋自除。

【参考】 ① 现代常用本方加减治疗膀胱炎、尿道炎、泌尿系统结石、急性肾盂肾炎、急性前列腺炎属湿热下注者。

② 本方现有制成水剂者，名“八正合剂”。

三 仁 汤

【组成】 杏仁15g，飞滑石18g，白通草6g，白蔻仁6g，竹叶6g，厚朴6g，生薏苡仁18g，半夏15g。

【用法】 水煎服。

【功用】 清利湿热，宣畅气机。

【主治】 湿温初起或暑温夹湿，湿重于热者。症见恶寒头痛，身重疼痛，肢体倦怠，面色淡黄，胸闷不饥，午后身热或身热不扬，苔白不渴，脉弦细而濡。

【方解】 本方所治病证为湿热之邪，留恋气分，弥漫三焦，郁蒸不解，阻遏气机所致。治宜清热利湿，宣畅气机。方以杏仁、白蔻仁、生薏苡仁为君药，故方名“三仁汤”。杏仁宣利上焦肺气；白蔻仁芳香醒脾，行气宽中，以畅中焦；薏苡仁甘淡，渗利湿热且能健脾，引湿热从下焦而去，三药合用，使湿邪从三焦分消。以飞滑石、竹叶、白通草为臣药，加强清热利湿之功。佐以厚朴、半夏行气化湿，散结除痞。诸药合用，气畅湿行，三焦通利，湿热得解，则诸症自除。

【参考】 现代常用本方加减治疗肠伤寒、急性胃肠炎、肾盂肾炎、肾小球肾炎、布氏杆菌病等属湿重于热者。

五 苓 散

【组成】 猪苓9g，泽泻15g，白术9g，茯苓9g，桂枝6g。

【用法】 捣为散，每服6～10g，一日2～3次。亦可煎服，用量按原方比例酌情增减。服后多饮开水，取微汗。

【功用】 利水渗湿，温阳化气。

【主治】 外感风寒，内停水湿证。症见小便不利，头痛微热，烦渴欲饮，甚则水入即吐；或脐下动悸，吐涎沫而头目眩晕；或短气而咳；或水肿、泄泻，舌苔白，脉浮或浮数。

【方解】 本方所治病证皆因水湿内停，膀胱气化不利所致。治宜利水渗湿，兼以通阳化气。方中重用泽泻，直入膀胱利水渗湿，为君药。以茯苓、猪苓之淡渗，增强利水渗湿之功，为臣药。白术健脾祛湿，桂枝温阳化气，又能解表同为佐药。五药同用，共奏利水渗湿、温阳化气之功。

【参考】 现代常用本方加减治疗急慢性肾炎水肿、肝硬化腹水、心源性水肿、急性肠炎、尿潴留、脑积水等属于水湿内停者。

实 脾 散

【组成】 厚朴 30g，白术 30g，木瓜 30g，木香 30g，草果仁 30g，大腹子 30g，附子（炮）30g，茯苓 30g，干姜（炮）30g，炙甘草 15g。

【用法】 共为粗末，每服 12g，加生姜 5 片，大枣 1 枚水煎，去渣温服，一日 2～3 次。亦作汤剂，加姜、枣煎服，用量按原方酌减。

【功用】 温阳健脾，行气利水。

【主治】 阳虚水肿。症见身肿腰以下为甚，手足不温，口中不渴，脘腹胀满，食少便溏，舌苔白腻，脉沉细或沉迟。

【方解】 本方所治之证由脾肾阳虚，阳不化水，水湿内停所致。治当温肾健脾，行气利水。方中附子温肾阳助，气化行水，干姜善温脾阳行水，二药合用，振奋脾肾之阳，而化气行水，共为君药。以白术、茯苓健脾渗湿，利水消肿，为臣药。佐以木瓜醒脾和中除湿；厚朴、木香、大腹子（槟榔）、草果仁行气化湿，气行则水行，气畅则胀消。甘草调和诸药，且健脾益气，煎加姜枣，健脾和中，共为使药。诸药合用，脾肾同治，但以温脾利水为主，故为“实脾散”。

【参考】 ① 现代常用本方加减治疗慢性肾小球肾炎、肝硬化腹水、心源性水肿、慢性肾功能衰竭等属脾肾阳虚水肿者。

② 真武汤与实脾散均温补脾肾，治阳虚水肿。真武汤以附子为君药，偏于温肾；实脾散附子、干姜同为君药，以温脾之力较强，在运用时应注意。

羌活胜湿汤

【组成】 羌活 6g，独活 6g，藁本 3g，防风 3g，炙甘草 3g，川芎 1.5g，蔓荆子 2g。

【用法】 水煎服。

【功用】 祛风，除湿，止痛。

【主治】 风湿在表之证。症见头痛身重，肩背痛不可回顾，或腰脊疼痛，难以转侧，恶寒微热，苔白，脉浮。

【方解】 本方主治之证多由汗出当风，或久居湿地，风湿之邪侵犯肌表，营卫不和所致。治当祛风，除湿，止痛。方中羌活、独活辛温发散、祛风湿，羌活善祛上部风湿，独活则祛下部风湿，两药相合，祛周身之风湿而宣痹止痛，为君药。藁本、防风入太阳经，祛湿解表，且能治头痛，为臣药。蔓荆子祛风止头痛，川芎活血行气、疏风止痛，为佐药。炙甘草调和诸药，为使药。诸药共用，使风湿之邪随汗而解，诸证得除。

【参考】 现代常用本方加减治疗感冒、风湿性关节炎、类风湿关节炎、骨质增生症、强直性脊柱炎、神经性头痛等属风湿在表者。

独活寄生汤

【组成】 独活 9g，桑寄生 6g，杜仲 6g，牛膝 6g，细辛 6g，秦艽 6g，茯苓 6g，肉桂心

6g，防风6g，川芎6g，人参6g，甘草6g，当归6g，芍药6g，干地黄6g。

【用法】 水煎服。

【功用】 祛风湿，止痹痛，益肝肾，补气血。

【主治】 痹证日久，肝肾两虚，气血不足证。症见腰膝疼痛，肢节屈伸不利，或麻木不仁，畏寒喜温，心悸气短，舌淡苔白，脉细弱。

【方解】 本方所治之证由风寒湿邪痹着日久，肝肾不足，气血两虚所致。治宜扶正与祛邪兼顾，既要祛风湿止痹痛，又要补肝肾益气血。方中独活善治腰膝痹痛，祛风寒湿邪，蠲痹止痛，为君药。以细辛、防风、肉桂心、秦艽祛风散除寒湿，且能止痛为臣药。君臣相伍，可祛风湿、止痹痛。佐以桑寄生、杜仲、牛膝益肝肾、强筋骨，当归、川芎、地黄、芍药养血和血，人参、茯苓、甘草健脾益气，且甘草、芍药配伍，柔肝缓急止痛。当归、川芎、牛膝、桂心活血祛风，甘草还能调和诸药，兼使药。综观全方，祛邪为主，扶正为辅，祛邪不伤正，扶正不留邪，风寒湿邪得以祛除，肝肾气血得以充养，则诸症得愈。

【使用注意】 湿热痹证忌用。

【参考】 现代常用本方加减治疗慢性关节炎、类风湿关节炎、坐骨神经痛等属风寒湿痹日久、气血不足者。

思考与练习

1. 何谓祛湿药？共分几类？
2. 威灵仙、独活、木瓜均能祛风寒湿，其有何异同？
3. 试比较秦艽、防己、桑枝、豨莶草的功效异同。
4. 五加皮、桑寄生在功效主治上有何异同？
5. 化湿药与利水渗湿药有何异同？
6. 试比较藿香与佩兰、苍术与厚朴、砂仁与白豆蔻的性味归经，功效与应用。
7. 茯苓、猪苓、薏苡仁、泽泻均能利水消肿，如何区别运用？
8. 试比较车前子、滑石、通草的性味归经与功效应用。
9. 如何区别使用茵陈蒿与金钱草？
10. 大黄在茵陈蒿汤、八正散中的配伍意义如何？
11. 试述平胃散、藿香正气散的组成与功效及主治，其组方原理如何？
12. 三仁汤的主治病证及证治要点是什么？“三仁”在三仁汤中作用如何？
13. 五苓散的组成、主治、病证有哪些？方中为何配伍桂枝？
14. 试述真武汤的组成、功效、主治，方中配伍芍药，重用生姜意义如何？
15. 结合独活寄生汤组成，简述本方的功效、主治及组方原理与配伍特点。

第十章　温里药与温里剂

第一节　温　里　药

1. 含义

凡以温里祛寒、治疗里寒证为主要作用的药物，称温里药，又称祛寒药。

2. 功效与主治

温里药能温里祛寒、温经止痛，适用于寒邪内侵，直中脾胃或脾胃虚寒之脘腹冷痛，呕吐泄泻等症。又能温肺化饮，用于肺寒痰饮之痰鸣咳喘、痰白清稀。能暖肝散寒止痛，用于寒滞肝脉之少腹痛、寒疝、巅顶头痛等。能温肾助阳，用治肾阳虚之阳痿、宫冷、腰膝冷痛、夜尿多、遗精、滑精等。能温阳通脉，用于心肾阳虚之心悸怔忡、畏寒肢冷、小便不利、肢体浮肿等。个别药物能回阳救逆助阳，可用于虚寒证、亡阳证之畏寒蜷卧、四肢厥冷、脉微欲绝等。

3. 性能特点

温里药多辛热而燥，主归脾、胃、肝、肾、心等经，以祛除里寒实邪为主。寒邪内侵其部位有脾、胃、肝、肾、心的不同，应根据药物归经的不同而分别选择应用。部分药物有毒，使用时应严格掌握。

4. 配伍应用

运用本类药物时，应根据不同的证候选择相应药物适当配伍。外寒内侵表证未解者，配辛温解表药；寒凝经脉者，可配理气药；寒湿内蕴，宜配化湿健脾药；脾肾阳虚者，配温补脾肾药；亡阳气脱者，配伍大补元气药。

5. 使用注意

温里药多辛而燥，易伤阴动火，凡实热证、阴虚火旺、津血亏虚者忌用，孕妇慎用。天气炎热或素体火旺者慎用。

附　　子

【来源】 本品为毛茛科植物乌头的子根的加工品。

【性味归经】 辛、甘，大热；有毒。归心、肾、脾经。

【功效】 回阳救逆，补火助阳，逐风寒湿邪。

【应用】 ① 用于亡阳证之虚脱，肢冷脉微。附子能上助心阳、中温脾阳、下补肾阳。为回阳救逆之要药。常与干姜、炙甘草同用，如四逆汤。与人参同用，名参附汤用治亡阳兼气脱者。

② 用于阳痿，宫冷，心腹冷痛，虚寒吐泻，阴寒水肿。本品善于补火助阳，适宜于心、脾、肾阳虚所致的上述诸症。治肾阳虚之阳痿、宫冷，常与肉桂、熟地、山茱萸等配伍，如肾气丸。治脾肾阳虚之心腹冷痛、虚寒吐泻，常与白术、党参、干姜等配伍，如附子理中汤。治脾肾阳虚之阴寒水肿，可与茯苓、白术、生姜等配伍，如真武汤。

③ 用于寒湿痹痛。附子辛热，性走而不守，能温经通络，尤善散寒止痛。常与桂枝、

甘草、白术等同用，如甘草附子汤。

④ 用于阳虚外感。常与麻黄、细辛同用。

【用量用法】 3～15g。先煎，久煎。本品有毒，宜先煎 30～60min，至入口无麻味为度。

【使用注意】 ① 孕妇慎用。

② 不宜与半夏、瓜蒌、天花粉、贝母、白蔹、白及同用。

③ 内服必须炮制。服食过量或炮制煎煮方法不当，可致中毒。中毒的主要表现为口唇发麻、流涎、呕吐、胃灼热感、全身发麻、疲倦、头昏。中毒轻者可单用甘草 60g 煎汤服。重者必须送医院抢救。

干　姜

【来源】 本品为姜科植物姜的干燥根茎。

【性味归经】 辛，热。归脾、胃、肺、心、肾经。

【功效】 温中散寒，回阳通脉，温肺化饮。

【应用】 ① 用于脾胃虚寒，寒凝气滞之脘腹冷痛、呕吐泄泻。本品辛热，入脾、胃二经为主，功善温中散寒而运脾。可单用或与党参、白术等配伍，如理中丸。如胃寒呕吐，可与半夏同用。

② 用于亡阳证之肢冷脉微。本品能温阳守中，回阳通脉。常与附子相须为用，助其回阳通脉，如四逆汤。

③ 用于寒饮喘咳。本品有温肺化饮之功。常与五味子、细辛、麻黄等配伍，如小青龙汤。

【用量用法】 3～10g。煎服。

【使用注意】 阴虚内热，血虚，血热妄行者忌用。孕妇慎用。

【参考】 干姜经加工制成的流浸膏，名“姜流浸膏”，属健胃祛风药。

肉　桂

【来源】 本品为樟科植物肉桂的干燥树皮。

【性味归经】 辛、甘，大热。归肾、脾、心、肝经。

【功效】 补火助阳，引火归元，散寒止痛，温通经脉。

【应用】 ① 用于阳痿，宫冷，腰膝冷痛，虚阳上浮，眩晕目赤，心腹冷痛，虚寒吐泻。本品辛甘大热之性能助阳补火，为治命门火衰的要药。治肾阳虚之腰膝冷痛、阳痿、宫冷，常与附子、熟地、山茱萸等配伍，如肾气丸。治脾肾阳虚之脘腹冷痛，常与附子、干姜、白术等同用，如桂附理中丸。治心阳虚之胸痹、心痛，常与附子、人参、薤白等同用。

② 用于寒疝腹痛，经闭，痛经。本品既能散陈寒，又能通血脉。尤宜于寒凝气滞，或寒凝血瘀所致的上述诸症。可单味研末冲服。治寒疝常与吴茱萸、小茴香等同用。治闭经、痛经，常与小茴香、当归、川芎等配伍。

③ 用于肾虚作喘。常与山茱萸、五味子等同用。

【用量用法】 1～5g。煎服。宜后下。研末冲服每次 1～2g。

【使用注意】 阴虚火旺，血热妄行及孕妇忌用。不宜与赤石脂同用。

【参考】 肉桂的干燥枝、叶经水蒸气蒸馏提取的挥发油，名“肉桂油”，属祛风健胃药。

吴 茱 萸

【来源】 本品为芸香科植物吴茱萸、石虎或疏毛吴茱萸的干燥近成熟果实。

【性味归经】 辛、苦，热；有小毒。归肝、脾、胃、肾经。

【功效】 散寒止痛，降逆止呕，助阳止泻。

【应用】 ① 用于厥阴头痛，寒疝腹痛，寒湿脚气，经行腹痛，脘腹胁痛。本品长于温中散寒，又善解肝经之郁滞，有良好的止痛作用。治寒疝腹痛，可配乌药、小茴香等。治厥阴头痛，可与人参、生姜等同用。治经行腹痛，常与桂枝、白芍、川芎等配伍。治寒湿脚气，可与槟榔、木瓜、苏叶等配伍。

② 用于呕吐吞酸。本品散寒止痛、疏肝解郁、降逆止呕，尤宜于胃寒呕吐，常与干姜、半夏、甘草等同用。也可用于肝郁化火犯胃之呕吐吞酸，常与黄连配伍。

③ 用于虚寒泄泻。本品能温肾益脾，助阳运化而止泻，尤宜于脾肾虚寒之五更泄，常与补骨脂、肉豆蔻、五味子配伍，如四神丸。

【用量用法】 2～5g。煎服。外用适量。

【使用注意】 本品辛热而燥烈，不宜多用久服。阴虚火旺者忌服。

细 辛

【来源】 本品为马兜铃科植物北细辛、汉城细辛或华细辛的根及根茎。前两种习称“辽细辛”。

【性味归经】 辛，温。归心、肺、肾经。

【功效】 解表散寒，祛风止痛，温肺化饮。

【应用】 ① 用于风寒感冒，鼻塞流涕，鼻渊。本品能解表散寒，祛风止痛。治风寒感冒、头痛、身痛，常与羌活、防风、白芷等配伍。治阳虚外感，常配伍麻黄、附子等。

② 用于头痛、牙痛、风湿痹痛。本品止痛力强，治风寒头痛，可配伍川芎、羌活、白芷等，如川芎茶调散。治风冷牙痛，可配伍白芷、藁本等。治胃火牙痛，可配伍石膏、白芷、黄芩等。治风寒湿痹，常配伍独活、桑寄生等，如独活寄生汤。

③ 用于痰饮咳喘。本品辛散温通，外能散风寒，内能温肺化饮，尤宜于肺寒咳喘或风寒咳喘，常与麻黄、桂枝、干姜等配伍，如小青龙汤。

【用量用法】 1～3g。煎服。外用适量。

【使用注意】 不宜与藜芦同用。

小 茴 香

【来源】 本品为伞形科植物茴香的干燥成熟果实。

【性味归经】 辛，温。归肝、肾、脾、胃经。

【功效】 散寒止痛，理气和胃。

【应用】 ① 用于寒疝腹痛、睾丸偏坠，痛经。本品既能温肾暖脾，又能散寒止痛。可单用或与川楝、乌药、青皮、当归等同用。也可炒热，布包温熨痛处。

② 用于胃寒脘腹胀痛，食少吐泻。本品能温中散寒止痛，且能开胃止呕。属胃寒气滞者，常配伍高良姜、香附、乌药等。属脾胃虚寒者，可配伍白术、陈皮、生姜等。

【用量用法】 3～6g。煎服。外用适量。

【使用注意】 阴虚火旺者忌用。

丁　香

【来源】 本品为桃金娘科植物丁香的干燥花蕾。

【性味归经】 辛，温。归脾、胃、肺、肾经。

【功效】 温中降逆，补肾助阳。

【应用】 ① 用于脾胃虚寒，呃逆呕吐，食少吐泻。本品功擅降逆，为治胃寒呕逆之要药。常与柿蒂、生姜等同用，如丁香柿蒂汤。若脾胃虚寒常与白术、砂仁等同用。

② 用于心腹冷痛。常与延胡索、五灵脂等同用，如丁香止痛散。

③ 用于肾虚阳痿。本品有壮阳起痿之功。常与附子、肉桂、巴戟天、淫羊藿等同用。

【用量用法】 1～3g。内服或研末外敷。

【使用注意】 不宜与郁金同用。

【参考】 本品习称“公丁香”。

高　良　姜

【来源】 本品为姜科植物高良姜的干燥根茎。

【性味归经】 辛，热。归脾、胃经。

【功效】 温胃止呕，散寒止痛。

【应用】 用于脘腹冷痛，胃寒呕吐，嗳气吞酸。常与炮姜同用，或与半夏、生姜等同用。兼肝郁者，常与香附同用，如良附丸。兼脾胃气虚者，与党参、白术、茯苓等同用。

【用量用法】 3～6g。煎服。

花　椒

【来源】 本品为芸香科植物青椒或花椒的干燥成熟果皮。

【性味归经】 辛，温。归脾、胃、肾经。

【功效】 温中止痛，杀虫止痒。

【应用】 ① 用于脘腹冷痛，呕吐泄泻。尤宜于脾胃虚寒者，常与干姜、人参等配伍。也可与生姜、白豆蔻等配伍，治寒湿泄泻。

② 用于虫积腹痛。治蛔虫腹痛、手足厥逆、烦闷吐蛔，常与乌梅、干姜、黄柏等配伍，如乌梅丸。治小儿蛲虫病，单用煎液保留灌肠。

③ 外治湿疹阴痒。可单用或与蛇床子、地肤子、苦参、黄柏等煎水外洗。

【用量用法】 3～6g。煎服。外用适量，煎汤熏洗。

第二节　温　里　剂

凡以温热药为主组成，具有温里助阳、散寒通脉等作用，以祛除脏腑经络间寒邪，治疗里寒证的方剂，称为温里剂，属于八法中的“温法”。

里寒证是指寒邪在里（脏腑经络）所致病证。多因素体阳虚，寒从中生；或外寒直中脏腑经络；或误治，或过食寒凉，损伤阳气。无论何因，总不外乎寒从外来或寒从内生两方面，其表现一般为但寒不热、喜暖蜷卧、口淡不渴、小便清冷、舌淡苔白、脉沉迟或细等。故治宜温里祛寒，以回复阳气。但病位有脏腑、经络的不同，病势有轻重缓急，应注意区别运用温中祛寒、回阳救逆、温经散寒等法。

温里剂除以温热药为主外，常配伍补气之品，以达回复阳气之功，尤其阴寒内盛、阳气欲脱者，更应加补气固脱之品，以救垂危。

温里剂多由辛燥温热之品组成，使用时需注意以下几点。①必须辨别真假寒热，属真热假寒者禁用。②素体阴虚内热或失血伤阴者应慎用，以免重伤其阴血。③应注意季节与地域的差异、病情的轻重，调整药物用量。④阴寒太盛拒药者，可用反佐之法或热药冷服避免格拒。

理中丸

【组成】 人参 90g，干姜 90g，炙甘草 90g，白术 90g。

【用法】 上药共研细末，蜜和为丸，每服 9g，每日 2～3 次，温开水送下；或作汤剂，用量按原方比例酌减。

【功用】 温中祛寒，补气健脾。

【主治】 脾胃虚寒证。症见脘腹绵绵作痛，喜温喜按，呕吐，大便稀溏，脘痞食少，畏寒肢冷，口淡不渴，舌淡苔白，脉沉细或沉迟无力。

【方解】 本方所治之证由脾胃虚寒，阳虚不运而致。治宜温中祛寒，补气健脾。方以干姜温脾阳、祛寒邪，为君药。以人参补气健脾，为臣药。白术健脾燥湿，助君臣药以健脾温阳，为佐药。炙甘草益气补中，缓急止痛，还能调和诸药，为使药。四药合用，温补兼用，而达温中健脾、祛寒补气之功。

【参考】 现代常用本方加减治疗慢性胃肠炎、胃及十二指肠溃疡、胃下垂、胃扩张、慢性结肠炎等证属脾胃虚寒者。

四逆汤

【组成】 炙甘草 6g，干姜 6g，附子（生）15g。

【用法】 水煎服。附子先煎 30～60min，再加余药同煎，取汁温服。

【功用】 回阳救逆。

【主治】 心肾阳衰寒厥证。症见四肢厥逆，神疲欲寐，恶寒蜷卧，面色苍白，呕吐不渴，腹痛下利，舌苔白滑，脉微。

【方解】 本方所治之证由阴寒内盛，心肾阳衰所致。治宜回阳救逆。方中以生附子温壮元阳，破阴寒而回阳救逆，为君药。干姜温中散寒、助阳通脉，为臣药。附子、干姜同用，温理回阳之力大增。炙甘草益气补中，又能缓附、姜之峻烈，还能调和药性，为佐使药。方简力专，脾肾兼顾，温补并用，而共奏回阳救逆之功。

【使用注意】 非阴盛阳衰者，真热假寒者忌用。本方纯用辛热之品不宜久用，应中病即止，附子生用有毒应注意久煎。

【参考】① 现代常用本方加减治疗心肌梗死、心力衰竭、急性胃肠炎吐泻过多或某些急症大汗而见休克等证属阳衰阴盛者。

② 本方现有制成水剂者，名“四逆汤”。

当归四逆汤

【组成】 当归 12g，桂枝 9g，芍药 9g，细辛 3g，炙甘草 6g，通草 6g，大枣 8 枚。

【用法】 水煎服。

【功用】 温经散寒，养血通脉。

【主治】 血虚寒厥证。症见手足厥冷，口不渴，或腰、股、腿、足疼痛，舌淡苔白，脉沉细或细而欲绝。

【方解】 本方所治之证由血虚受寒，寒凝经脉，血行不利而致。治当养血温经，散寒通脉。方以当归养血和血，桂枝温通经脉散寒，为君药。以细辛通达表里而散寒邪，芍药养血和营，助当归、桂枝养血和营，散寒通经，为臣药。通草助君臣药通经脉，为佐药。大枣、甘草益气健脾养血，既助归、芍养血和营，又防细辛、桂枝辛燥伤阴，且调和诸药。综观全方，营血充，寒邪散，经脉通，则手足厥逆等症得除。

【参考】 现代常用本方加减治疗冻疮、血栓闭塞性脉管炎、雷诺病、脊柱退行性病变、肩周炎、痛经、风湿性关节炎等属于血虚寒凝者。

阳　和　汤

【组成】 熟地 30g，麻黄 2g，肉桂 3g，鹿角胶 9g，白芥子 6g，炮姜炭 2g，生甘草 3g。

【用法】 水煎服。

【功用】 温阳补血，散寒通滞。

【主治】 阴疽。如贴骨疽、脱疽、流痰、流注、鹤膝风等。症见患处漫肿无头，皮色不变，酸痛无热，口不渴，舌淡苔白，脉沉细或沉迟。

【方解】 阴疽多因素体阴虚，精血不足，寒凝痰滞，痹阻于肌肉、筋骨、血脉所致。治宜温阳补血，散寒通滞。方以熟地温补阴血、填精益髓，鹿角胶补肾助阳、强筋壮骨，为君药，以养血助阳治其本。肉桂、炮姜炭温阳散寒，通经脉，为臣药。麻黄宣通，而散寒结；白芥子通络散结，温化寒痰，以消皮里膜外之痰，共为佐药。甘草解毒又调和诸药，为使药。诸药合用，祛痰通络，补而不滞，温而不燥，而阴疽之证得除。

【参考】 现代常用本方加减治疗骨结核、淋巴结核、腹膜结核、慢性骨髓炎、类风湿关节炎、血栓闭塞性脉管炎等属阴寒凝滞者。

思考与练习

1. 何谓温里药与温里剂？使用时需注意什么？
2. 试比较附子、干姜、肉桂的异同点。如何区别运用？
3. 试述理中丸的组成、功效、主治，方中干姜与人参配伍的意义。
4. 使用附子时需注意什么？

第十一章　理气药与理气剂

第一节　理　气　药

1. 含义

凡以调理气分，疏通气机为主要作用的药物称理气药，又称行气药，其中行气作用较强的药物，又称破气药。

2. 功效与主治

理气药能疏通气机，调理气分而具行气止痛、顺气降逆、疏肝解郁或破气散结等功效，适用于脾胃气滞所致的脘腹胀满疼痛、嗳气吞酸、呕恶、腹泻或便秘；肝气郁结所致的胸胁满闷胀痛、抑郁不乐，妇女月经不调、乳房胀痛；肺气壅滞所致的咳嗽气喘等症。

3. 性能特点

理气药大多气香性温，其味辛、苦，多归脾胃经；部分药物还能行气疏肝，可归肝经；少数药物兼能宣降肺气，可归肺经。其辛能行，温能通，其苦能泄能降，而有行气、降气、解郁之功，破气药物，其性能更强。临床应根据其不同归经、性能特点选择使用。

4. 配伍应用

运用理气药时，应针对病证之不同选择相应功效的药物，并适当配伍。如脾胃气虚，配伍补中益气之品；湿阻中焦者，配伍苦寒燥湿药；饮食积滞者，配伍消导药；肝气郁滞者，应配疏肝理气药；肺气壅滞，应配宣肺化痰或清肺化痰止咳之品等。必须随证灵活配伍。

5. 使用注意

理气药因辛温芳香苦燥，易耗气伤阴，气虚、阴亏者应慎用。破气药孕妇忌用。又因其芳香，不宜久煎。

陈　　皮

【来源】 本品为芸香科植物橘及其栽培变种的成熟果皮。

【性味归经】 辛、苦，温。归脾、肺经。

【功效】 理气健脾，燥湿化痰。

【应用】 ① 用于脘腹胀满，食少吐泻。本品具有行气止痛，健脾和中的功效。适用于脾胃气滞或寒湿中阻所致的上述诸症，常配苍术、厚朴等，如平胃散。若食积气滞，可配伍神曲、山楂等，如保和丸。外感风寒、内伤湿滞者，可与藿香、苏叶等配伍，如藿香正气散。若脾虚者，又可配白术、党参等。

② 用于胸闷气短，咳嗽痰多。本品辛温而苦燥，既能燥湿化痰，又能温化寒痰，用于湿痰、寒痰所致的咳嗽痰多、胸膈满闷等。治湿痰，多与半夏、茯苓等配伍，如二陈汤。治寒痰，常与细辛、干姜、五味等配伍，如苓甘五味姜辛汤。

【用量用法】 3～10g。煎服。

【使用注意】 本品辛散苦燥，内有实热者慎用。

【参考】 本品又名“橘皮”。

枳　　实

【来源】 本品为芸香科植物酸橙及其栽培变种或甜橙的干燥幼果。

【性味归经】 苦、辛、酸，微寒。归脾、胃经。

【功效】 破气消积，化痰散痞。

【应用】 ① 用于积滞内停，痞满胀痛，泻痢后重，大便不通。本品苦泄而降，能破气消积导滞，为破气消痞的要药。适用于胃肠积滞所致的胀痛痞满。若食积为主，常与山楂、神曲等同用。若热结便秘、腹痛胀满，可配大黄、芒硝、厚朴，如大承气汤。若湿热积滞、泻痢后重，常与黄芩、黄连等同用。

② 用于痰滞气阻胸痹，结胸。本品善于行气化痰，消痞止痛。治痰阻胸痹，常与薤白、桂枝、瓜蒌等同用。治痰热结胸，可与半夏、黄连、瓜蒌等同用。

此外，本品还可治疗脏器下垂。常与黄芪、党参、白术等同用。

【用量用法】 3～10g。煎服。炒后性较平和。

【使用注意】 孕妇慎用。

木　　香

【来源】 本品为菊科植物木香的干燥根。

【性味归经】 辛、苦，温。归脾、胃、大肠、三焦、胆经。

【功效】 行气止痛，健脾消食。

【应用】 ① 用于胸脘胀痛，食积不消，不思饮食。本品善行脾胃之气滞，为行气止痛的要药。治脾胃气滞、脘腹胀痛，可单用，或与砂仁、藿香等配伍。若脾虚气滞脘腹胀满、食少便溏，可与党参、白术、陈皮、茯苓等配伍，如香砂六君子汤等。

② 用于泄泻腹痛，泻痢后重。本品善行大肠之滞气，为治湿热泻痢的常用药。常与黄连同用，如香连丸。

③ 用于胁肋疼痛、黄疸。尤宜于肝失疏泄、湿热郁蒸所致的上述证候，常与大黄、郁金、茵陈、柴胡等同用。也可用于寒疝腹痛，可与川楝子、小茴香等配伍。

此外，本品芳香能醒脾开胃，在补益剂中常配伍用之，减轻补益药的滋腻碍胃滞气之弊。

【用量用法】 3～6g。煎服。生用行气力强，煨用实肠止泻。

香　　附

【来源】 本品为莎草科植物莎草的干燥根茎。

【性味归经】 辛、微苦，微温、平。归肝、脾、三焦经。

【功效】 疏肝解郁，理气宽中，调经止痛。

【应用】 ① 用于肝郁气滞，胸胁胀痛，疝气疼痛，乳房胀痛；用于脾胃气滞，脘腹痞闷，胀满疼痛。本品善理气而解肝郁，为疏肝理气止痛之常用药。治胁肋胀痛，常与柴胡、枳壳、川芎等配伍，如柴胡疏肝散。治寒凝气滞之胃脘痛，可配伍高良姜，如良附丸。若寒疝腹痛，配伍吴茱萸、小茴香等。

② 用于月经不调、经闭痛经。本品能疏肝解郁、调经止痛，为妇科调经止痛之要药。用于肝气郁结所致的上述诸症，可与当归、川芎等同用。若乳房胀痛或结块者，可与青皮、瓜蒌、柴胡等同用。

【用量用法】 6～10g。煎服。醋炙止痛效果更佳。

沉 香

【来源】 本品为瑞香科植物白木香含有树脂的木材。

【性味归经】 辛、苦，微温。归脾、胃、肾经。

【功效】 行气止痛，温中止呕，纳气平喘。

【应用】 ① 用于胸腹闷胀疼痛。本品辛香行散，温而去寒，且有良好行气止痛作用。尤宜于寒凝气滞之胸腹痛，常与乌药、木香、槟榔等同用。

② 用于胃寒呕吐。本品善温胃止呕。常与白豆蔻、丁香、柿蒂等同用。若寒邪犯胃、呕吐清水，可与胡椒、陈皮等配伍。

③ 用于肾虚气逆喘急。本品能温肾纳气，又能降气平喘，常与肉桂、补骨脂、附子等同用。若痰饮喘咳，属上盛下虚者可与苏子、半夏、厚朴等配伍。

【用量用法】 1～5g。煎服。宜后下。或磨汁，研粉冲服。

川 楝 子

【来源】 本品为楝科植物川楝树的干燥成熟果实。

【性味归经】 苦，寒；有小毒。归肝、小肠、膀胱经。

【功效】 疏肝泄热，行气止痛，杀虫。

【应用】 ① 用于肝郁化火胸胁、脘腹胀痛，疝气疼痛。本品苦寒行气，常与延胡索配伍，如金铃子散。若寒疝小腹胀痛，常与小茴香、木香、吴茱萸等同用。

② 用于虫积腹痛。本品苦寒有毒之性，能驱杀肠道寄生虫，常与使君子、槟榔等配伍。

此外，本品苦寒燥湿，有杀虫疗癣之效，焙黄研末，调油膏，外用治头癣、秃疮等。

【用量用法】 5～10g。煎服。外用适量。

【使用注意】 本品有毒，不宜过量和持续服用，脾胃虚寒者慎用。

青 皮

【来源】 本品为芸香科植物橘及栽培变种的干燥幼果或未成熟果实的干燥果皮。

【性味归经】 苦、辛，温。归肝、胆、胃经。

【功效】 疏肝破气，消积化滞。

【应用】 ① 用于肝郁气滞之胸胁胀痛，疝气，乳核。本品长于疏肝破气，散结止痛。治肝郁气滞证，常与柴胡、小茴香、郁金、香附等同用。

② 用于食积腹痛。本品辛香苦降温通，消积化滞之力较强，常与山楂、神曲、麦芽等同用。如脘腹冷痛，可配伍桂枝等。

此外，近年来发现，本品具有升压作用。

【用量用法】 3～10g。煎服。疏肝宜用醋炙。

【使用注意】 本品性烈耗气，气虚者慎用。

乌 药

【来源】 本品为樟科植物乌药的干燥块根。

【性味归经】 辛，温。归肺、脾、肾、膀胱经。

【功效】 行气止痛，温肾散寒。

【应用】 ① 用于寒凝气滞胸腹胀痛，疝气疼痛，经寒腹痛。本品能行气散寒止痛，用于寒凝气滞之胸腹胀痛，常与薤白、瓜蒌皮等同用。寒疝者，常配伍香附、小茴香、高良姜、当归、木香等。治痛经，常与木香、当归、香附等同用。

② 用于膀胱虚冷，遗尿尿频。本品辛散温通，能温肾缩尿止遗。常与山药、益智仁等配伍。

【用量用法】 6～10g。煎服。

【参考】 本品又名“台乌药”。

薤　白

【来源】 本品为百合科植物小根蒜或薤的干燥鳞茎。

【性味归经】 辛、苦，温。归肺、胃、大肠经。

【功效】 通阳散结，行气导滞。

【应用】 ① 用于寒痰湿浊阻滞于胸中之胸痹心痛。本品能散阴寒而通胸阳，为治胸痹的常用药。常配伍瓜蒌、半夏、枳实等。若胸痹兼血瘀者，可与蒲黄、丹参、红花等配伍。

② 用于脘腹痞满胀痛泻痢后重。本品既能行气导滞、消胀止痛，又能散寒。常配伍白芍、木香、枳实等。如有湿热之证，可配伍黄连、黄芩、秦皮等。

【用量用法】 5～10g。煎服。

佛　手

【来源】 本品为芸香科植物佛手的干燥果实。

【性味归经】 辛、苦、酸，温。归肝、脾、胃、肺经。

【功效】 疏肝理气，和胃止痛，燥湿化痰。

【应用】 ① 用于肝胃气滞之胸胁胀痛。本品能疏肝解郁，行气止痛。用于肝郁气滞及肝胃不和所致的胸胁胀痛。常与柴胡、郁金、香附等配伍。

② 用于脾胃气滞之胃脘痞满，食少呕吐。常与白豆蔻、木香、半夏等配伍。

③ 用于治疗咳嗽痰多。

【用量用法】 3～10g。煎服。

荔枝核

【来源】 本品为无患子科植物荔枝的成熟种子。

【性味归经】 甘、微苦，温。归肝、肾经。

【功效】 行气散结，祛寒止痛。

【应用】 ① 用于寒疝腹痛，睾丸肿痛。治寒疝腹痛，常与小茴香、吴茱萸、青皮等同用。若因肝经湿热下注所致的睾丸肿痛，常与龙胆草、栀子等配伍。

② 用于胃脘久痛，痛经及产后腹痛。常与木香、香附等同用。

【用量用法】 5～10g。煎服。

柿　蒂

【来源】 本品为柿树科植物柿的干燥宿存花萼。

【性味归经】 苦、涩，平。归胃经。

【功效】 降逆下气。

【应用】 用于呃逆。本品善降胃气而止呃逆，因其性平，寒热均可应用。胃寒者，常与丁香、生姜等同用。胃热者，可配伍黄连、竹茹等。若痰浊者，可配伍半夏、陈皮、厚朴等。

【用量用法】 5～10g。煎服。

第二节 理 气 剂

凡以理气药为主组成，具有行气或降气作用，治疗气逆或气滞证为主的方剂，统称理气剂，属八法中的“消法”。

气为一身之主，内而脏腑，外而四肢百骸，周行全身，升降出入以维持人体正常的生理功能。若情志失调、劳逸过度、寒温不适、饮食不节，均可导致气机失调，而产生疾病。气病概括起来有气虚、气陷、气滞、气逆四类。气虚证与气陷证为补益剂所涉及，本节主要为气滞证或气逆证所设。气滞以肝气郁滞与脾胃气滞为主，治宜行气；气逆以肺气上逆和胃气上逆为主，治宜降气。故理气剂一般分为理气与降气两类。

运用理气剂时，首先要辨清气病之虚实，勿犯虚虚实实之戒。气虚者，当补气；气滞实证，当行气。其次要辨清兼挟及主次，行气与降气配合运用；兼气虚则适当配伍补气药。其三，理气药多属辛香温燥之品，易耗伤津气，应适可而止，勿使过剂，尤其年老体弱、阴虚火旺者，妇女经期及孕妇应慎用。

越 鞠 丸

【组成】 香附 6～10g，川芎 6～10g，苍术 6～10g，栀子 6～10g，神曲 6～10g。

【用法】 水丸每服 6～9g，温开水送服。也可按原方比例酌定剂量，煎服。

【功用】 行气解郁。

【主治】 气郁所致之六郁证。症见胸膈满闷、脘腹胀痛、嗳腐吞酸、恶心呕吐、饮食不消。

【方解】 本方为因喜怒无常、忧思过度或饮食不节、寒温不适所致，气、血、痰、火、湿、食六郁之证。六郁以气郁为主，肝气郁结可化热也可致脾胃气滞，影响其运化而致停食生痰等，治以行气解郁。方以香附行气解郁，为君药。川芎为血中气药，活血化瘀治血郁，且助香附行气之功；栀子清热泻火，解火郁；苍术燥湿健脾，治湿郁；神曲消食和胃，治食郁，四药共为臣佐。诸药合用，五郁得除。而痰则为气滞湿聚而成，气行则湿化，痰郁之证亦除，而方中不另用治痰之品，此为治病求本之意。

【参考】 ① 现代常用本方加减治疗胃神经官能症、胃及十二指肠溃疡、慢性胃炎、胆囊炎、胆石症、肝炎、肋间神经痛、月经不调、痛经等属“六郁”证者。

② 本方又名“芎术丸”。

苏子降气汤

【组成】 紫苏子 9g，半夏 9g，川当归 6g，炙甘草 6g，前胡 6g，厚朴 6g，肉桂 3g。

【用法】 加生姜 2 片、大枣 1 枚、苏叶 2g，水煎服。

【功用】 降气平喘，祛痰止咳。

【主治】 上实下虚之喘咳证。症见喘咳痰多、短气、胸膈满闷，或腰痛脚软，或肢体浮肿，舌苔白腻或白滑，脉弦滑。

【方解】 本方证由痰涎壅肺，肾阳不足所致。属上实下虚证，但以上实为主。当标本兼顾，以治标为主。治宜降气祛痰，止咳平喘，兼顾肾阳不足。方中紫苏子降气平喘、祛痰止咳，为君药。半夏、厚朴化痰降气；前胡祛痰止咳下气，共为臣药，协助主药以治上实。肉桂、当归温肾纳气、平喘，以治下虚；煎加生姜、苏叶以散寒宣肺，共为佐药。甘草、大枣健脾和中，又调和诸药为使药。诸药合用，气降痰消，则喘咳之证得愈。

【使用注意】本方药偏温燥重在降气祛痰，肺肾阴虚喘咳及痰热咳喘者不宜使用。

【参考】现代常用本方加减治疗慢性支气管炎、肺气肿、支气管哮喘、肺心病等属于上盛下虚者。

瓜蒌薤白白酒汤

【组成】瓜蒌实 12g，薤白 12g，白酒适量。

【用法】水煎服。

【功用】通阳散结，行气祛痰。

【主治】痰阻气滞之胸痹证。症见胸中闷痛，甚至胸痛彻背，喘息短气，咳唾，舌苔白腻，脉沉弦或紧。

【方解】本方证由胸阳不振，痰阻气滞所致。治宜通阳散结，行气止痛。方以瓜蒌理气宽胸、化痰散结为君药，薤白温阳行气止痛为臣药，两药相伍，祛痰通阳相辅相成。佐以白酒行气活血，以增薤白通阳行气之功。药虽三味但配伍精当，使胸中阳气得通、痰浊得化、气机通畅，则胸痹诸证可除。

【参考】现代常用本方加减治疗冠心病心绞痛、非化脓性肋骨炎、肋间神经痛等属胸阳不振、痰浊内阻者。

旋覆代赭汤

【组成】旋覆花 9g，人参 6g，生姜 10g，代赭石 9g，炙甘草 6g，半夏 9g，大枣 4 枚。

【用法】水煎服。

【功用】降逆化痰，益气和胃。

【主治】胃虚气逆，痰浊内阻证。症见胃脘痞闷或胀痛，嗳气频频，或见纳差、恶心、呕吐，舌淡苔白腻或白滑，脉弦而虚或缓或滑。

【方解】本方证由胃气虚弱，痰浊内阻所致。治当降逆化痰、益气和胃。方以旋覆花下气化痰，降逆止嗳，为君药。代赭石质重而沉降，助旋覆花降逆化痰止呕；半夏、生姜温胃止呕化痰，共为臣药。人参、甘草、大枣益气补中，且防代赭石伤胃，均为佐药。甘草调和诸药，兼作使药。诸药配伍，标本兼顾，使胃气复、痰浊消、气逆平，则诸症自除。

【参考】现代常用本方加减治疗胃神经官能症、胃扩张、慢性胃炎、胃及十二指肠溃疡、幽门不全梗阻、神经性呃逆等属于胃虚痰阻者。

思考与练习

1. 试述理气药概念，使用范围及注意事项。
2. 试比较陈皮、枳实、木香、香附的功效及应用的异同点。
3. 理气剂分几类？在运用理气剂时应注意什么？
4. 试述越鞠丸、苏子降气汤的组成、功效主治、方中君药及其作用。

第十二章　理血药与理血剂

第一节　理　血　药

1. 含义

凡以促进血行、消散瘀血，或抑止体内外出血为主要作用的药物，称理血药。

2. 功效与主治

理血药常分为活血化瘀药和止血药两类。活血化瘀药善于走散疏通，具有行血、散瘀、调经、破血、消积、消肿及定痛等功效。主要用于血行不畅、瘀血阻滞所致的疼痛，肿块，皮肤、黏膜或舌质出现瘀斑等瘀血证。

止血药均具有止血的功效，适用于各种出血证，如咯血、衄血、吐血、便血、尿血、崩漏以及外伤出血等，并分别兼有凉血、化瘀、收敛及散寒温经等作用。

3. 性能特点

活血化瘀药味多辛苦，性多温平。主归心、肝二经。能走散疏通、活血化瘀，并通过活血化瘀而产生调经、止痛、消痈及祛瘀生新等作用。

止血药味多苦、涩，性有寒、温之别。主归心、肝二经。分别具有凉血止血、化瘀止血、收敛止血及温经止血等作用。止血药因炒炭可加强其止血效果，故多炒炭后用。

4. 配伍应用

使用活血化瘀药时应根据不同情况进行适当配伍，如寒凝血瘀，配伍温里散寒、温通经脉药；若风湿痹阻、经脉不通、关节疼痛时，可配伍祛风湿、通经脉、止痹痛之药；若热毒壅结、痈疽肿痛时，可配伍清热泻火、凉血解毒药；若兼正气不足者，可配伍补益药。

止血药的应用，根据出血的原因和病情，选择药性适宜的止血药，并适当配伍。如血热妄行出血者，应选凉血止血药；阴虚阳亢者，应选滋阴潜阳药；瘀血阻滞而出血不止者，选择活血行气药；若虚寒性出血，应选温经止血、收敛止血药，并配伍温阳、益气、健脾等药共用。

5. 使用注意

活血化瘀药大多易耗血动血、破血通经，其中部分药还有堕胎作用，凡出血证无瘀血、月经过多者禁用；孕妇禁用或慎用。使用凉血止血和收敛止血药时，要注意有无瘀血，若瘀血未尽，应酌加活血化瘀药，不能单纯止血，以免有留瘀之痹。

一、活血祛瘀药

川　　芎

【来源】 本品为伞形科植物川芎的干燥根茎。

【性味归经】 辛，温。归肝、胆、心包经。

【功效】 活血行气，祛风止痛。

【应用】 ① 用于胸痹心痛，癥瘕腹痛，胸胁刺痛，跌扑肿痛，月经不调，经闭痛经。本品辛香温窜，既能活血祛瘀以调经，又能行气止痛，前人称为“血中之气药”。为妇科调经要药。用于妇科诸证，常与当归相须使用。治心脉瘀阻的胸痹心痛，常配伍丹参、桂枝等。治肝郁气滞的胁痛，常与柴胡、香附等同用。治伤痛，常与赤芍、红花等同用。

② 用于头痛、风湿痹痛。本品辛香升散，可上行头目，为治头痛之要药，前人有“头痛不离川芎”之说法。治风寒头痛，常与白芷、防风、细辛等配伍。治风热头痛，常与菊花、石膏、僵蚕等同用。治风湿头痛，常与羌活、藁本、防风等同用。治血虚头痛，常与当归、地黄、白芍、菊花等同用。治血瘀头痛，常与赤芍、丹参、白芷等同用。治风湿痹痛，常与羌活、独活、桑枝、海风藤等同用。

此外，现代常用本品治疗冠心病心绞痛及缺血性脑血管病。

【用法用量】 3～10g。煎服。

【使用注意】 凡阴虚火旺，气虚多汗，气逆呕吐，月经过多者慎用。孕妇忌用。

延 胡 索

【来源】 本品为罂粟科植物延胡索的干燥块茎。

【性味归经】 苦、辛，温。归肝、脾经。

【功效】 活血，利气，止痛。

【应用】 用于胸胁、脘腹疼痛，胸痹心痛，经闭痛经，产后瘀阻，跌扑肿痛。本品既能活血，又能行气，具有良好的止痛作用。广泛用于气滞血瘀诸痛证。治胸痹心痛，常与瓜蒌、丹参等同用。治痛经经闭、产后瘀滞腹痛，常配伍当归、红花、香附等。治肝郁气滞胁肋胀痛，常配伍柴胡、郁金等。治脘腹疼痛，常配伍枳实、白芍、白术等。治跌扑肿痛，常与当归、乳香、没药等同用。

此外，现代常用本品配合活血行气药治疗冠心病，能缓解心绞痛，并用于心律失常。

【用法用量】 3～10g。煎服。研末吞服，每次 1.5～3g。醋炙可增强止痛作用。

【使用注意】 孕妇慎用。

【参考】 本品又名“延胡”、“元胡索”、“玄胡索”。

郁 金

【来源】 本品为姜科植物温郁金、姜黄、广西莪术或蓬莪术的干燥块根。

【性味归经】 辛、苦，寒。归肝、心、肺经。

【功效】 活血止痛，行气解郁，清心凉血，利胆退黄。

【应用】 ① 用于气滞血瘀之经闭痛经，胸腹胀痛、刺痛等。本品既能疏肝行气以解郁，又能活血祛瘀以止痛。治胸腹胀痛、刺痛，常与丹参、柴胡、香附、枳壳、延胡索等同用。治经闭痛经，常与柴胡、香附、当归、白芍等同用。

② 用于热病神昏，癫痫发狂。本品凉血清心、行气开郁。常与菖蒲、竹沥等同用。

③ 用于肝胆湿热之黄疸、尿赤、胆结石。可与栀子、大黄、茵陈蒿等同用，以增强利胆退黄排石的作用。

【用法用量】 3～10g。煎服。排石剂量可稍大。

【使用注意】 不宜与丁香、母丁香同用。孕妇忌用。

莪 术

【来源】 本品为姜科植物蓬莪术、广西莪术或温郁金的干燥块根。

【性味归经】 辛、苦，温。归肝、脾经。

【功效】 行气破血，消积止痛。

【应用】 ① 用于瘀血经闭，癥瘕痞块，胸痹心痛等。本品既能破血祛瘀，又能行气止痛，尤长于消癥瘕痞块。治闭经，常与三棱、川芎、牛膝等同用。治癥瘕痞块，常与三棱、丹参、延胡索等同用。

② 用于食积胀痛。本品有较强的行气止痛消胀作用。常与木香、枳实、山楂等同用。

此外，现代常用本品治疗早期宫颈癌、肝脾肿大、肝硬化等。

【用法用量】 6～10g。煎服。生莪术行气消积力强，醋炙能加强止痛之功。

【使用注意】 孕妇、月经过多者禁用。

【参考】 本品经水蒸气蒸馏提取的挥发油，名“莪术油”，具有抗病毒及抗癌作用。

丹 参

【来源】 本品为唇形科植物丹参的干燥根及根茎。

【性味归经】 苦，微寒。归心、肝经。

【功效】 活血祛瘀，通经止痛，清心除烦，凉血消痈。

【应用】 ① 用于胸痹心痛，脘腹胁痛，月经不调，经闭痛经，癥瘕积聚，胸腹刺痛，热痹疼痛。本品性微寒，善通行血脉、活血化瘀。对血热瘀滞者尤为适宜。治上述妇科诸症，常配伍川芎、红花、桃仁等。治血瘀气滞的胸腹刺痛，常与檀香、砂仁等同用。治癥瘕积聚，常与三棱、莪术、泽兰等配伍。治热痹常与忍冬藤、秦艽、桑枝等配伍。

② 用于热病心烦不眠。本品既能活血凉血，又能养血安神。常与生地、竹叶心等同用。

③ 用于疮疡肿痛。本品既能凉血，又能散瘀。与金银花、连翘等同用，可增强消散痈肿之效。

此外，现代常用本品治疗肝脾肿大、冠心病心绞痛、血栓性脉管炎等，均有一定疗效。

【用法用量】 10～15g。煎服。

【使用注意】 不宜与藜芦同用。

益 母 草

【来源】 本品为唇形科植物益母草的新鲜或干燥地上部分。

【性味归经】 苦、辛，微寒。归肝、心包经。

【功效】 活血调经，利尿消肿，清热解毒。

【应用】 ① 用于血瘀气滞所致的月经不调、痛经、经闭、产后瘀滞腹痛、恶露不尽。本品活血祛瘀以通经，为妇科经产要药。可单味熬膏，也常配伍当归、川芎等。

② 用于水肿、小便不利。可单味煎服，也常与鲜茅根合用。

③ 用于疮疡肿毒。

此外，现代常用本品治疗急性肾炎，有一定疗效。

【用法用量】 9～30g。鲜品 12～40g。煎服。

【使用注意】 孕妇慎用。

【参考】 ① 本品又名“坤草”。

② 本品经加工制成的流浸膏（煎膏），名“益母草流浸膏”、“益母草膏”。用于血瘀所致的月经不调、产后恶露不绝，症见月经量少、淋漓不净、产后出血时间过长；产后子宫复

旧不全见上述证候者。

红　花

【来源】 本品为菊科植物红花的干燥花。

【性味归经】 辛，温。归心、肝经。

【功效】 活血通经，散瘀止痛。

【应用】 ① 用于经闭，痛经，恶露不行，癥瘕痞块，胸痹心痛，瘀滞腹痛，胁肋刺痛，跌扑损伤，疮疡肿痛。本品活血祛瘀力强，且能通调经脉。适用于各种瘀血阻滞的病证。常配伍川芎、桃仁、当归、莪术等。

② 用于疮疡肿痛。常与清热解毒药同用。

此外，现代常用本品治疗血栓闭塞性脉管炎属气滞血瘀者。常与当归、丹参、赤芍、川芎、桃仁等同用。

【用法用量】 3～10g。煎服。

【使用注意】 孕妇慎用。有出血者慎服。不宜与藜芦同用。

牛　膝

【来源】 本品为苋科植物牛膝的干燥根。

【性味归经】 苦、甘、酸，平。归肝、肾经。

【功效】 补肝肾，强筋骨，逐瘀通经，引血下行。

【应用】 ① 用于血瘀所致的痛经、经闭、癥瘕、月经不调、产后瘀滞腹痛、跌打损伤。本品活血祛瘀而性善下行，长于通调月经。治上述妇科诸证，常配伍桃仁、川芎、当归等。治伤痛，常与当归、川芎、续断等同用。

② 用于腰膝酸痛，筋骨无力。本品补肝肾、强筋骨，性善下走，尤擅长治疗下半身腰膝关节酸痛。常配伍杜仲、续断、熟地等。

③ 用于肝阳上亢之头痛眩晕、牙痛、口疮、吐血、衄血等。本品能引血下行、导热下泄以降上炎之火。常与生龙骨、生牡蛎等同用。

【用法用量】 5～12g。煎服。引血下行，利尿通淋多生用。酒炙增强活血祛瘀、通络止痛作用；盐炙后，增强补肝肾、强筋骨作用。

【使用注意】 孕妇慎用。

虎　杖

【来源】 本品为蓼科植物虎杖的干燥根茎及根。

【性味归经】 微苦，微寒。归肝、胆、肺经。

【功效】 祛风利湿，散瘀定痛，化痰止咳。

【应用】 ① 用于经闭，癥瘕，跌扑损伤，关节痹痛。本品既能活血祛瘀，又能通络止痛。常配伍桃仁、川芎、当归等。

② 用于湿热黄疸。本品有清热利湿之效。常与茵陈、金钱草等同用。

③ 用于肺热咳嗽痰多。可单用，或与黄芩、枇杷叶等同用。

④ 用于水火烫伤，痈肿疮毒。内服外用均可。

【用法用量】 9～15g。外用适量，制成煎液或油膏涂敷。

【使用注意】 孕妇慎用。

桃仁

【来源】 本品为蔷薇科植物桃、山桃的成熟干燥种子。

【性味归经】 苦、甘，平。归心、肝、大肠经。

【功效】 活血祛瘀，润肠通便。

【应用】 ① 用于痛经，经闭，癥瘕痞块，跌扑损伤。本品活血祛瘀力强，广泛用于各种瘀血证。治痛经、经闭、癥瘕痞块，常与红花、川芎、当归、赤芍等同用，如桃红四物汤。治跌扑损伤，常与红花、当归、酒大黄、穿山甲等同用。

② 用于肠燥便秘。本品富含油脂，能润肠通便。常与火麻仁、瓜蒌仁等同用。

③ 用于肺痈，肠痈，咳嗽气喘。常与大黄、牡丹皮同用。

【用量用法】 5～10g。捣碎，煎服。

【使用注意】 孕妇慎用。

水蛭

【来源】 本品为水蛭科蚂蟥、水蛭或柳叶蚂蟥的干燥体。

【性味归经】 咸、苦，平；有小毒。归肝经。

【功效】 破血逐瘀消癥。

【应用】 用于癥瘕痞块，血瘀经闭，中风偏瘫，跌扑损伤等。本品功擅破血逐瘀，且力量较猛。常与桃仁、三棱等同用。

此外，现代常用本品配合活血化瘀药，治疗血小板增多症。

【用法用量】 1～3g。研末服，每次0.3～0.5g。

【使用注意】 孕妇忌用。

乳香

【来源】 本品为橄榄科卡氏乳香树及其同属植物皮部渗出的干燥树脂。

【性味归经】 辛、苦，温。归肝、心、脾经。

【功效】 活血定痛，消肿生肌。

【应用】 ① 用于胸痹心痛，胃脘疼痛，痛经经闭，风湿痹痛，跌扑损伤，筋脉拘挛等。本品活血止痛力强，适用于各种瘀滞疼痛。常与没药相须为用。

② 用于痈肿疮疡及疮疡溃破久不收口。与没药共研细末，外敷患处，有消肿止痛、去腐生肌之效。

【用法用量】 3～10g。煎服。外用适量。

【使用注意】 孕妇及胃弱者慎服。本品气浊易致恶心呕吐，慎防过量。

没药

【来源】 本品为橄榄科没药树及其同属植物皮部渗出的干燥树脂。

【性味归经】 辛、苦，平。归肝、心、脾经。

【功效】 散瘀定痛，消肿生肌。

【应用】 用于胸痹心痛，胃脘疼痛，痛经经闭，跌扑损伤，疮疡痈肿，风湿痹痛。作用与乳香相似，常相须使用。

【用法用量】 3～10g。煎服。外用适量。

【使用注意】 孕妇慎服。本品气浊易致恶心呕吐，慎防过量。

姜　黄

【来源】 本品为姜科植物姜黄的干燥根茎。

【性味归经】 辛、苦，温。归肝、脾经。

【功效】 破血行气，通经止痛。

【应用】 ① 用于胸胁刺痛，痛经闭经，癥瘕，跌扑肿痛。本品温通行滞，既能破血祛瘀，又能行气止痛。常与当归、红花、延胡索等同用。

② 用于风湿肩臂疼痛。本品长于行肢臂而活血利痹止痛。常与羌活、海桐皮、当归、芍药等同用。

【用法用量】 3～10g。煎服。

三　棱

【来源】 本品为黑三棱科植物黑三棱的干燥块茎。

【性味归经】 辛、苦，平。归肝、脾经。

【功效】 破血行气，消积止痛。

【应用】 ① 用于气滞血瘀，癥瘕痞块，痛经，瘀血经闭，胸痹心痛。本品破血力强于莪术，行气止痛力稍逊，常与莪术配伍使用。

② 用于食积气滞，脘腹胀痛。本品能行气消积。常与莪术、麦芽、青皮等同用。

【用法用量】 5～10g。煎服。

【使用注意】 孕妇禁用。不宜与芒硝、玄明粉同用。

鸡　血　藤

【来源】 本品为豆科植物密花豆的干燥藤茎。

【性味归经】 苦、甘，温。归肝、肾经。

【功效】 活血补血，通络止痛，舒筋活络。

【应用】 用于月经不调，血虚萎黄，痛经，经闭，麻木瘫痪，风湿痹痛。本品既能活血，又能补血，且能舒筋活络，对上述诸症，无论血瘀、血虚或血虚兼瘀之证，皆可配伍应用。治妇科诸证，常与四物汤配伍。

【用法用量】 9～15g。煎服。

五　灵　脂

【来源】 本品为鼯鼠科动物复齿鼯鼠或其他近缘动物的粪便。

【性味归经】 咸、苦、甘，温。归肝经。

【功效】 活血止痛，化瘀止血。

【应用】 ① 用于瘀血阻滞所致的胸胁脘腹刺痛、痛经、经闭、产后瘀滞腹痛、骨折肿痛等。

② 用于血瘀出血证。本品炒用可化瘀止血。可配三七、生地、丹皮等同用。

【用法用量】 3～10g。包煎，或入丸散。

【使用注意】 孕妇及无血瘀者忌服。本品气浊易致恶心呕吐，慎防过量。不宜与人参同用。

土 鳖 虫

【来源】 本品为鳖蠊科昆虫地鳖或翼地鳖的雌虫干燥体。

【性味归经】 咸，寒；有小毒。归肝经。

【功效】 破瘀血，续筋骨。

【应用】 ① 用于跌打损伤，筋骨折伤。本品有续筋接骨作用。常配伍骨碎补、自然铜、续断等。

② 用于瘀血经闭，产后瘀阻腹痛，癥瘕痞块。本品破血逐瘀之力与水蛭相近而性较缓和。常与大黄、桃仁等同用。

此外，现代还用本品治疗宫外孕、子宫肌瘤等。

【用法用量】 3～10g。研末冲服，每次 1～1.5g。

【使用注意】 孕妇忌服。

王 不 留 行

【来源】 本品为石竹科植物麦蓝菜的干燥成熟种子。

【性味归经】 苦，平。归肝、胃经。

【功效】 活血通经，下乳消肿，利尿通淋。

【应用】 ① 用于血瘀之经闭，痛经。本品善通利血脉，其性“走而不守”。常与当归、红花、川芎等同用。

② 用于产后乳汁不下，乳痈肿痛。治乳汁不下，常配伍穿山甲、黄芪、当归等。治乳痈，常配伍瓜蒌、蒲公英等。

此外，本品尚有利尿通淋作用，可用于治疗淋证涩痛。现代常用本品治疗泌尿系统结石和前列腺炎。

【用法用量】 5～10g。煎服。

【使用注意】 孕妇慎服。

二、止血药

三 七

【来源】 本品为五加科植物三七的干燥根及根茎。

【性味归经】 甘、微苦，温。归肝、胃经。

【功效】 散瘀止血，消肿定痛。

【应用】 ① 用于咯血，吐血，衄血，便血，崩漏，外伤出血。本品止血之力甚佳，并能活血化瘀，有止血不留瘀的特点，尤宜于出血兼瘀滞者。可单用研磨吞服，或入复方。外伤出血，可研磨外敷。

② 用于胸腹刺痛，跌扑肿痛。本品长于散瘀消肿止痛，为伤科要药。治胸腹刺痛，常配伍川芎、红花、莪术等。治跌扑肿痛，可单用或配伍红花、骨碎补、续断等。

此外，现代常用本品治疗冠心病心绞痛、缺血性脑血管病、血瘀型肝炎等。

【用法用量】 3～9g。煎服。多研粉吞服，每次 1～3g。外用适量。

【参考】 ① 本品又名“田七”。

② 三七制成的片剂，名“三七片”。

地　榆

【来源】 本品为蔷薇科植物地榆或长叶地榆的干燥根。

【性味归经】 苦、酸、涩，微寒。归肝、大肠经。

【功效】 凉血止血，解毒敛疮。

【应用】 ① 用于便血，痔血，血痢，崩漏。本品长于凉血泄热，收敛止血。尤宜于下焦血热所致的上述诸症。可单用或同醋煎服。治便血、痔血，常与槐花同用。治血痢，常与黄连、葛根等同用。治血热崩漏，常与生地、蒲黄、黄芩等同用。

② 用于水火烫伤，痈肿疮毒。本品泻火解毒，并有收敛作用，为治疗烫伤的要药。单用研末，麻油调敷，可使创面渗出减少，缓解疼痛，加速愈合（但不宜大面积使用）。或加煅石膏、枯矾研末撒于患处。

【用法用量】 9～15g。煎服。外用适量，研末涂敷患处。

小　蓟

【来源】 本品为菊科植物刺儿菜的干燥地上部分。

【性味归经】 甘、苦，凉。归心、肝经。

【功效】 凉血止血，散瘀解毒消痈。

【应用】 ① 用于衄血，吐血，尿血，便血，崩漏下血，外伤出血。本品凉血泄热，兼利尿，尤擅治尿血。常与蒲黄、木通、滑石等同用，如小蓟饮子。

② 用于痈肿疮毒。本品解毒消痈之功与大蓟相似而力量较弱。单用内服或鲜品捣烂外敷。

此外，本品对产后子宫收缩不良之出血有一定疗效。现代还常用大蓟与小蓟治疗高血压、黄疸性肝炎、尿路感染及痢疾等。

【用法用量】 5～12g。外用鲜品适量，捣烂敷患处。

白　及

【来源】 本品为兰科植物白及的干燥块茎。

【性味归经】 苦、甘、涩，微寒。归肺、肝、胃经。

【功效】 收敛止血，消肿生肌。

【应用】 ① 用于咯血，吐血，外伤出血。常单用研末，用糯米汤或凉开水调服。也可入复方。

② 用于疮疡肿毒，皮肤皲裂。本品质黏而涩，治疮疡，未溃已溃均可应用。治皮肤皲裂，可研末用麻油调敷。

此外，现代常用于治疗肺结核咯血、溃疡病出血。

【用法用量】 6～15g。煎服。研粉吞服 3～6g。外用适量。

【使用注意】 不宜与川乌、草乌、制川乌、制草乌、附子同用。

大　蓟

【来源】 本品为菊科植物蓟的干燥根及地上部分。

【性味归经】 苦、甘，凉。归心、肝经。

【功效】 凉血止血，散瘀消肿，解毒消痈。

【应用】 ① 用于血热之衄血，吐血，尿血，便血，崩漏下血，外伤出血。本品能凉血止血，适用于血热妄行所致的出血证。常与小蓟、侧柏叶等同用。

② 用于痈肿疮毒。本品能破血散瘀、解毒消痈，无论内服、外用，均可应用，尤以鲜品为佳。

【用法用量】 9～15g。外用鲜品适量，捣烂敷患处。

白茅根

【来源】 本品为禾本科植物白茅的干燥根茎。

【性味归经】 甘，寒。归肺、胃、膀胱经。

【功效】 凉血止血，清热利尿。

【应用】 ① 用于血热吐血、衄血、尿血等。本品既能凉血止血，又能清热利尿。擅治尿血，有兼顾之效。常单用，也可与其他止血药同用。

② 用于湿热黄疸，水肿，热淋涩痛。常配伍金钱草、车前子等。

③ 用于热病烦渴。常与芦根同用。

此外，现代用本品治疗急性肾炎水肿。

【用法用量】 9～30g。煎服。鲜品 30～60g，鲜品效果更佳。

茜草

【来源】 本品为茜草科植物茜草的干燥根及根茎。

【性味归经】 苦，寒。归肝经。

【功效】 凉血，祛瘀，止血，通经。

【应用】 ① 用于血热之吐血，衄血，崩漏，外伤出血。本品既能化瘀，又能凉血止血，适用于血热夹瘀的出血证。常与大蓟、小蓟、侧柏叶等同用。

② 用于瘀阻经闭，关节痹痛，跌扑肿痛。本品能行瘀血、通经脉，尤宜于妇科瘀滞证。治经闭，常与当归、香附、赤芍等同用。治伤痛，常与红花、当归、川芎等同用。治关节痹痛，常与海风藤、鸡血藤等同用。

【用法用量】 6～10g。煎服。生用活血化瘀止血，炒用收涩止血。

艾叶

【来源】 本品为菊科植物艾的干燥叶。

【性味归经】 苦、辛，温；有小毒。归肝、脾、肾经。

【功效】 散寒止痛，温经止血。

【应用】 ① 用于吐血，衄血，崩漏经多，妊娠下血。本品温经止血，适用于虚寒性的出血病证，尤适用于崩漏。常炒炭，与阿胶、地黄等同用。

② 用于下焦虚寒少腹冷痛，经寒不调，宫冷不孕等。本品温经通脉，逐寒湿，而止冷痛。常与当归、香附等同用。

③ 用于皮肤瘙痒。常用本品煎汤外洗。

此外，将艾绒制成艾条，用以熏灸，能使热力内注，具有温煦气血、透达经络的作用。

【用法用量】 3～9g。煎服。外用适量，供灸治或熏洗用。

槐 花

【来源】 本品为豆科植物槐的干燥花及花蕾。

【性味归经】 苦，微寒。归肝、大肠经。

【功效】 凉血止血，清肝泻火。

【应用】 ① 用于血热妄行之便血，痔血，血痢，崩漏，吐血，衄血。本品能清泄血分之热，尤宜于痔血、便血。常与蒲黄、木通、滑石等同用。

② 用于肝热目赤，头痛眩晕。可单用代茶饮，或与菊花、夏枯草等同用。

此外，现代常用本品治疗高血压病属肝热者。

【用法用量】 5～10g。煎服。止血宜炒炭用；清热泻火宜生用。

蒲 黄

【来源】 本品为香蒲科植物水烛香蒲、东方香蒲或同属植物的干燥花粉。

【性味归经】 甘，平。归肝、心包经。

【功效】 止血，化瘀，通淋。

【应用】 ① 用于吐血，衄血，咯血，崩漏，外伤出血。本品止血作用较佳，又能化瘀，有止血不留瘀的特点。可单味冲服。外敷用于外伤出血。

② 用于经闭痛经，胸腹刺痛，跌扑肿痛。常配伍五灵脂等。

③ 用于血淋涩痛。本品还能利尿通淋。常与栀子等同用。

【用法用量】 5～10g。包煎。外用适量，敷患处。

【使用注意】 生蒲黄有收缩子宫作用，故孕妇忌服，但可以用于产后子宫收缩不良的出血。

仙 鹤 草

【来源】 本品为蔷薇科植物龙牙草的干燥地上部分。

【性味归经】 苦、涩，平。归心、肝经。

【功效】 收敛止血，截疟，止痢，解毒，补益。

【应用】 ① 用于咯血，吐血，崩漏下血。本品止血作用较佳，广泛用于各种出血证。可单用或入复方。

② 用于血痢及痈肿疮毒。本品既能解毒消肿，又能涩肠止血。尤宜于久痢不愈者。可单用或入复方。

③ 用于阴痒带下。以本品煎浓汁冲洗阴道或制成栓剂置入，治疗滴虫性阴道炎。

④ 用于脱力劳伤。用本品与红枣各 30g 煎浓汁服。可调补气血，有助于体力恢复。

此外，本品有截疟的功效，用于治疗疟疾。

【用法用量】 6～12g。外用适量。

棕 榈

【来源】 本品为棕榈科植物棕榈的干燥叶柄。

【性味归经】 苦、涩，平。归肺、肝、大肠经。

【功效】 收涩止血。

【应用】 用于吐血，衄血，尿血，便血，崩漏下血。以无瘀滞者为宜。常与血余炭配伍，有协同作用。

【用法用量】 3～9g。煎服。研末冲服，每次1～1.5g。一般煅炭用。

侧柏叶

【来源】 本品为柏科植物侧柏的干燥枝梢及叶。

【性味归经】 苦、涩，寒。归肺、肝、脾经。

【功效】 凉血止血，化痰止咳，生发乌发。

【应用】 ① 用于吐血，衄血，咯血，便血，崩漏下血。本品既能凉血，又能止血。适用于血热妄行之证。常与大蓟、小蓟、白茅根等同用。本品研末，还可以用于外伤出血。

② 用于血热脱发、须发早白。研末调涂或制成酊剂外用。现代用鲜品60g与60%酒精（或白酒）适量，浸泡7天后，外擦治脂溢性皮炎的脱发。

③ 用于肺热咳嗽。现代临床常用于治疗支气管哮喘、小儿肺炎、百日咳等肺系感染诸病。

【用法用量】 6～12g。外用适量。

第二节 理血剂

凡以理血药为主组成，具有活血化瘀或止血作用，治疗瘀血或出血的方剂，称为理血剂。

血行不畅或离经妄行，导致血滞或出血，治宜活血祛瘀或止血，故理血剂分为活血祛瘀剂、止血剂两类。

活血祛瘀剂，适用于蓄血及各种瘀血阻滞病证。处方以活血化瘀药为主，常根据需要配伍扶正药，使化瘀而不伤正，代表方如血府逐瘀汤、桃核承气汤、复元活血汤、温经汤等。

止血剂，适用于血溢脉外而出现的吐血、咯血、衄血、便血、尿血、崩漏等各种出血证。处方以止血药为主，常配伍活血化瘀药，以防血止而瘀留，代表方如十灰散、小蓟饮子等。

血证病情复杂，除有寒热虚实之分，还有轻重缓急之别。治疗时，必须探求致病原因，分清标本缓急，做到急则治其标，缓则治其本，或标本兼顾。同时逐瘀过猛，易于伤正；止血过急，易于留瘀。因此使用活血祛瘀剂时，常辅以扶正之品，使瘀消而不伤正。使用止血剂时，应辨明出血原因，做到审因论治，出血兼有瘀滞者，应适当配伍活血化瘀之品，以防血止留瘀。此外，活血祛瘀剂能促进血行，故月经过多及孕妇当慎用。

血府逐瘀汤

【组成】 桃仁12g，红花9g，当归9g，川芎5g，赤芍6g，生地9g，牛膝9g，柴胡3g，枳壳6g，桔梗5g，甘草3g。

【用法】 水煎服。

【功用】 活血祛瘀，行气止痛。

【主治】 胸中血瘀证。症见胸痛，头痛日久不愈，痛如针刺而有定处，呃逆日久不止，或饮水即呛，或内热烦闷，心悸失眠，入暮潮热，唇暗或两目黯黑，舌质暗红，或舌边有瘀斑、瘀点，脉涩或弦紧。

【方解】 本方之证由瘀血内阻胸部，气机郁滞所致。治以活血化瘀，行气止痛。方中桃仁破血行滞，红花活血祛瘀止痛，共为君药。赤芍、川芎助君药活血祛瘀，牛膝活血通经祛瘀、引血下行，共为臣药。生地、当归养血益阴，清热活血；桔梗、枳壳一升一降，开胸行气；柴胡疏肝解郁，与桔梗、枳壳同用，理气行滞，均为佐药。桔梗又能载药上行，兼使药；甘草调和诸药，也为使药。本方活血不耗血，祛瘀又能生新。

【参考】 现代常用本方加减治疗冠心病心绞痛、风湿性心脏病、胸部挫伤、肋软骨炎、脑血栓形成、高血压病、高脂血症、血栓闭塞性脉管炎、脑震荡后遗症之头痛头晕等属于血瘀气滞者。

桃核承气汤

【组成】 桃仁 12g，大黄 12g，桂枝 6g，炙甘草 6g，芒硝 6g。

【用法】 水煎服。芒硝冲服。

【功用】 破血下瘀。

【主治】 下焦蓄血证。症见少腹急结，小便自利，谵语烦渴，至夜发热，甚者其人如狂，脉象沉实或涩。

【方解】 本方由调胃承气汤加桃仁、桂枝组成。《伤寒论》原治邪在太阳不解，传入下焦，瘀热互结所致的下焦蓄血证。治当逐瘀泻热。方中桃仁破血祛瘀，大黄下瘀泄热，二药合用，瘀热并治，共为君药。桂枝通行血脉，助桃仁破血祛瘀；芒硝泻热软坚，助大黄下瘀泄热，共为臣药。炙甘草调胃安中，并缓诸药峻烈之性，使祛瘀而不伤正，为佐使药。五味配合，共奏破血下瘀之功。

【参考】 ① 现代常用本方加减治疗急行盆腔炎、胎盘滞留、附件炎、子宫内膜异位症、肠梗阻等属瘀热互结下焦者。

② 本方又名“桃仁承气汤”。

补阳还五汤

【组成】 黄芪 120g，赤芍 5g，当归 6g，地龙 3g，红花 3g，川芎 3g，桃仁 3g。

【用法】 水煎服。

【功用】 补气，活血，通络。

【主治】 中风后遗症。症见半身不遂，口眼㖞斜，语言謇涩，口角流涎，小便频数或遗尿，舌暗淡，苔白，脉缓。

【方解】 本方之证由中风后气虚血滞，脉络瘀阻，筋脉失养所致。宜补气，活血，通络。方中重用黄芪以补气，使气旺血行，祛瘀而不伤正，为君药。当归活血通络，为臣药。川芎、赤芍、红花、桃仁、地龙活血化瘀通络，共为佐药。诸药合用，使气旺血行、瘀祛络通，诸症自可渐愈。

【参考】 现代常用本方加减治疗脑血管意外后遗症、冠心病、小儿麻痹后遗症以及其他原因所致的偏瘫、截瘫或肢体痿弱等属气虚血瘀者。

温经汤

【组成】 吴茱萸 9g，当归 9g，芍药 6g，川芎 6g，人参 6g，桂枝 6g，阿胶 9g，牡丹皮 6g，生姜 6g，甘草 6g，半夏 6g，麦冬 9g。

【用法】 水煎服。

【功用】温经散寒，养血祛瘀。

【主治】冲任虚寒，瘀血阻滞。症见漏下不止，月经不调，或前或后，或逾期不止，或一月再行，或经停不止，而见傍晚发热、手心烦热、唇干口燥或小腹冷痛或妇人宫冷、久不受孕。

【方解】本方证因冲任虚寒，瘀血阻滞所致。治当温经散寒，养血祛瘀。方中吴茱萸、桂枝温经散寒，通利血脉，共为君药。当归、川芎活血祛瘀，养血调经；牡丹皮祛瘀通经，退虚热，共为臣药。阿胶、麦冬养血止血、清润益阴；芍药养血敛阴，柔肝止痛；人参、甘草健脾益气；半夏、生姜通降胃气，以助祛瘀调经，共为佐药。甘草调和诸药兼为使药。诸药合用，月经调、冲任养，诸症自解。

【参考】现代常用本方加减治疗功能性子宫出血、慢性盆腔炎、痛经、不孕等属虚寒瘀阻者。

十 灰 散

【组成】大蓟、小蓟、荷叶、侧柏叶、白茅根、茜草根、栀子、大黄、牡丹皮、棕榈皮各等份。

【用法】各药烧灰存性研末。以藕汁或萝卜汁适量调服，每服 9g。或水煎服。

【功用】凉血止血。

【主治】血热妄行证。吐血、咯血、衄血。

【方解】本方治证由血热妄行所致。治宜凉血止血。方中大蓟、小蓟凉血止血，为君药。荷叶、侧柏叶、白茅根、茜草根皆能凉血止血；棕榈皮可收敛止血，共为臣药。栀子清三焦之火；大黄导热下行，折其上逆之热，使气火降而止血；牡丹皮配大黄凉血祛瘀，使止血而不留瘀，共为佐药。各药烧炭存性用，以加强收敛止血作用；以藕汁或萝卜汁适量调服，意在增强清热凉血止血之功。全方以凉血止血为主，兼清降、收敛、祛瘀之功，为急救止血常用方。

【使用注意】此方为治标之剂，应中病即止，不宜久服，对虚寒性出血者不宜用。

【参考】现代常用本方加减治疗上消化道出血、支气管扩张及肺结核咯血等属血热妄行者。

小 蓟 饮 子

【组成】生地黄 30g，小蓟 15g，滑石 15g，木通 9g，淡竹叶 9g，蒲黄 9g，藕节 9g，当归 6g，山栀子 9g，炙甘草 6g。

【用法】水煎服。

【功用】凉血止血，利水通淋。

【主治】下焦热结所致血淋证。症见尿中带血，小便频数，赤涩热痛，舌红脉数。

【方解】本方治证由热结膀胱损伤血络所致。治当凉血止血，利尿通淋。本方由导赤散加减组成。方中小蓟凉血止血，为君药。藕节、蒲黄助君药凉血止血，并消瘀；滑石、木通、淡竹叶清热利水且通淋，合为臣药。栀子清泻三焦之火，导热下行；生地黄养阴清热、凉血止血；当归养血和血，共为佐药。甘草缓急止痛，调和诸药，为使药。本方止血之中寓以化瘀血，清利之中寓以养阴血，为治疗属实热之血淋、尿血常用方剂。

【参考】现代常用本方加减治疗急性泌尿系统感染、泌尿系统结石等属下焦热结者。

思考与练习

1. 活血止痛药有哪些？各有何功效？
2. 试述川芎、郁金、丹参、三七、地榆、小蓟的功效特点。
3. 活血祛瘀剂中常配伍行气药或补气药，止血剂中常配伍祛瘀药，为什么？
4. 血府逐瘀汤为活血祛瘀剂的代表方，主治何种病证？配伍特点是什么？
5. 试述补阳还五汤的主治证候，分析其药物配伍关系。

第十三章　补益药与补益剂

第一节　补　益　药

1. 含义

凡以补虚扶弱、纠正人体气血阴阳之不足，改善衰弱的状态，以治疗各种虚损病证的药物，称为补益药。

2. 功效与主治

补益药的共同功效为补虚扶弱，分别能纠正人体气、血、阴、阳虚衰的病理偏向。主要适用于各种原因所致的虚证。所谓虚证，概括起来不外气虚、血虚、阳虚、阴虚四大类型。补益药也可根据药性、功效、适应证的不同，分为补气药、补血药、补阳药、补阴药四类。

3. 性能特点

补益药大多味甘。补气、补血、补阳药性多偏温，补阴药性多偏寒凉。补气药以补益脏气、纠正脏气虚衰为主要作用，以补益脾肺之气的药为主，主归脾、肺经。补血药以滋养营血，纠正营血亏虚为主要作用，以治血虚心肝失养证的药为主，主归心、肝经。补阳药以补助阳气、纠正阳气虚衰为主要作用，以补肾阳的药为主，主归肾经。补阴药以滋养阴液、纠正阴液亏虚为主要作用，部分药物长于补肺胃之阴，主归肺、胃经；长于补肝肾之阴，主归肝、肾经。本章药物除仙茅有毒外，其余药物在常用剂量内均无毒。

4. 配伍应用

由于人体气血阴阳，生理上相互联系、相互依存，病理上相互影响，单一虚证并不多见，多是两种或两种以上并见，如阳虚多兼气虚，气虚可发展为阳虚；气虚可致血虚，血虚亦可导致气虚；阴虚常兼血虚，故补气药与补阳药，补阴药与补血药，往往相须为用。至于气血两亏，阴阳两虚，又当根据病情，采用气血双补或阴阳兼顾。由于补益药在临床上除用于虚证外，还常常与其他药物配伍以扶正祛邪，或与容易损伤正气的药物配伍应用，以保护正气，预防其虚，因此，补益药在临床上应用非常广泛，配伍应用也相当复杂。

5. 使用注意

补益药忌不当补而误补，因有“闭门留寇”之弊。补益药不等于营养强壮药，健康人用其强身健体、延年益寿，可破坏机体阴阳平衡，导致新的病理偏向。部分补益药性滋腻，不易消化，服用时应正确把握，或适当配伍健脾胃药，顾护脾胃。补益药宜适当久煎，使药味尽出。虚证一般病程较长，可采用蜜丸、煎膏等便于保存、服用方便的剂型。用于挽救虚脱的药，还可制成注射剂以备急需。

一、补气药

人　　参

【来源】　本品为五加科植物人参的干燥根。栽培者为“园参”，播种在山林野生状态下自然生长的又称“林下参”，习称“籽海”。

【性味归经】 甘、微苦，微温。归肺、脾、心、肾经。

【功效】 大补元气，复脉固脱，补脾益肺，生津养血，安神益智。

【应用】 ① 用于体虚欲脱，肢冷脉微。本品大补元气，为拯危救急的要药。适用于大吐泻、大失血及一切疾病所致的元气虚极欲脱证。可单用，即独参汤。若兼见汗出肢冷等亡阳征象者，与附子同用，如参附汤。若兼见汗出身暖、渴喜冷饮、舌红干燥等亡阴征象者，常与麦冬、五味子同用，即生脉散。

② 用于脾虚食少。本品又能补益脾气，为补脾要药。适用于脾气虚衰所致的食少便溏、倦怠乏力等症。常与白术、茯苓、炙甘草等同用，如四君子汤。

③ 用于肺虚喘咳，久病虚羸。本品又有补益肺气的功效，也为补肺要药。适用于肺气亏虚喘咳、脉虚自汗等症。常与核桃仁、蛤蚧等同用。

④ 用于津伤口渴，内热消渴。本品能益气生津止渴，适用于热病气津两伤，身热、口渴、脉大无力等症，常与石膏、知母、甘草、粳米同用，如白虎加人参汤。治消渴证，常与生地、麦冬、玄参等同用。

⑤ 用于气血亏虚、久病虚羸，惊悸失眠。本品大补元气，而安神益智。适用于气血亏虚所致的上述证候。常与当归、龙眼肉、酸枣仁等药同用，如归脾汤。

⑥ 用于阳痿宫冷。常与鹿茸、胎盘同用，可以起到益肾壮阳的效果。

此外，现代常用本品治疗心力衰竭、心源性休克。

【用量用法】 3～9g。另煎兑服，也可研粉吞服，一次 2g，一日 2 次。

【使用注意】 不宜与藜芦、五灵脂同用。实证、热证而正气不虚者忌用。服人参不宜喝茶和吃萝卜，以免影响药力。

党　参

【来源】 本品为桔梗科植物党参、素花党参或川党参的干燥根。

【性味归经】 甘，平。归脾、肺经。

【功效】 健脾益肺，养血生津。

【应用】 ① 用于脾肺气弱，食少倦怠，咳嗽虚喘，心悸气短。本品有类似人参而弱于人参的补脾益肺作用，适用于脾肺气虚的轻证。用于脾虚证，常与白术、茯苓等同用。用于肺气亏虚证，常与黄芪、五味子等同用。用于气血两虚证，常与当归、熟地等同用。

② 用于津伤口渴，内热消渴。本品也有类似人参而弱于人参的补气生津作用。适用于气阴两伤之消渴。常与麦冬、五味子等同用。

此外，也可与解表药、攻下药等祛邪药配伍，治体虚外感或里实正虚之证，可以扶正祛邪。

【用量用法】 9～30g。煎服。

【使用注意】 不宜与藜芦同用。

黄　芪

【来源】 本品为豆科植物蒙古黄芪或膜荚黄芪的干燥根。

【性味归经】 甘，微温。归肺、脾经。

【功效】 补气升阳，固表止汗，利水消肿，生津养血，行滞通痹，托毒排脓，敛疮生肌。

【应用】 ① 用于气虚乏力，食少便溏，中气下陷，久泻脱肛，便血崩漏，血虚萎黄。

本品有补益脾肺之气的作用，为补气要药，且能升举阳气，尤宜于脾肺气虚或中气下陷所致的上述诸症。常与人参、白术、升麻等同用，如补中益气汤。

② 用于气虚水肿。本品既能补脾益气，又能利尿消肿。适用于气虚失运，水湿停聚所致的水肿。常与防己、白术等同用。

③ 用于表虚自汗。本品能益卫气，可固表止汗。常与牡蛎、浮小麦、麻黄根同用。若表虚自汗而易感风邪者，常与白术、防风同用，如玉屏风散。

④ 用于痈疽难溃，溃久不敛。本品有补气生血，扶助正气，托毒生肌的功效。常与当归、穿山甲、皂角刺等同用。

⑤ 用于内热消渴。本品能益气生津，而止渴。常与葛根、天花粉等同用。

⑥ 用于血虚萎黄，半身不遂，痹痛麻木。常与当归等同用。

【用量用法】 9～30g。煎服。补中益气宜蜜炙用。

白 术

【来源】 本品为菊科植物白术的干燥根茎。

【性味归经】 甘、苦，温。归脾、胃经。

【功效】 健脾益气，燥湿利水，止汗，安胎。

【应用】 ① 用于脾虚食少，腹胀泄泻。本品为健脾益气的要药，有标本兼顾之效。常与人参、茯苓、炙甘草等同用，如四君子汤。

② 用于痰饮眩悸，水肿。本品既能补气健脾，又可燥湿利水。为治痰饮水肿的良药。常与桂枝、茯苓、炙甘草等同用。

③ 用于气虚自汗。本品有健脾益气，固表止汗作用。常与黄芪、浮小麦同用。

④ 用于脾虚胎动不安。本品补气健脾，而有安胎之效。常与党参、茯苓、炙甘草等配伍。

【用量用法】 6～12g。煎服。燥湿利水宜生用，补气健脾宜炒用，健脾止泻宜炒焦用。

西 洋 参

【来源】 本品为五加科植物西洋参的干燥根。

【性味归经】 甘、微苦，凉。归心、肺、肾经。

【功效】 补气养阴，清热生津。

【应用】 ① 用于气虚阴亏，内热，虚热烦倦。本品补气作用弱于人参，但有清热养阴生津的作用。适用于气阴两脱证。可单用，也可与麦冬、五味子等同用。

② 用于咳喘痰血。本品能补肺气、清肺火。适用于阴虚火旺者。常与麦冬、知母、贝母等同用。

③ 用于内热消渴，口燥咽干。本品有良好的养阴生津作用。适用于热病气虚津伤上述证候。治口燥咽干，可单用煎服。治消渴，常与生地、石斛、麦冬等同用。

【用量用法】 3～6g。另煎兑服。

【使用注意】 不宜与藜芦同用。

【参考】 本品又名“洋参”、“花旗参”。

甘 草

【来源】 本品为豆科植物甘草、胀果甘草或光果甘草的干燥根及根茎。

【性味归经】 甘，平。归心、肺、脾、胃经。

【功效】 补脾益气，清热解毒，祛痰止咳，缓急止痛，调和诸药。

【应用】 ① 用于脾气虚之气短乏力，食少便溏。本品有补脾益气的功效。常与人参，白术、茯苓同用，如四君子汤。

② 用于咳喘。本品能润肺止咳，兼祛痰平喘。配伍麻黄、杏仁，治风寒犯肺之喘咳。再加石膏，即麻黄杏仁甘草石膏汤，治肺有郁热之喘咳。

③ 用于脘腹、四肢挛急疼痛。本品善于缓急止痛，常与芍药同用，如芍药甘草汤。

④ 用于热毒疮疡、咽喉肿痛及药物、食物中毒。本品长于解毒，临床应用十分广泛。用于食物中毒，可单用或与绿豆同用。

⑤ 用于调和药性。本品缓解药物毒性、烈性。

【用量用法】 2～10g。煎服。清火解毒宜生用，补中缓急宜炙用。

【使用注意】 不宜与海藻、京大戟、红大戟、芫花、甘遂同用。

【参考】 甘草经加工制成的浸膏，名“甘草浸膏”。经甘草浸膏加工制成的流浸膏，名“甘草流浸膏”。常与化痰止咳药配伍应用，能减轻对咽部黏膜的刺激，并缓解平滑肌痉挛与去氧皮质酮样作用。用于支气管炎、咽喉炎、支气管哮喘、慢性肾上腺皮质功能减退症。

山　药

【来源】 本品为薯蓣科植物薯蓣的干燥根茎。

【性味归经】 甘，平。归脾、肺、肾经。

【功效】 补脾养胃，生津益肺，补肾涩精。

【应用】 ① 用于脾虚食少，久泻不止。本品补脾养胃，且能止泻。常与人参、茯苓、白术等同用，如参苓白术散。

② 用于肺虚喘咳。本品能补益肺气，兼滋养肺阴。常与党参、麦冬、五味子等同用。

③ 用于肾虚遗精，带下，尿频。本品能补肾，且兼固涩作用。常与熟地、山萸肉等同用，如六味地黄丸。

④ 用于虚热消渴。本品补气养阴而止渴。多以本品大量水煎代茶饮。也常与葛根、黄芪、天花粉等配伍。

【用量用法】 15～30g。煎服。麸炒可增加补脾止泻作用。

【使用注意】 本品养阴能助湿，故湿盛中满或有积滞者忌用。

【参考】 本品又名“薯蓣”。

太　子　参

【来源】 本品为石竹科植物孩儿参的干燥块根。

【性味归经】 甘、微苦，平。归脾、肺经。

【功效】 益气健脾，生津润肺。

【应用】 用于脾虚体倦，食欲不振，病后虚弱，气阴不足，自汗口渴，肺燥干咳。本品有近似人参的益气生津、补益脾肺作用，但药力较弱，属补气药中的清补之品。治脾虚倦怠食少，常与山药、扁豆等同用。治心悸失眠，常与五味子、酸枣仁等同用。治肺燥干咳，常与沙参、麦冬等同用。治津亏口渴，常与石斛、天花粉等同用。

【用量用法】 9～30g。煎服。

【参考】 本品又名“童参”、“孩儿参”。

大 枣

【来源】 本品为鼠李科植物枣的干燥成熟果实。

【性味归经】 甘，温。归脾、胃、心经。

【功效】 补中益气，养心安神。

【应用】 ① 用于脾气虚弱之食少、倦怠乏力、便溏。单用有效，或与人参、白术、茯苓等同用。

② 用于脏躁及失眠证。本品有养心安神的功效，为治心神无主脏躁证的要药。常与小麦、甘草同用。

此外，本品与部分药性峻烈或有毒的药物同用，可保护胃气，缓和毒烈药性。

【用量用法】 6～15g。劈破煎服。

灵 芝

【来源】 本品为多孔菌科真菌赤芝或紫芝的干燥子实体。

【性味归经】 甘，平。归心、肺、肝、肾经。

【功效】 补气安神，止咳平喘。

【应用】 ① 用于心神不宁，失眠心悸，虚劳短气，不思饮食等。

② 现代临床常用治神经衰弱、慢性支气管哮喘、慢性肝炎、消化不良等。

【用量用法】 6～12g。煎服。

蜂 蜜

【来源】 本品为蜜蜂科昆虫中华蜜蜂或意大利蜂所酿的蜜。

【性味归经】 甘，平。归肺、脾、大肠经。

【功效】 补中，润燥，止痛，解毒；外用生肌敛疮。

【应用】 ① 用于脾胃虚弱之倦怠食少，脘腹疼痛。本品补中，并可缓和药性，常作为滋补的丸药、膏剂的赋形剂。

② 用于肺虚久咳及肺燥干咳证。单用冲服或配成复方。

③ 用于肠燥便秘证。单用冲服或与生地、火麻仁、当归等同用。

④ 用于解乌头类药毒。与乌头类药同煎，可降低其毒性。

⑤ 本品外用，对疮疡肿毒、溃疡、烫火伤有解毒、防腐、生肌的作用。

【用量用法】 15～30g。煎服或冲服。外用适量。

二、补血药

当 归

【来源】 本品为伞形科植物当归的干燥根。

【性味归经】 甘、辛，温。归肝、心、脾经。

【功效】 补血活血，调经止痛，润肠通便。

【应用】 ① 用于血虚萎黄，眩晕心悸。本品有良好的补血作用，为补血要药，适用于血虚所致的各种证候。又有活血作用，对血虚兼血瘀者，有兼顾之效。常与黄芪等补气药同用。

② 用于月经不调，经闭痛经。本品补血活血，又善止痛，为妇科调经要药。适用于瘀血所致的上述妇科诸证。常与熟地、川芎、白芍同用，如四物汤。

③ 用于虚寒腹痛，跌打损伤，风湿痹痛。本品善止血虚血瘀之痛，且可散寒，适用于血虚兼血瘀的上述诸痛证。

④ 用于痈疽疮疡。本品补血活血，可起到消肿、排脓生肌的功效。常与金银花、赤芍、穿山甲等同用。

⑤ 用于血虚肠燥便秘。本品长于补血润肠。常与熟地、火麻仁等同用。

【用量用法】 6～12g。煎服。一般生用，酒炒增强活血之效。

【参考】 当归经加工制成的流浸膏，名“当归流浸膏”。功效：养血调经。主治：血虚血瘀所致的月经不调、痛经。

熟地黄

【来源】 本品为生地黄的炮制加工品。

【性味归经】 甘，微温。归肝、肾经。

【功效】 补血滋阴，填精益髓。

【应用】 ① 用于血虚萎黄，心悸怔忡，月经不调，崩漏下血。本品为滋阴补血要药，适用于血虚诸症及妇女月经不调、崩漏等。常与当归、白芍等同用，如四物汤。

② 用于肝肾阴虚之腰膝酸软，骨蒸潮热，盗汗遗精，内热消渴。本品又为滋阴的主药。常与山药、山萸肉等同用，如六味地黄丸。

③ 用于精血亏虚之眩晕，耳鸣，须发早白。本品既能养血滋阴，又能填精益髓。用于成人早衰及小儿发育迟缓诸症，常与鹿茸、何首乌、肉苁蓉等同用。

【用量用法】 9～15g。煎服。

【使用注意】 本品性质滋腻，凡湿滞脾胃、腹胀便溏者慎用。

白芍

【来源】 本品为毛茛科植物芍药的干燥根。

【性味归经】 苦、酸，微寒。归肝、脾经。

【功效】 养血调经，敛阴止汗，柔肝止痛，平抑肝阳。

【应用】 ① 用于血虚面色萎黄，月经不调证。本品既能养血，又能调经，为补血、调经常用药。常与当归、川芎、熟地同用，如四物汤。

② 用于肝阳上亢之头痛眩晕。本品能平抑肝阳，兼能止痛。常与生地、牛膝、代赭石等药同用。

③ 用于胁痛、腹痛、四肢拘急疼痛。本品长于养血柔肝，缓急止痛。尤宜于血虚筋脉失养所致的四肢拘急疼痛，常与甘草同用。治血虚肝郁之胁痛，常与当归、白术、柴胡等同用，如逍遥散。

④ 用于盗汗、自汗。本品有一定的止汗作用。治阴虚盗汗，常与知母、黄柏等同用。治表虚自汗，常与黄芪、白术等同用。

【用量用法】 6～15g。煎服。

【使用注意】 不宜与藜芦同用。

阿　胶

【来源】 本品为马科动物驴的干燥皮或鲜皮经煎煮、浓缩制成的固体胶。

【性味归经】 甘，平。归肺、肝、肾经。

【功效】 补血滋阴，润燥，止血。

【应用】 ① 用于血虚之面色萎黄，眩晕，心悸，肌痿无力。本品也为补血要药，又长于止血，尤宜于失血所致血虚诸症。常与党参、黄芪、当归、熟地等同用。

② 用于吐血尿血，便血崩漏，妊娠胎漏。本品长于止血，为止血的要药。适用于各种出血证。因能补血滋阴，尤宜于血虚、阴虚之出血者。单用有效。

③ 用于心烦不眠。本品不仅补血，且可滋阴。常与黄连、白芍、鸡子黄等同用，治热病伤阴、心烦不眠。

④ 用于肺燥咳嗽，劳嗽咯血。本品既能滋阴润肺，又能止血。常与麦冬、天冬、川贝、百部等同用。治燥邪伤肺之干咳，常与石膏、麦冬、杏仁、桑叶等同用。

⑤ 用于虚风内动之头晕目眩等。本品能滋养肝肾之阴。常与生地、钩藤、石决明等同用。

【用量用法】 3～9g。烊化兑服。

【使用注意】 本品性滋腻，有碍消化，胃弱便溏者慎用。

何　首　乌

【来源】 本品为蓼科植物何首乌的干燥块根。

【性味归经】 苦、甘、涩，微温。归肝、心、肾经。

【功效】 制首乌：补肝肾，益精血，乌须发，强筋骨，化浊降脂。生首乌：解毒，消痈，润肠通便。

【应用】 ①（制首乌）用于肝肾精血亏虚之眩晕耳鸣、须发早白、腰膝酸软、视力减退、肢体麻木、崩漏带下，高脂血症。本品既能补血，又能益精、乌须发。常与熟地、菟丝子、枸杞子等同用。

②（生首乌）用于久疟。常与当归、人参、陈皮等同用。

③（生首乌）用于疮痈、瘰疬、风疹瘙痒。内服外用均可。单用或与金银花、连翘、苦参等同用。

④（生首乌）用于肠燥便秘。常与当归、火麻仁同用。

此外，现代常用制首乌治疗高脂血症。

【用量用法】 3～6g。煎服。

龙　眼　肉

【来源】 本品为无患子科植物龙眼的假种皮。

【性味归经】 甘，温。归心、脾经。

【功效】 补益心脾，养血安神。

【应用】 用于气血不足之心悸怔忡、健忘失眠、血虚萎黄。本品补心脾、益气血，既不滋腻，又不壅气，为滋补的良药。单用有效。也常与黄芪、人参、当归、酸枣仁等同用，如归脾汤。也可作食品常服，以调养气血，常与红枣、粳米煮粥。

【用量用法】 9～15g。煎服。

三、补阳药

鹿　　茸

【来源】 本品为鹿科动物梅花鹿或马鹿的雄鹿头上未骨化密生茸毛的幼角，前者习称“花鹿茸”，后者习称“马鹿茸”。

【性味归经】 甘、咸，温。归肾、肝经。

【功效】 壮肾阳，益精血，强筋骨，调冲任，托疮毒。

【应用】 ① 用于肾阳不足，阳痿滑精、宫冷不孕、神疲畏寒、腰脊冷痛、眩晕、耳鸣耳聋。本品能峻补元阳，益精血。适用于肾阳虚所致上述诸症。可单用研末服，也常与人参、熟地、枸杞子等同用，如参茸固本丸。

② 用于精血亏虚之小儿发育不良及成人早衰。本品能补火助阳、益精补血。常与熟地、山萸肉、山药等同用。

③ 用于冲任不固之崩漏带下。本品能补益肝肾，调理冲任，尤宜于冲任虚寒不固者，常与海螵蛸、禹余粮等同用。

④ 用于阴疽不敛。本品有温补托毒外出的功效。用于疮顶塌陷、难溃难腐者，常与黄芪、附子、当归等同用。若疮疡后期，久溃不敛者，可用本品研末外敷。

【用量用法】 1～2g。研末冲服或入丸散剂。

【使用注意】 服用宜小量开始，缓缓增加，以免骤用大量而致衄血、吐血、尿血、目赤、头晕、中风。此外，实热、痰火内盛及外感热病者禁用。

淫　羊　藿

【来源】 本品为小檗科植物淫羊藿、箭叶淫羊藿、柔毛淫羊藿、巫山淫羊藿或朝鲜淫羊藿的干燥地上部分。

【性味归经】 辛、甘，温。归肝、肾经。

【功效】 补肾阳，强筋骨，祛风湿。

【应用】 ① 用于肾阳虚之阳痿遗精、宫寒不孕、尿频、遗尿。本品补肾阳，以壮阳见长，不仅壮阳起痿，还能改善因肾阳虚所致精子生成减少、活动低下或畸形。单用浸酒服，也常与熟地、枸杞子、仙茅等同用。

② 用于风湿痹痛、筋骨痿软、肢体麻木拘挛。本品长于补肾阳，兼强筋骨、祛风湿。尤宜于久病及肾，或素体肾阳不足，筋骨不健而患风湿痹证者。常与威灵仙、巴戟天等同用。

【用量用法】 6～10g。煎服或入丸、散、酒剂。

【使用注意】 阴虚火旺及湿热痹证禁用。

【参考】 本品又名“仙灵脾”。

杜　　仲

【来源】 本品为杜仲科植物杜仲的干燥树皮。

【性味归经】 甘，温。归肝、肾经。

【功效】 补肝肾，强筋骨，安胎。

【应用】 ① 用于肝肾不足，筋骨无力，腰膝酸痛，头晕目眩。本品补益肝肾，尤长于强筋骨，为治上述病证的要药。可单用本品，水、酒各半煮服，也常与补骨脂、核桃仁等同用。治头晕目眩，常与石决明、黄芩、钩藤等配伍。

② 用于肾虚之妊娠漏血、胎动不安或滑胎。本品补益肝肾，有安胎的功效。治肝肾亏虚所致的胎元不固诸症，可单用本品研末，用枣肉为丸。也常与菟丝子、续断等同用。治滑胎，也常与续断、黄芪、当归等同用。

【用量用法】 6～10g。煎服。盐水炙后，有效成分易于溶出，故疗效较生用为佳。

肉苁蓉

【来源】 本品为列当科植物肉苁蓉的干燥带鳞叶的肉质茎。

【性味归经】 甘、咸，温。归肾、大肠经。

【功效】 补肾阳，益精血，润肠通便。

【应用】 ① 用于肾阳不足，精血亏虚，阳痿、不孕、腰膝冷痛、筋骨无力。本品补肾阳，益精血，且补而不燥，药力和缓。治阳痿，常与菟丝子、五味子同用。治不孕，常与熟地、紫河车同用。治筋骨无力常与巴戟天、杜仲同用。

② 用于肠燥便秘。本品具有平和的润肠通便作用，尤宜于老人或精亏血虚之肠燥便秘。可单用大剂量煎服。也常与火麻仁等同用。

【用量用法】 6～12g。煎服。单味大剂量煎服，可用至30g。

续断

【来源】 本品为川续断科植物川续断的干燥根。

【性味归经】 苦、辛，微温。归肝、肾经。

【功效】 补肝肾，强筋骨，续折伤，止崩漏。

【应用】 ① 用于腰膝酸软，风湿痹痛，崩漏。本品既能补肝肾，又能行血脉，有补而不滞的特点。治腰膝酸软、风湿痹痛，常与牛膝、杜仲等同用。治崩漏，常与熟地、黄芪等同用。

② 用于跌扑损伤，筋伤骨折。本品能强筋骨、续折伤，为伤科常用药。常与骨碎补、血竭、自然铜等同用。

③ 用于崩漏、胎漏。尤宜于肾虚冲任不固者。常与续断、桑寄生、菟丝子同用。

【用量用法】 9～15g。煎服。酒续断多用于风湿痹痛，跌扑损伤。盐续断多用于腰膝酸软。

补骨脂

【来源】 本品为豆科植物补骨脂的干燥成熟果实。

【性味归经】 辛、苦，温。归肾、脾经。

【功效】 温肾助阳，纳气平喘，温脾止泻；外用消风祛斑。

【应用】 ① 用于阳痿、遗精，遗尿、尿频，腰膝冷痛。本品能温肾助阳，固精缩尿。

治阳痿、遗精，常与菟丝子、鹿角胶等同用。治遗尿、尿频，常与益智仁同用。治腰膝冷痛，常与杜仲、核桃仁等同用。

② 用于脾肾阳虚之五更泄泻。本品有壮肾阳、温脾阳、止泻的功效。常与肉豆蔻、五味子、吴茱萸同用，如四神丸。

③ 用于肾不纳气之虚喘。有标本兼顾之效。常与附子、肉桂等同用。

此外，本品研末用酒制成20%～30%酊剂，外涂治疗白癜风、斑秃。

【用量用法】 6～10g。煎服。外用适量。

【参考】 本品又名“破故纸”。

益　智　仁

【来源】 本品为姜科植物益智的干燥成熟果实。

【性味归经】 辛，温。归脾、肾经。

【功效】 暖肾固精缩尿，温脾止泻摄唾。

【应用】 ① 用于肾气虚寒之小便频数、遗尿、遗精。本品作用偏于固涩，以缩尿见长。常与山药、乌药等同用。

② 用于脾肾虚寒之口多唾涎，腹中冷痛，泄泻。本品长于摄唾，且能止泻，又能温中。常与党参、白术、陈皮等同用。

【用量用法】 3～10g。煎服。

菟　丝　子

【来源】 本品为旋花科植物菟丝子的干燥成熟种子。

【性味归经】 甘，温。归肝、肾、脾经。

【功效】 补益肝肾，固精缩尿，安胎，明目，止泻；外用消风祛斑。

【应用】 ① 用于肝肾不足之腰膝酸软，阳痿遗精，遗尿尿频。本品既补肾阳，又补肾阴，且有固精缩尿的功效。治阳痿，常与五味子、枸杞子、覆盆子等同用。治尿有余沥、遗尿尿频，常与五味子、桑螵蛸、鹿茸等同用。

② 用于肝肾不足，目昏耳鸣。本品能补肝益精明目。常与菟丝子、熟地等同用。

③ 用于脾虚便溏或泄泻。本品有补脾止泻的功效。常与黄芪、党参、白术等同用。

④ 用于肾虚胎漏，胎动不安。适用于肾虚冲任不固者，常与桑寄生、续断等同用。

⑤ 本品酒浸外涂，可治疗白癜风。

【用量用法】 6～12g。煎服。外用适量。

蛤　蚧

【来源】 本品为壁虎科动物蛤蚧的干燥体。

【性味归经】 咸，平。归肺、肾经。

【功效】 补肺益肾，纳气定喘，助阳益精。

【应用】 ① 用于肝肾不足，劳嗽咳血，虚喘气短。本品既能补肺肾，又能纳气定喘，为治劳嗽虚喘之要药，对肾不纳气之虚喘，尤为有效。常与人参、杏仁、贝母等同用。

② 用于阳痿，遗精。本品补肾阳，益肾精。可单用浸酒服，也常与人参、鹿茸、淫羊

藿等同用。

此外，本品还可用于肾虚早衰体弱，有补益强壮作用。

【用量用法】 3～6g。煎服。研末服，每次1～2g，一日三次。多入丸散或酒剂。

巴戟天

【来源】 本品为茜草科植物巴戟天的干燥根。

【性味归经】 甘、辛，微温。归肾、肝经。

【功效】 补肾阳，强筋骨，祛风湿。

【应用】 ① 用于肾阳虚之阳痿、遗精、宫冷不孕、月经不调、少腹冷痛等。本品有补肾壮阳的功效。治阳痿不孕，常与人参、山药、覆盆子等同用。治月经不调、少腹冷痛，常与肉桂、吴茱萸、高良姜等同用。

② 用于风湿痹痛或筋骨痿软。本品补肾阳，强筋骨，祛风湿。尤宜于肾阳虚兼风湿者。常与附子、牛膝等同用。

【用量用法】 3～10g。煎服。

骨碎补

【来源】 本品为水龙骨科植物槲蕨的干燥根茎。

【性味归经】 苦，温。归肾、肝经。

【功效】 疗伤止痛，补肾强骨。外用消风祛斑。

【应用】 ① 用于肾虚之腰痛脚软、耳鸣耳聋、牙齿松动。本品有补肾之功。治肾虚之耳鸣耳聋、牙齿松动，常与熟地、山萸肉等同用。治肾虚之腰痛脚软，常与补骨脂、牛膝、核桃仁等同用。

② 用于跌打闪挫，筋骨折伤。常与自然铜、炙龟甲等同用。也可用本品研末外敷。

此外，本品浸酒外用，治斑秃、白癜风，有一定疗效。

【用量用法】 3～9g。煎服。鲜品6～15g。外用适量。

【参考】 本品又名“猴姜”、“毛姜”、“申姜”。

冬虫夏草

【来源】 本品为麦角菌科真菌冬虫夏草菌寄生在蝙蝠蛾科昆虫幼虫上的子座及幼虫尸体的复合体。

【性味归经】 甘，平。归肺、肾经。

【功效】 补肺益肾，止血化痰。

【应用】 ① 用于久咳虚喘，劳嗽咯血。本品既补肾阳，又益肺阴，且止血化痰，为治劳嗽虚喘的要药。可单用常服，或与补益肺肾药同用。

② 用于肾虚精亏，阳痿遗精、腰膝酸痛。本品有一定的壮阳起痿添精之效。单用浸酒，或与杜仲、巴戟天、淫羊藿等同用。

此外，病后体虚，易感外邪者，用本品同鸡、鸭、猪肉等炖食。也可入丸散。

【用量用法】 3～9g。煎服或炖服或入丸、散、酒剂。

【使用注意】 有表邪者不宜用。

【参考】 ① 本品又名“冬虫草”、“虫草”。

② 现有用发酵虫草菌粉 Cs-4 或 Cs-C-Q80 制成的胶囊（片），分别为“金水宝胶囊”、“金水宝片”、“百令胶囊”。

金水宝胶囊（片），功效：补益肺肾，秘精益气。主治：肺肾两虚，精气不足，久咳虚喘，神疲乏力，不寐健忘，腰膝酸软，月经不调，阳痿早泄等症；慢性支气管炎、慢性肾功能不全、高脂血症、肝硬化见上述证候者。

百令胶囊，功效：补肺肾，精益气。主治：肺肾两虚引起的咳嗽、气虚、咯血、腰背酸痛；慢性支气管炎的辅助治疗。

核　桃　仁

【来源】 本品为胡桃科植物胡桃的干燥成熟种子。

【性味归经】 甘，温。归肾、肺、大肠经。

【功效】 补肾，温肺，润肠。

【应用】 ① 用于肾阳不足腰膝酸软，阳痿遗精。本品补阳作用缓和，多作辅助药，常与杜仲、补骨脂等同用。

② 用于虚寒喘嗽。本品能温肺而定喘咳。常与人参、生姜等同用。也可用白蜜二斤，核桃仁二斤，隔水炖熟，不定时分次服，用于虚寒喘嗽或肺虚久咳。

③ 用于肠燥秘结。本品富含油脂，能润肠通便。尤宜于老人或病后肠燥便秘而肾阳不足者。可单用或与火麻仁、柏子仁、当归等同用。

【用量用法】 6～9g。煎服。

紫　河　车

【来源】 本品为健康人的干燥胎盘。

【性味归经】 甘、咸，温。归肺、肝、肾经。

【功效】 温肾补精，益气养血。

【应用】 ① 用于肾气不足、精亏血虚之不孕、阳痿遗精、头晕、耳鸣等。本品能补肝肾、益精血，兼有补阳作用，但药力缓和，常与其他补益药同用。

② 用于虚劳羸瘦、食少气短、面色萎黄及产后乳少。本品有益气养血的功效。常与人参、当归、熟地、黄芪等同用。

③ 用于久咳虚喘，骨蒸劳嗽。本品既能补益肺气，又能补肾纳气。尤其在不发作时服用，可以扶正固本，减少发作。单用或与人参、山药等同用。若兼阴虚内热者，当配伍熟地、龟甲、黄柏等养阴清热之品。

【用量用法】 2～3g。研末或装入胶囊吞服。一日 2～3 次。如用新鲜胎盘，每次半个至一个，炖服。

【使用注意】 阴虚火旺者不宜单独使用。

沙　苑　子

【来源】 本品为豆科植物扁茎黄芪的干燥成熟种子。

【性味归经】 甘，温。归肝、肾经。

【功效】 温补肝肾，固精缩尿，养肝明目。

【应用】 ① 用于肾虚之腰痛、遗精早泄、小便余沥、白浊带下。本品补肾固精、缩尿，且补而能涩，有标本兼顾之效。可单用本品治肾虚腰痛。治遗精早泄、小便余沥、白浊带下，常与芡实、莲子、煅龙骨等同用。

② 用于肝肾不足之眩晕目暗昏花。本品既能温补肝肾，又能明目。常与枸杞子、菟丝子、熟地、菊花等同用。

【用量用法】 9～15g。煎服。

【参考】 本品又名“沙苑蒺藜”、“潼蒺藜”。

仙 茅

【来源】 本品为石蒜科植物仙茅的干燥根茎。

【性味归经】 辛，热；有毒。归肾、肝、脾经。

【功效】 补肾阳，强筋骨，祛寒湿。

【应用】 ① 用于命门火衰之阳痿精冷、腰膝冷痛、遗精、尿频、阳虚冷泻及早衰。本品长于助阳，可单用浸酒，或与肉苁蓉、枸杞子、熟地等同用。

② 用于风湿久痹。本品能补肾阳、祛风湿，对风湿痹证兼肾阳虚者尤为适宜。常与威灵仙、姜黄等同用。

此外，本品有一定的降压作用，适用于高血压有肾阳不足表现者。

【用量用法】 3～10g。煎服或浸酒服。

【使用注意】 本品药性燥热，有小毒，阴虚火旺者忌用。不可久服或过量。

狗 脊

【来源】 本品为蚌壳蕨科植物金毛狗脊的干燥根茎。

【性味归经】 苦、甘，温。归肝、肾经。

【功效】 祛风湿，补肝肾，强腰脊。

【应用】 ① 用于腰膝酸软，下肢无力，风湿痹痛。本品补肝肾，强腰脊，温散风湿。对于肝肾亏虚，兼有风寒湿所致的上述病证最为适用。常与杜仲、牛膝、续断等同用。

② 用于肾气不固之尿频、遗尿、带下清稀量多。本品有温补固摄作用。治肾虚尿频、遗尿，常与益智仁、桑螵蛸等同用。治带下清稀量多，常与鹿茸、鹿角霜等配伍。

【用量用法】 6～12g。煎服。

【参考】 本品又名“金毛狗脊”。

四、补阴药

北 沙 参

【来源】 本品为伞形科植物珊瑚菜的干燥根。

【性味归经】 甘、微苦，微寒。归肺、胃经。

【功效】 清肺养阴，益胃生津。

【应用】 ① 用于肺热阴虚之燥咳、劳嗽痰血或咽干音哑。本品能清肺热，补肺阴。适用于阴虚肺燥有热之上述诸症。治燥热伤肺的干咳少痰，常与麦冬、玉竹等同用，如沙参麦冬汤。治肺受火刑的咳嗽音哑，常与麦冬、天冬、诃子等同用。

② 用于胃阴不足，热病伤津咽干口渴，饥不欲食，大便干结。本品能养阴，益胃生津。

常与麦冬、生地、玉竹等同用，如益胃汤。

【用量用法】 5～12g。煎服。

【使用注意】 不宜与藜芦同用。

麦　冬

【来源】 本品为百合科植物麦冬的干燥块根。

【性味归经】 甘、微苦，微寒。归心、肺、胃经。

【功效】 养阴生津，润肺清心。

【应用】 ① 用于肺燥干咳，阴虚痨嗽。本品既能养肺阴，又能润肺燥，适用于肺阴不足而有燥热之证。常与桑叶、杏仁、阿胶等同用，如清燥救肺汤。

② 用于胃阴不足之舌干口渴、饥不欲食、大便干结。本品能滋养胃阴而生津，兼清胃热。适用于胃阴不足兼有热所致的上述诸症。常与沙参、玉竹、生地等同用。

③ 用于心烦失眠。本品具有清心、除烦、安神的作用。适用于心阴虚有热的心烦失眠。常与生地、酸枣仁等同用，如天王补心丹。

【用量用法】 6～12g。煎服。

【参考】 本品又名“寸冬”、“麦门冬”。

枸　杞　子

【来源】 本品为茄科植物宁夏枸杞的干燥成熟果实。

【性味归经】 甘，平。归肝、肾经。

【功效】 滋补肝肾，益精明目。

【应用】 ① 用于虚劳精亏，腰膝酸痛，眩晕耳鸣，阳痿遗精，内热消渴，血虚萎黄，目昏不明。本品为滋补肝肾、明目的良药。凡肝肾阴虚所致的上述诸症，均可应用。治肝肾阴虚之眩晕耳鸣、目昏不明、视力减退，常与菊花、熟地等同用，如杞菊地黄丸。

② 用于早衰证。本品能益精补血，适用于精亏血虚之早衰证。可单用本品蒸熟或熬膏服。也常与菟丝子、怀牛膝、何首乌等同用。

【用量用法】 6～12g。煎服。

鳖　甲

【来源】 本品为鳖科动物鳖的背甲。

【性味归经】 咸，微寒。归肝、肾经。

【功效】 滋阴潜阳，退热除蒸，软坚散结。

【应用】 ① 用于阴虚阳亢，头晕目眩，虚风内动，手足瘈疭。本品能滋阴潜阳。常与牡蛎、生地、阿胶等同用。

② 用于阴虚发热，劳热骨蒸。本品滋阴清热，滋阴弱于龟板，但清热作用较龟甲强。常与生地、青蒿、丹皮、知母等同用。

③ 用于癥瘕，经闭，久疟疟母。本品长于软坚散结。治疟疾日久不愈而致的肝脾肿大，常与大黄、桃仁、丹皮等同用。

【用量用法】 9～24g。捣碎，先煎。滋阴潜阳易生用，软坚散结易醋炙用。本品经砂炒醋淬后，有效成分更容易煎出。

龟 甲

【来源】 本品为龟科动物乌龟的背甲及腹甲。

【性味归经】 咸、甘，微寒。归肝、肾、心经。

【功效】 滋阴潜阳，益肾健骨，养血补心，固经止崩。

【应用】 ① 用于阴虚阳亢或热病伤阴之虚风内动。本品滋阴可以潜阳。常与生地、牡蛎、白芍、石决明等同用。

② 用于肝肾阴虚之筋骨不健，腰膝酸软，小儿囟门不合。本品长于滋阴益肾，又能健骨。常与熟地、知母、黄柏同用，如虎潜丸。

③ 用于阴虚血热，冲任不固之崩漏、月经过多等。本品滋阴养血，又能止血。常与生地、栀子等同用。

④ 用于心血虚之惊悸、失眠、健忘。本品具有养血补心的功效。常与龙骨、远志、菖蒲等同用。

【用量用法】 9～24g。先煎。本品经砂炒醋淬后，有效成分更容易煎出。

石 斛

【来源】 本品为兰科植物环草石斛、马鞭石斛、黄草石斛、铁皮石斛或金钗石斛的新鲜或干燥茎。

【性味归经】 甘，微寒。归胃、肾经。

【功效】 益胃生津，滋阴清热。

【应用】 ① 用于热病津伤，口干烦渴，胃阴不足，食少干呕。本品善养胃阴而生津液。常与鲜生地、天花粉、麦冬等同用。

② 用于病后虚热不退，阴虚火旺，骨蒸劳热。本品又能滋肾阴，清虚热。适用于阴虚津亏，虚热不退。常与生地、麦冬等同用。

③ 用于目暗不明。本品具有明目作用。常与枸杞子、熟地、菟丝子等同用，如石斛夜光丸。

【用量用法】 6～12g。鲜品 15～30g。宜先煎。单用可久煎。

黄 精

【来源】 本品为百合科植物滇黄精、黄精或多花黄精的干燥根茎。

【性味归经】 甘，平。归脾、肺、肾经。

【功效】 补气养阴，健脾，润肺，益肾。

【应用】 ① 用于脾胃虚弱，体倦乏力，胃阴不足，口干食少。本品既能补脾气，又能益脾阴。常与沙参、麦冬、谷芽等同用。

② 用于肺虚燥咳。本品能滋阴润肺。可单用煎膏服，或与沙参、知母、贝母等同用。

③ 用于精血不足，腰膝酸软，须发早白。本品能补益肾精以延缓衰老。可单用，或与枸杞子蒸熟或熬膏长期服。

④ 用于内热消渴。常与黄芪、天花粉、麦冬、生地等同用。

【用量用法】 9～15g。煎服。

天　冬

【来源】 本品为百合科植物天冬的干燥块根。

【性味归经】 甘、苦，寒。归肺、肾经。

【功效】 养阴润燥，清肺生津。

【应用】 ① 用于肺燥干咳，顿咳痰黏，咽干口渴。本品能养肺阴，清肺热，润燥止咳。常与麦冬同用，如二冬膏。

② 用于热病伤津舌干口渴及消渴。本品既能清热养阴，又能生津止渴。常与生地、人参、麦冬等同用。

③ 用于肠燥便秘。本品有益胃生津作用，可用于津亏肠燥便秘。常与当归、肉苁蓉等同用。

【用量用法】 6～12g。煎服。

玉　竹

【来源】 本品为百合科植物玉竹的干燥根茎。

【性味归经】 甘，微寒。归肺、胃经。

【功效】 养阴润燥，生津止渴。

【应用】 ① 用于肺胃阴伤，燥热咳嗽，咽干口渴。本品能养肺胃之阴而润燥，虽作用缓和，但不滋腻敛邪。常与沙参、麦冬同用，如沙参麦冬汤。

② 用于内热消渴。本品能养胃阴，清胃热，适用于胃阴虚有热者。常与石膏、知母、麦冬、天花粉等同用。

【用量用法】 6～12g。煎服。

百　合

【来源】 本品为百合科植物卷丹、百合或细叶百合的干燥肉质鳞叶。

【性味归经】 甘，微寒。归心、肺经。

【功效】 养阴润肺，清心安神。

【应用】 ① 用于阴虚燥咳，痰中带血。本品清肺润肺之力不及北沙参，但具有一定的止咳祛痰作用。常与生地、玄参、贝母等同用，如百合固金汤。

② 用于虚烦惊悸、失眠多梦、精神恍惚。本品清心安神，且作用平和，补虚不碍邪，祛邪而不伤正。适用于热病伤阴，余热未尽所致的上述诸症。常与生地、知母等同用。

【用量用法】 6～12g。煎服。

桑　椹

【来源】 本品为桑科植物桑的干燥果穗。

【性味归经】 甘、酸，寒。归心、肝、肾经。

【功效】 滋阴补血，生津润燥。

【应用】 ① 用于眩晕耳鸣、目暗昏花、心悸失眠、须发早白。本品具有滋阴补血的功效。适用于阴亏血虚所致的上述诸症。可用本品与蜂蜜熬膏，或研末蜜丸服。也可与何首乌、女贞子、墨旱莲等同用。

② 用于津伤口渴和内热消渴。本品又能滋阴生津止渴。常与生地、麦冬、天花粉等同用。

③ 用于肠燥便秘。适用于阴亏血虚者。常与火麻仁、生何首乌等同用。

【用量用法】 9～15g。煎服。

墨 旱 莲

【来源】 本品为菊科植物鳢肠的干燥地上部分。

【性味归经】 甘、酸，寒。归心、肝、肾经。

【功效】 滋补肝肾，凉血止血。

【应用】 ① 用于肝肾阴虚，牙齿松动，须发早白，眩晕耳鸣，腰膝酸软。本品能滋补肝肾之阴。适用于肝肾阴虚所致的上述诸症。可单用煎膏，也常与女贞子同用，即二至丸。

② 用于吐血、衄血、尿血、血痢、崩漏下血。本品性寒，凉血止血，尤宜于阴虚血热所致的各种出血证。可单用，也常与生地、白茅根、阿胶等同用。

此外，本品研末或鲜者捣烂外敷，用于外伤出血。

【用量用法】 6～12g。煎服。外用适量。

【参考】 本品又名“旱莲草”。

女 贞 子

【来源】 本品为木犀科植物女贞的干燥成熟果实。

【性味归经】 甘、苦，凉。归肝、肾经。

【功效】 滋补肝肾，明目乌发。

【应用】 ① 用于肝肾阴虚，眩晕耳鸣，腰膝酸软，须发早白，目暗不明。本品补益肝肾而有明目之效。适用于肝肾阴虚所致的上述诸症。常与墨旱莲同用，即二至丸。

② 用于内热消渴，骨蒸潮热。本品补肝肾之阴，善清虚热。常与知母、地骨皮、生地等同用。

【用量用法】 6～12g。煎服。

第二节 补 益 剂

凡以补益药为主，具有补益作用，治疗各种虚证的方剂，统称补益剂。本类方剂是根据“虚则补之”、“损者益之”以及“形不足者，温之以味；精不足者，补之以味”的理论立法，属于“八法”中的“补法”。

人体的气、血、阴、阳不足而产生的病证谓之虚证。引起虚证的原因很多，但总属先天不足或后天失调所致的五脏虚损，故虚证有气虚、血虚、气血两虚、阴虚、阳虚、阴阳两虚等证。补益剂相应分为补气、补血、气血双补、补阴、补阳、阴阳双补六类。

补气剂，适用于脾肺气虚的病证。常用补气药如人参、党参、黄芪、白术、甘草等为主组成方剂。根据兼证的不同，分别配伍行气、升阳举陷、渗湿等药物。代表方如补中益气汤、四君子汤等。

补血剂，适用于血虚证。常用熟地、当归、白芍、阿胶等为主组成方剂。根据病证的需要和药物的特性，适当配伍活血祛瘀、补气或醒脾理气和胃之品，代表方如四物汤、归脾汤等。

气血双补剂，适用于气血两虚证。常用补气之人参、党参、黄芪、甘草，补血之熟地、当归、白芍、阿胶等并用组成方剂。常根据气血虚的程度，决定补气与补血的主次，并适当配理气活血之品，使补而不滞，代表方如八珍汤、炙甘草汤等。

补阴剂，适用于阴虚证。常用北沙参、麦冬、鳖甲、龟甲、百合等为主组成方剂。阴虚阳亢常配伍清热等药物，代表方如六味地黄丸等。

补阳剂，适用于阳虚证。常用附子、肉桂、淫羊藿、仙茅、巴戟天等为主组成方剂，同时配伍补阴药以制补阳药的温燥。肾不化气、水湿内停者，常配伍利水渗湿药，代表方如肾气丸等。

应用补益剂应注意以下事项。①辨清虚证的实质和具体病位，即分辨气血阴阳之亏损，对应予以补益。②辨清虚实真假，避免误用攻伐或补益之剂，使虚者更虚，实者更实。③注意脾胃功能，补益药易于壅中滞气，对脾胃功能较差者，应配合理气醒脾之品，使之补而不滞。④注意煎服法，补益剂的药宜用慢火久煎，使药力尽出。服食以空腹或饭前为佳。急症不限。

补中益气汤

【组成】 黄芪 18g，甘草 9g，人参 6g，当归 3g，橘皮 6g，升麻 6g，柴胡 6g，白术 9g。

【用法】 水煎服。

【功用】 补中益气，升阳举陷。

【主治】 ① 脾胃气虚证。症见饮食减少，体倦乏力，少气懒言，面色㿠白，大便稀溏，舌淡，脉虚软无力。

② 气虚下陷证。症见脱肛，脏器脱垂，久泻，久痢。

③ 气虚发热证。症见身热，自汗，渴喜热饮，气短乏力，舌淡，脉虚大无力。

【方解】 本方所治病证由饮食劳倦、损伤脾胃，以致脾胃气虚、清阳下陷所致。治宜补中益气，升阳举陷。方中黄芪补中益气，升阳固表止汗，为君药。辅以人参、炙甘草、白术益气健脾，为臣药，与黄芪合用，增强其补中益气之功。当归养血和营，橘皮理气和胃，使诸药补而不滞，共为佐药。并以少量升麻、柴胡升阳举陷，协助君药以升提下陷之中气，为佐使药。炙甘草调和诸药，兼使药之用。诸药合用，使脾胃强健，气虚得补，气陷得升，则诸症自愈。

【使用注意】 阴虚发热及内热炽盛者忌用。

【参考】 ① 现代常用本方加减治疗内脏下垂、久泻、久痢、脱肛、重症肌无力、乳糜尿、慢性肝炎；妇科之子宫脱垂、胎动不安、月经过多；眼科之眼睑下垂、麻痹性斜视等属脾胃气虚或中气下陷者。

② 现有制成丸剂者（水丸、小蜜丸、大蜜丸），名“补中益气丸”。

六味地黄丸

【组成】 熟地黄 24g，山茱萸 12g，山药 12g，泽泻 9g，牡丹皮 9g，茯苓 9g。

【用法】 研细末，炼蜜为丸，每服 9g，1 日 2 次，空腹温开水送服。或水煎服。

【功用】 滋阴补肾。

【主治】 肾阴虚证。症见腰膝酸软，头晕目眩，耳鸣耳聋，遗精盗汗，小便淋漓，牙齿动摇，手足心热，消渴，骨蒸潮热，舌红少苔，脉沉细数。

【方解】本方所治病证，皆因肾阴亏损，虚火上炎所致。治宜滋阴补肾。方用熟地黄滋阴补肾，填精益髓，为君药。山茱萸滋养肝肾而涩精，山药补益脾阴而固精，共为臣药。三药相配，以达肝、脾、肾三阴并补。配以泽泻清泄肾火，并防熟地黄之滋腻；牡丹皮清泻肝火，并制山茱萸之温涩；茯苓淡渗脾湿，以助山药之健运，三药称“三泻”，均为佐药。全方配合三补三泻，滋补而不留邪，降泄而不伤正，相辅相成，构成通补开合之剂。

【使用注意】脾虚泄泻者慎用。

【参考】① 现代常用本方加减治疗慢性肾炎、高血压病、糖尿病、肺结核、肾结核、甲状腺功能亢进、中心性视网膜炎及无排卵性子宫出血、更年期综合征等属肾阴虚弱者。

② 现有制成颗粒剂、胶囊剂者，名“六味地黄颗粒”、“六味地黄胶囊”。

四君子汤

【组成】人参12g，白术9g，茯苓9g，炙甘草4.5g。

【用法】水煎服。

【功用】补中益气，健脾养胃。

【主治】脾胃气虚证。症见面色皖白，语音低微，气短乏力，食少便溏，舌淡苔白，脉虚弱。

【方解】本方所治病证由脾胃气虚，运化乏力所致。治宜补中益气，健脾养胃。方中人参甘温益气，健脾养胃，为君药。白术苦温、健脾燥湿，和人参益气健脾，为臣药。茯苓甘淡，健脾渗湿，为佐药。苓、术合用，则健脾祛湿之功更强。炙甘草甘温，益气和中，调和诸药，为使药。四药相配，可使脾胃之气健旺，运化复常，则诸症自除。

【参考】① 现代常用本方加减治疗慢性胃炎、胃及十二指肠溃疡等属脾胃气虚者。

② 现有制成水丸者，名“四君子丸”。

四物汤

【组成】熟地黄12g，当归10g，白芍10g，川芎6g。

【用法】水煎服。

【功用】补血调血。

【主治】营血虚滞证。症见头晕目眩耳鸣，心悸失眠，唇甲无华，妇女月经量少或闭经，脐腹作痛，舌淡，脉弦细或细涩。

【方解】本方所治病证由营血亏虚，血行不畅所致。治宜补血调血。方中熟地黄甘温长于滋阴养血，为君药。当归补血养肝，和血调经，为臣药。佐以白芍养血柔肝和营，川芎活血行滞，为使药。四药配合，则补中有通，补而不滞，滋而不腻，可使营血调和，则诸症自愈。

【参考】① 现代常用本方加减治疗神经性头痛，妇女月经不调，胎位不正，荨麻疹，以及过敏性紫癜等属营血虚滞者。

② 现有制成合剂者，名“四物合剂”。

归脾汤

【组成】白术3g，当归3g，茯苓3g，黄芪（炒）3g，远志3g，龙眼肉3g，酸枣仁（炒）3g，人参6g，木香1.5g，炙甘草1g。

【用法】 加生姜5片，红枣3～5枚，水煎服。

【功用】 益气补血，健脾养心。

【主治】 心脾气血两虚证。症见心悸怔忡、失眠健忘、发热、体倦食少、面色萎黄、舌淡、苔薄白、脉细弱，以及妇女月经超前、量多色淡，或淋漓不止或崩漏。

【方解】 本方所治病证由心脾两虚，气血不足所致。治宜益气补血与健脾养心兼顾。方用黄芪、人参为主，补脾益气，为君药。辅以当归、龙眼肉甘温，补血养心，配主药益气补血。白术甘温补气；木香理气健脾，使之补不碍胃，补而不滞；茯苓、酸枣仁、远志宁心安神，均为佐药。炙甘草补气健脾，调和诸药，生姜、大枣调和脾胃，以资生化，为使药。诸药合用，气血双补，心脾同调，气旺血生，则诸症可愈。

【参考】 ① 现代常用本方加减治疗神经衰弱、胃及十二指肠溃疡出血、功能性子宫出血、再生障碍性贫血、血小板减少性紫癜、心脏病等属心脾气血两虚及脾不统血者。

② 现有制成丸剂者，名“归脾丸”。

炙甘草汤

【组成】 炙甘草12g，人参6g，生姜9g，桂枝9g，生地黄50g，阿胶6g，麦冬10g，麻仁10g，大枣10枚。

【用法】 水煎服，阿胶烊化冲服。

【功用】 益气养血，滋阴复脉。

【主治】 气虚血少证。症见虚羸少气，心悸怔忡，虚烦不眠，自汗盗汗，大便干结，舌淡红少苔，脉结代。

【方解】 本方所治病证由气虚血少所致。治宜益气养血，滋阴复脉。方中炙甘草甘温益气，缓急养心为君药。人参、大枣益气补脾养心；重用生地黄，配阿胶、麦冬、麻仁滋阴补血，以养心阴，共为臣药。佐以辛温的桂枝、生姜（或加酒）辛温走散，温阳通脉。诸药合用，使气血流通，则心动悸、脉结代，均可复常。

【参考】 ① 现代常用本方加减治疗功能性心律不齐、冠心病、风湿性心脏病、病毒性心肌炎、甲状腺功能亢进等有心悸、气短、脉结代属气血两虚者。

② 本方又名“复脉汤”。

八珍汤

【组成】 人参6g，白术9g，白茯苓10g，当归10g，川芎6g，白芍10g，熟地黄9g，甘草（炙）5g。

【用法】 加生姜3片，大枣5枚，水煎服。

【功用】 益气补血。

【主治】 气血两虚证。症见面色苍白或萎黄，头晕目眩，四肢倦怠，气短懒言，心悸怔忡，食欲不振，舌淡苔薄白，脉细弱或虚大无力。

【方解】 本方所治病证由久病失治或病后失调，或失血过多所致。治宜气血双补。方中人参与熟地黄相配，益气养血，共为君药。白术、白茯苓健脾燥湿，助人参益气补脾；当归、白芍养血和营，助熟地黄补益阴血，均为臣药。佐以川芎活血行气，使之补而不滞。炙甘草益气和中，调和诸药，生姜、大枣调和脾胃为使药。诸药合用，益气补血，则诸症可除。

【参考】 ① 现代常用本方加减治疗病后虚弱及各种慢性病、妇女月经不调、崩漏、痈疮久不收口等证属气血两虚者。

② 现有制成丸剂者，名“八珍丸”。

肾 气 丸

【组成】 干地黄 24g，山药 12g，山茱萸 12g，泽泻 9g，茯苓 9g，丹皮 9g，桂枝 3g，附子 3g。

【用法】 研细末，炼蜜为丸，每服 9g，1 日 2 次，温开水送服或水煎服。

【功用】 补肾助阳。

【主治】 肾阳不足证。症见腰痛脚软，下半身常有冷感，少腹拘急，小便不利，或小便反多，阳痿早泄，舌淡而胖，脉虚弱尺部沉细，以及痰饮、水肿、消渴、脚气等。

【方解】 本方所治病证皆由肾阳不足所致。治宜补肾助阳。方中重用干地黄滋阴补肾，为君药。山茱萸、山药补肝脾而益精血，并以少量附子、桂枝以温肾助阳，共为臣药。泽泻、茯苓利水渗湿，丹皮清泄肝火，三药于补中寓泻，使邪去而补药得力，并防滋阴药之腻滞，共为佐药。诸药合用，乃阴中求阳之治，温而不燥，滋而不腻，使肾阳振奋，气化复常，则诸症自除。

【参考】 ① 现在常用本方加减治疗慢性肾炎、糖尿病、醛固酮增多症、甲状腺功能低下、神经衰弱、肾上腺皮质功能减退、慢性支气管哮喘、更年期综合征等属肾阳不足者。

② 本方又名“桂附地黄丸”。

思考与练习

1. 补益药的定义、补益药分为哪几类？各适用于何种病证？

2. 使用补益药应注意哪些问题？

3. 鉴别各组药物功用的异同点：人参、党参与西洋参；当归与熟地；鳖甲与龟甲；鹿茸与淫羊藿。

4. 试述鹿茸功效及使用注意。

5. 治疗“元气虚脱”、“脾虚气陷”、“肝肾阴虚”、“肺肾两虚而喘咳”的要药各是什么？

6. 何谓补益剂？如何分类？其运用的原则是什么？

7. 试比较六味地黄丸与肾气丸两方组成的异同点。

8. 四物汤、归脾汤均为妇科调经的常用方，临床如何区别运用？

第十四章　化痰止咳平喘药与治燥、祛痰剂

第一节　化痰止咳平喘药

1. 含义

凡具祛痰与消痰作用的药物，称为化痰药；能减轻或制止咳嗽与喘息的药物，称为止咳平喘药。一般咳嗽多夹痰，痰多导致咳喘，且化痰药大多有止咳、平喘之功，止咳、平喘药又兼有化痰之功效，故两者合称化痰止咳平喘药。

2. 功效与主治

本类药具宣降肺气，化痰止咳，降气平喘的功效。主要用于外感或内伤所致的咳嗽、喘息、痰多或痰饮喘息、咳痰不爽，或因痰浊停留阻滞所致的瘿瘤瘰疬、阴疽流注、癫狂惊厥等。

3. 性能特点

本类药味辛或苦、或温或凉，多入肺经。其中化痰药因药性不同，分为温化寒痰药与清化热痰药，前者药性温燥，可温肺化痰，主要用于湿痰、寒痰；后者药性多寒凉，可清热化痰，主要用于热痰和燥痰。少数部分化痰药具有毒性。止咳平喘药多具沉降之性。

4. 配伍应用

使用化痰止咳平喘药时，应根据病情的不同进行配伍，故治疗上化痰药与止咳平喘药常相互配伍使用，兼有表证者，配解表药；兼里热者，配清热药；兼里寒者，配温里药；虚劳咳喘者，配补虚药。再如癫狂惊厥者，配镇惊安神、平肝息风药；瘰疬瘿瘤者，配软坚散结药；阴疽流注者，配散寒通滞药等。

5. 使用注意

咳嗽兼咯血者，不宜用强烈而有刺激性化痰药；麻疹初期之咳嗽，不宜用温燥而带收敛作用的化痰止咳药。少数有毒药物，应控制用量，注意用法，中病即止，且孕妇慎用或忌用。

一、化痰药

半　　夏

【来源】 本品为天南星科植物半夏的干燥块茎。

【性味归经】 辛，温；有毒。归脾、胃、肺经。

【功效】 燥湿化痰，降逆止呕，消痞散结。

【应用】 ① 用于湿痰寒痰，痰多咳喘，痰饮眩悸，风痰眩晕，痰厥头痛。本品能燥湿化痰，并具有止咳作用，为燥湿化痰的要药。适用于寒痰、湿痰阻肺所致的上述诸症。常与茯苓、陈皮配伍，如二陈汤。治湿痰眩晕，常配伍白术、天麻等，如半夏白术天麻汤。

② 用于呕吐反胃，胸脘痞闷。姜半夏降逆止呕。尤宜于寒饮呕吐，常与生姜同用。

③ 用于痈肿痰核，梅核气。本品内服消痞化痰散结，外用能攻毒消肿止痛。尤宜于气

与痰结的梅核气，常与厚朴、苏叶、茯苓同用。治痈肿痰核，用生半夏研末，以酒或鸡蛋白调敷患处。也可与昆布、海藻、浙贝等同用。

【用量用法】 内服一般炮制后使用，3～10g。外用适量，磨汁涂或研末以酒调敷患处。

【使用注意】 不宜与川乌、制川乌、草乌、制草乌、附子同用。生品内服宜慎。

天 南 星

【来源】 本品为天南星科植物天南星、东北天南星、异叶天南星的干燥块茎。

【性味归经】 苦、辛，温；有毒。归肺、肝、脾经。

【功效】 燥湿化痰，祛风止痉，散结消肿。

【应用】 ① 用于顽痰咳嗽。本品温燥之性胜于半夏。尤宜于痰湿壅滞所致的咳嗽。常配伍半夏、茯苓、陈皮、枳实等。肺热咳嗽、咳痰黄稠，可与黄芩、瓜蒌等同用。

② 用于风痰眩晕，中风痰壅，口眼㖞斜，半身不遂，癫痫，惊风，破伤风。尤宜于肝风夹痰湿，阻滞经络所致的上述诸症。常用半夏、天麻等同用。

③ 外治痈肿，蛇虫咬伤。治痈肿生品研末，醋调敷。治蛇虫咬伤，可用鲜品捣烂外敷。

【用量用法】 3～9g。多炮制后用，外用生品适量，研末以醋或酒调敷患处。

【使用注意】 孕妇慎用。

白 芥 子

【来源】 本品为十字花科植物白芥的干燥成熟种子。

【性味归经】 辛，温。归肺、胃经。

【功效】 温肺豁痰利气，散结通络止痛。

【应用】 ① 用于咳嗽气喘、胸满胁痛。本品能温肺祛痰。适用于寒痰壅滞者。治喘咳痰多清稀者，常与苏子、莱菔子等同用。治痰饮停滞胸膈所致的胸满胁痛，常与甘遂、大戟同用。

② 用于痰阻经络之肢体麻木、关节肿痛以及阴疽等。

【用量用法】 3～9g。外用适量。

【使用注意】 本品外敷对皮肤黏膜有刺激，外敷易发泡，皮肤过敏者慎用。

【参考】 本品又名“芥子”。

瓜 蒌

【来源】 本品为葫芦科植物栝楼、双边栝楼的成熟果实。

【性味归经】 甘、微苦，寒。归肺、胃、大肠经。

【功效】 清热涤痰，宽胸散结，润燥滑肠。

【应用】 ① 用于肺热咳嗽，痰浊黄稠。本品甘寒而润，善于清肺润燥。常与知母、黄芩等同用。

② 用于胸痹心痛，结胸痞满。本品既能清肺胃之热而化痰，又能利气散结而宽胸。常配伍薤白、半夏等同用。

③ 用于乳痈，肺痈，肠痈肿痛，大便秘结。常用蒲公英、乳香、没药同用。

此外，现代常用本品治疗喘息性支气管炎、肺心病哮喘及冠心病，均有一定疗效。

【用量用法】 9～15g。煎服。

【使用注意】 不宜与乌头类药材同用。

桔　梗

【来源】 本品为桔梗科植物桔梗的干燥根。

【性味归经】 苦、辛，平。归肺经。

【功效】 宣肺，利咽，化痰，排脓。

【应用】 ① 用于咳嗽痰多，胸闷不畅。本品能促进呼吸道黏膜分泌，而稀释痰液，且性平，无论寒热所致的上述证候均可应用。

② 用于肺痈吐脓。本品祛痰，又解毒排脓。常与鱼腥草、黄芩、薏苡仁同用。

③ 用于咽痛，音哑。本品有宣肺、利咽而开音之效。属风热者，常配伍蝉蜕、牛蒡子等。属热毒上攻者，常与板蓝根、射干等配伍。

【用量用法】 3～10g。煎服。

旋　覆　花

【来源】 本品为菊科植物旋覆花或欧亚旋覆花的干燥头状花序。

【性味归经】 苦、辛、咸，微温。归肺、胃、脾、大肠经。

【功效】 降气，消痰，行水，止呕。

【应用】 ① 用于风寒咳嗽，痰饮蓄结，胸膈痞满，喘咳痰多，心下痞硬。本品能消痰行水而降肺气。用于寒痰咳喘，兼有表证者，常与生姜、半夏、细辛等配伍。亦可用于痰热咳喘的实证，常与桔梗、桑白皮、大黄等配伍。

② 用于呕吐噫气。本品有降气止呕作用。常配伍生姜、半夏、代赭石、人参，如旋覆花代赭汤，治脾胃气虚、痰湿上逆所致的呕吐噫气、心下痞满。

【用量用法】 3～9g。入汤剂包煎。

川　贝　母

【来源】 本品为百合科植物川贝母、暗紫贝母、甘肃贝母及棱砂贝母的干燥鳞茎。

【性味归经】 苦、甘，微寒。归肺、心经。

【功效】 清热润肺，化痰止咳，散结消痈。

【应用】 用于肺热燥咳，干咳少痰，阴虚劳嗽，咳痰带血，瘰疬，乳痈，肺痈。本品长于清热润肺，又能化痰止咳，尤宜于燥咳。治肺热燥咳，常配伍前胡、知母、瓜蒌等。用于阴虚劳嗽、咳痰带血，常配伍沙参、麦冬等。

【用量用法】 3～10g。研粉冲服，每次 1～2g。

【使用注意】 不宜与乌头类药材同用。

【参考】 本品又名“川贝”。

竹　茹

【来源】 本品为禾本科植物青秆竹、大头典竹或淡竹的茎秆的干燥中间层。

【性味归经】 甘，微寒。归肺、胃、心、胆经。

【功效】 清热化痰，除烦，止呕。

【应用】 ① 用于痰热咳嗽，惊悸不宁，心烦失眠。本品善清化心胸痰热而除烦。治痰热咳嗽，常配伍瓜蒌、桑白皮等。治痰热内扰之惊悸失眠，常与酸枣仁、茯苓、远志同用。

② 用于中风痰迷，舌强不语。常配伍枳实、半夏、茯苓等同用。

③ 用于胃热呕吐，妊娠恶阻，胎动不安。尤宜于胆火挟痰、烦热呕吐，常与陈皮、半夏、黄连等同用。治胃热呕吐。常配伍陈皮、人参、生姜等。

【用量用法】 5～10g。煎服。

白附子

【来源】 本品为天南星科植物独角莲的干燥块茎。

【性味归经】 辛，温；有毒。归肝、胃经。

【功效】 祛风痰，止惊搐，解毒散结止痛。

【应用】 ① 用于中风痰壅，口眼㖞斜，语言謇涩，惊风癫痫，破伤风，痰厥头痛，偏正头痛。治中风诸症，常与全蝎、僵蚕同用，如牵正散。治破伤风，常配伍半夏、天南星等。治偏正头痛，常与白芷、川芎同用。

② 用于瘰疬痰核及毒蛇咬伤。治瘰疬痰核，多用本品外敷。治毒蛇咬伤，单用或配伍其他解蛇毒药，外敷或内服。

【用量用法】 一般炮制后用，3～6g。外用生品适量捣烂，熬膏或研末以酒调敷患处。

【使用注意】 孕妇慎用。生品内服宜慎。

白前

【来源】 本品为萝藦科植物柳叶白前或芫花叶白前的干燥根茎及根。

【性味归经】 辛、苦，微温。归肺经。

【功效】 降气，消痰，止咳。

【应用】 用于肺气壅实，咳嗽痰多，胸满喘急。本品长于祛痰，又能降气。无论外感内伤，或属寒属热之痰咳者，皆可配伍应用。偏寒者，可与紫菀、半夏等配伍。偏热者，常与桑白皮、地骨皮等配伍。外感风寒咳嗽，常与荆芥、桔梗等同用。

【用量用法】 3～10g。煎服。

前胡

【来源】 本品为伞形科植物白花前胡或紫花前胡的干燥根。

【性味归经】 苦、辛，微寒。归肺经。

【功效】 降气化痰，散风清热。

【应用】 用于痰热喘满，咳痰黄稠。本品既能散风清热，又能降气化痰。尤宜于外感风热兼痰热所致的咳嗽痰多。常配伍桑白皮、杏仁、贝母等。

【用量用法】 3～10g。煎服。

竹沥

【来源】 本品为禾本科植物青秆竹或淡竹等竹秆烤灼流出的液汁。

【性味归经】 甘，寒。归肺、心、肝经。

【功效】 清热豁痰，定惊利窍。

【应用】 ① 用于痰热咳喘。本品对热咳痰稠，最具卓效。常配伍黄芩、杏仁、贝母等。
② 用于中风痰迷、小儿惊风。单用或与牛黄、石菖蒲等同用。
【用量用法】 30～50g。冲服。
【使用注意】 寒痰及便溏者不宜。

昆 布

【来源】 本品为海带科海带和翅藻科植物昆布的叶状体。
【性味归经】 咸，寒。归肝、胃、肾经。
【功效】 软坚散结，消痰，利水。
【应用】 ① 用于瘿瘤，瘰疬。本品善治痰滞经络、郁结成块诸症，常与海藻相须使用。
② 用于痰饮水肿。本品利水消肿作用较弱，需与泽泻、薏苡仁等利水渗湿药合用。
③ 用于睾丸肿痛。常配伍海藻、川楝子、橘核等疏肝行气散结之品。
此外，现代常用本品治疗甲状腺肿、甲状腺瘤、淋巴结结核、肝硬化等。
【用量用法】 6～12g。煎服。

天 竺 黄

【来源】 本品为禾本科植物青皮竹或华思芬竹内的分泌液经干燥凝结而成的块状物。
【性味归经】 甘，寒。归心、肝经。
【功效】 清热豁痰，凉心定惊。

【应用】 用于热病神昏，中风痰迷，癫痫，小儿痰热惊痫、抽搐、夜啼。本品功用类似竹沥，既能清热化痰，又能清心安神、息风。适用于肝风夹热痰蒙蔽心窍所致的上述诸症。治热病神昏，常配伍牛黄、瓜蒌、桑白皮等。治中风痰迷、癫痫，常配伍黄连、菖蒲、郁金等。治小儿痰热惊搐，常配伍胆南星、朱砂等。

【用量用法】 3～9g。煎服。研末冲服，每次0.6～1g。

蛤 壳

【来源】 本品为帘蛤科动物文蛤或青蛤的贝壳。
【性味归经】 苦、咸，寒。归肺、胃、肾经。
【功效】 清肺化痰，软坚散结，制酸止痛；外用收湿敛疮。
【应用】 ① 用于痰火咳嗽，胸胁疼痛，痰中带血。常配伍黄芩、桑白皮、贝母等。
② 用于瘰疬瘿瘤。常配伍昆布、海藻、贝母等。
③ 用于胃痛吞酸。本品煅用可制酸止痛。
④ 外治湿疹，烫伤。研末外敷。
【用量用法】 6～15g。先煎，蛤粉包煎。外用适量，研极细粉撒敷或油调后敷患处。
【参考】 本品又名“海蛤壳”。

二、止咳平喘药

苦 杏 仁

【来源】 本品为蔷薇科植物山杏、东北杏、西伯利亚杏及杏的干燥成熟种子。

【性味归经】 苦，微温；有小毒。归肺、大肠经。

【功效】 降气止咳平喘，润肠通便。

【应用】 ① 用于咳嗽气喘，胸满痰多。本品苦泄降气、止咳平喘，为治咳喘的要药。无论外感内伤、寒热新久等咳喘，均可配伍应用。治风热咳嗽，常与桑叶、菊花等配伍，如桑菊饮。治燥热咳嗽，常与桑叶、贝母、沙参等同用。治肺热喘咳，常与麻黄、石膏等同用，如麻杏石甘汤。

② 用于肠燥便秘。本品含大量脂肪油，能润肠通便。常配伍柏子仁、郁李仁等。

【用量用法】 5～10g。生品入煎剂宜后下。

【使用注意】 本品有小毒，用量不宜过大，以免中毒。婴儿慎用。

【参考】 本品又名“杏仁”。

百 部

【来源】 本品为百部科植物直立百部、蔓生百部或对叶百部的干燥块根。

【性味归经】 甘、苦，微温。归肺经。

【功效】 润肺下气止咳，杀虫灭虱。

【应用】 ① 用于新久咳嗽，肺痨咳嗽，顿咳。本品有较好的止咳作用，无论外感内伤、寒热虚实之新久咳喘，均可配伍应用。可单用本品煎浓汁服。治风寒咳嗽，常配伍荆芥、桔梗、紫菀等。治百日咳，常配伍贝母、桔梗、白前等。

② 用于头虱，体虱，蛲虫病，阴痒。本品有杀虫灭虱作用。治蛲虫病、阴痒，单味浓煎，保留灌肠或坐浴外洗。治头虱、体虱，用本品制成20%醇浸液或50%水煎剂涂擦。

【用量用法】 3～10g。煎服。肺痨咳嗽宜蜜制。外用适量，水煎或酒浸。

紫 苏 子

【来源】 本品为唇形科植物紫苏的干燥成熟果实。

【性味归经】 辛、温。归肺经。

【功效】 降气化痰，止咳平喘，润肠通便。

【应用】 ① 用于痰壅气逆，咳嗽气喘。本品温而不燥，既可化痰，又可止咳平喘。宜于痰浊阻肺的咳喘。常配伍白芥子、莱菔子等。

② 用于肠燥便秘。本品富含油脂，能润肠通便，且作用强于苦杏仁。常配伍瓜蒌仁、苦杏仁、火麻仁等。

【用量用法】 3～10g。煎服。

【使用注意】 脾虚便溏者慎用。

【参考】 本品又名“苏子”。

紫 菀

【来源】 本品为菊科植物紫菀的干燥根及根茎。

【性味归经】 辛、苦，温。归肺经。

【功效】 润肺下气，化痰止咳。

【应用】 用于痰多喘咳，新久咳嗽，劳嗽咯血。本品具有较好的祛痰止咳作用。适用于各种类型的咳嗽而有痰者。治风寒咳嗽，常配伍荆芥、桔梗、白前等。治肺虚久咳咯血，常配伍知母、阿胶、贝母等。

【用量用法】 5～10g。煎服。劳嗽咯血多用炙紫菀。

葶　苈　子

【来源】 本品为十字花科植物独行菜和播娘蒿的干燥成熟种子。

【性味归经】 辛、苦，大寒。归肺、膀胱经。

【功效】 泻肺平喘，行水消肿。

【应用】 ① 用于痰涎壅肺，喘咳痰多，胸胁胀满，不得平卧。本品长于消痰浊，又能泻肺火以平喘咳，治咳喘痰多甚效。常配伍白芥子、桑白皮、杏仁等。

② 用于胸腹水肿，小便不利。本品能泻肺气之闭塞，以利水消肿。尤宜于水肿实证。单用有效，或与大黄、防己、椒目、芒硝等同用。

此外，现代常用于治疗肺源性心脏病水肿、心力衰竭、渗出性胸膜炎、胸腔积液等。

【用量用法】 3～10g。包煎。

桑　白　皮

【来源】 本品为桑科植物桑树的干燥根皮。

【性味归经】 甘，寒。归肺经。

【功效】 泻肺平喘，行水消肿。

【应用】 ① 用于肺热咳喘。本品能清肺消痰而降气平喘。常配伍地骨皮、甘草等。

② 用于水肿胀满尿少，面目肌肤浮肿。本品能泻肺气之闭塞，以利水消肿。用于水肿实证。常配伍茯苓皮、大腹皮、生姜皮等。

【用量用法】 6～12g。行水宜生用，平喘宜蜜炙用。

款　冬　花

【来源】 本品为菊科植物款冬花的花蕾。

【性味归经】 辛、微苦，温。归肺经。

【功效】 润肺下气，止咳化痰。

【应用】 用于新久咳嗽，喘咳痰多，劳嗽咯血。本品既能止咳，又能祛痰，功效与紫菀相似，但更常用止咳，而紫菀长于祛痰，二者常相须为用，因其性温，故较宜于寒咳。

【用量用法】 5～10g。煎服。阴虚久嗽宜蜜炙用。

枇　杷　叶

【来源】 本品为蔷薇科植物枇杷的干燥叶。

【性味归经】 苦，微寒。归肺、胃经。

【功效】 清肺止咳，降逆止呕。

【应用】 ① 用于肺热咳嗽，气逆喘急。本品具有较好的清肺化痰、下气止咳的作用。凡风热燥火所致的咳嗽，皆可应用。常配伍桑白皮、黄芩、杏仁等。

② 用于胃热呕逆，烦热口渴。本品能清胃热，止呕逆。常配伍竹茹、陈皮等。

【用量用法】 6～10g。煎服。止呕宜生用，止咳宜蜜炙用。

马兜铃

【来源】 本品为马兜铃科植物北马兜铃和马兜铃的干燥成熟果实。

【性味归经】 微寒，苦。归肺、大肠经。

【功效】 清肺降气，止咳平喘，清肠消痔。

【应用】 ① 用于肺热咳喘，痰中带血。本品长于清肺化痰止咳。治热咳痰多，常配伍桑白皮、黄芩、前胡等。

② 用于肠热痔血，痔疮肿痛。本品能清泄大肠热邪。可用本品煎汤熏洗。

此外，本品有缓慢而持久的降压作用，用于治疗高血压病。

【用量用法】 3～9g。煎服。

【使用注意】 用量过大，易引起呕吐。

白果

【来源】 本品为银杏科植物银杏的干燥成熟种子。

【性味归经】 甘、苦、涩，平；有毒。归肺经。

【功效】 敛肺定喘，止带浊，缩小便。

【应用】 ① 用于痰多喘咳。本品有敛肺气、平咳喘、祛痰作用。无论虚实之哮喘痰咳，均可配伍应用。治外感风寒所致的喘咳，常配伍麻黄、黄芩等。治痰热喘咳，常与黄芩、桑白皮等同用。

② 用于带下白浊，遗尿尿频。治白带清稀者，常与莲子、山药等同用。带下黄脓者，多与黄柏、芡实等同用。治遗尿尿频，常与山茱萸、覆盆子等同用。

【用量用法】 5～10g。捣碎，煎服。

【使用注意】 生食有毒。不可过量服用，咳痰不利者慎服。

第二节 治燥、祛痰剂

凡以苦辛温润或甘凉滋润为主组成，具有轻宣燥邪或滋养润燥等作用，以治疗燥证的方剂，统称治燥剂。

燥证有外燥和内燥之分。外燥为感受秋天燥邪所致的病证，又有凉燥和温燥之分。内燥是属于内脏津液亏损的病证。治法上，外燥宜轻宣，内燥宜滋润，故治燥剂分为轻宣外燥和滋阴润燥两类。轻宣外燥剂适用于外燥，代表方剂杏苏散。滋阴润燥剂适用于内燥证，代表方剂百合固金汤等。

燥邪最易伤津化热而耗气，故治燥剂除以润燥为主外，应酌情配伍清热或益气生津之品。治燥剂多由甘凉滋润药组成，故脾胃虚寒者慎用。

凡以祛痰药为主组成，具有消除痰饮的作用，治疗各种痰病的方剂，统称为祛痰剂。

痰病的范围很广，临床表现多样，常见的症状有咳嗽喘促、眩晕呕吐、癫狂惊厥及瘰疬痰核等。

痰病种类很多，就性质而言，可分为湿痰、热痰、燥痰、寒痰、风痰等。故祛痰剂常分为燥湿化痰、清热化痰、润燥化痰、温化寒痰、息风化痰五类。燥湿化痰剂，适用于湿痰证，代表方如二陈汤。清热化痰剂，适用于热痰证，代表方如清气化痰丸。润燥化痰剂，适用于燥痰证，代表方如贝母瓜蒌散。温化寒痰剂，适用于寒痰证，代表方如三子养亲汤。息风化痰剂，适用于风痰证。风痰为病，有内外之分，用于外风生痰，代表方如止嗽散；用于内风挟痰，代表方如半夏白术天麻汤。

运用祛痰剂时，应辨别痰病的性质，分清病情的标本缓急，灵活运用，并根据需要适当配伍。有咯血倾向者，不宜用燥热之剂，以免引起大量咯血。

一、治燥剂

杏 苏 散

【组成】 苏叶 9g，半夏 9g，茯苓 9g，前胡 9g，枳壳 6g，桔梗 6g，生姜 3 片，大枣 3 枚，杏仁 9g，甘草 3g，橘皮 6（原书未著用量）。

【用法】 水煎温服。

【功用】 轻宣凉燥，理肺化痰。

【主治】 外感凉燥证。症见头微痛，恶寒无汗，咳嗽痰稀，鼻塞咽干，苔白，脉弦。

【方解】 本方治证由凉燥外袭，肺失宣降，痰湿内阻所致。治宜轻宣凉燥，理肺化痰。方中杏仁宣肺止咳除痰；苏叶发表散邪，使凉燥之邪从外而散，合为君药。桔梗、枳壳一升一散，助杏仁宣肺止咳；前胡疏风降气，助杏仁、苏叶轻宣达表、除痰，共为臣药。半夏、茯苓、橘皮理气健脾化痰；生姜、大枣调和营卫，共为佐药。甘草调和诸药，配伍桔梗宣肺利咽，为使药。诸药合用，使表解、气畅、痰消。

【参考】 现代常用本方加减治疗上呼吸道感染、慢性支气管炎、肺气肿等属外感凉燥者。

清燥救肺汤

【组成】 桑叶 9g，石膏（煅）8g，麦冬 4g，人参 2g，胡麻仁（炒）3g，甘草 3g，阿胶 3g，杏仁 2g，枇杷叶 3g。

【用法】 水煎服。

【功用】 清燥润肺，养阴益气。

【主治】 温燥伤肺，气阴两伤证。症见身热头痛，干咳无痰，气逆而喘，咽喉干燥，鼻燥，心烦口渴，舌干少苔。

【方解】 本方治证由温燥伤肺，气阴两伤所致。治宜清燥润肺，养阴益气。方中桑叶清宣肺燥，透邪外出，为君药。石膏清泄肺热，麦冬养阴润肺，共为臣药。人参、甘草益气生津，胡麻仁、阿胶助麦冬润肺滋阴，杏仁、枇杷叶泄肺热、润肺燥，共为佐药。甘草调和诸药，为使药。

【参考】 ① 现代常用本方加减治疗肺炎、急慢性支气管炎、支气管哮喘、支气管扩张、慢性咽喉炎、慢性扁桃腺炎等属温燥伤肺、气阴两伤者。

② 附沙参麦冬汤 组成：沙参，玉竹，麦冬，天花粉，桑叶，生扁豆，甘草。功用：清养肺胃，生津润燥。主治：燥伤肺胃，阴津亏损证。症见口干咽燥，干咳少痰，舌红少苔，脉细数。

麦 门 冬 汤

【组成】 麦冬 42g，半夏 6g，人参 9g，甘草 6g，粳米 3g，大枣 4 枚。

【用法】 水煎服。

【功用】 清养肺胃，降逆下气。

【主治】 ① 虚热肺痿证。症见咳嗽气喘，咽喉不利，咳痰不爽，或咳唾涎沫、口干咽燥，手足心热，舌红少苔，脉虚数。

② 胃阴不足证。呕吐，呃逆，口渴咽干，舌红少苔，脉虚数。

【方解】 本方治证由肺胃阴虚，气火上逆所致。治宜清养肺胃，降逆下气。方中重用麦冬清肺胃虚火，滋肺胃之阴，为君药。人参、甘草、大枣、粳米，补益脾胃之气阴，则津液自能上归于肺，使肺得以养，共为臣药。半夏下气降逆，化痰，为佐药。甘草调和诸药，并清热利咽，为使药。诸药合用，使阴津复、虚火降、痰涎化、气逆止。

【参考】 现代常用本方加减治疗慢性支气管炎、支气管扩张、慢性咽喉炎、肺结核、硅沉着病、胸膜炎等属肺胃阴虚、气火上逆者，也治胃及十二指肠溃疡、慢性萎缩性胃炎、妊娠呕吐等属胃阴不足、气火上逆者。

百合固金汤

【组成】 百合12g，熟地9g，生地9g，当归9g，白芍6g，桔梗6g，玄参3g，贝母6g，麦冬9g，甘草3g。

【用法】 水煎服，温服。

【功用】 养阴润肺，化痰止咳。

【主治】 肺肾阴虚，虚火上炎证。症见咳喘少痰，痰中带血，午后潮热，头晕目眩，胸闷，咽喉燥痛，舌红少苔，脉细数。

【方解】 本方治证由肺肾阴虚，肺失清肃，虚火上炎所致。治宜养阴润肺，止咳化痰。方中以百合滋阴清热，润肺止咳；生、熟地并用既能滋阴养血，又能清热凉血，合为君药。麦冬协百合滋阴清热，润肺止咳；玄参助生、熟地滋阴清虚热，共为臣药。当归、白芍养血和血；贝母润肺化痰止咳；桔梗宣肺祛痰，载药上浮，共为佐药。甘草调和诸药，配伍桔梗利咽喉为使药。诸药合用，共奏养阴清热、润燥化痰之效。

【参考】 ① 现代常用本方加减治疗肺结核、慢性支气管炎、支气管扩张、慢性咽喉炎、硅沉着病、肺癌、自发性气胸等属肺肾阴虚、虚火上炎者。

② 现有制成丸剂者，名“百合固金丸”。

二、祛痰剂

二 陈 汤

【组成】 半夏15g，橘红15g，白茯苓9g，炙甘草5g。

【用法】 加生姜3片，乌梅1个，水煎服。

【功用】 燥湿化痰，理气和中。

【主治】 湿痰咳嗽。症见咳嗽痰多，色白易咯，胸膈痞闷，恶心呕吐，肢体困倦，或头眩心悸，舌苔白润，脉滑。

【方解】 本方治证多由脾不健运，湿邪凝聚，气机阻滞而成。治宜燥湿化痰，理气和中。方中半夏辛温性燥，善燥湿化痰，又降逆和胃止呕，为君药。以橘红理气燥湿化痰，使气顺痰消，为臣药。茯苓健脾渗湿；生姜降逆化饮，既制半夏之毒，又助半夏、橘红化痰和胃；乌梅收敛肺气，与半夏配伍散中有收，共为佐药。炙甘草调和诸药为使药。诸药合用，共奏燥湿化痰、理气和中之效。

【参考】 现代常用本方加减治疗慢性支气管炎、肺气肿、慢性胃炎、神经性呕吐、耳源性眩晕等湿痰者。

清气化痰丸

【组成】 瓜蒌仁 30g，陈皮 30g，黄芩 30g，杏仁 30g，枳实 30g，茯苓 30g，胆南星 45g，制半夏 45g。

【用法】 共为细末，姜汁为丸，每服 6～9g，一日 2 次，小儿酌减。温开水送服，亦可水煎服。

【功用】 清热化痰，理气止咳。

【主治】 痰热内结。症见咳嗽痰黄，咯之不爽，胸膈痞满，甚则气急喘促，小便赤黄，舌质红，苔黄腻，脉滑数。

【方解】 本方治证由火邪灼津，痰热内结所致。治宜清热化痰，理气止咳。方中胆南星清热化痰，治膈上痰热之壅闭，为君药。黄芩、瓜蒌仁清泻肺火，化痰，助胆南星增强清肺化痰之力，为臣药。治痰须治气，以枳实、陈皮行气消痰；茯苓健脾渗湿，杏仁宣降肺气，止咳平喘；半夏燥湿化痰，共为佐使药。诸药合用，热清火降，气顺痰消，则诸症自解。

【参考】 现代常用本方加减治疗肺炎、肺脓肿、肺结核、急慢性支气管炎属痰热内结者。

贝母瓜蒌散

【组成】 贝母 4.5g，瓜蒌 3g，天花粉 2.5g，茯苓 2.5g，橘红 2.5g，桔梗 2.5g。

【用法】 水煎服。

【功用】 润肺清热，理气化痰。

【主治】 燥痰咳嗽。咳痰不爽，涩而难出，咽喉干燥，口渴，唇干，舌苔薄白。

【方解】 本方治证由肺阴不足，虚火烁津而成。治宜润燥清热，理气化痰。方中贝母清热润肺，化痰止咳，为君药。瓜蒌清热润燥，理气涤痰，通胸膈之痹塞；天花粉清热化痰，且生津润燥，共为臣药。茯苓健脾利湿，以杜绝生痰之源；橘红理气化痰，使气顺痰消；桔梗宣利肺气，共为佐使药。诸药合用，则肺燥得润而燥痰自除，宣降有权则咳逆自止。

【参考】 现代常用本方加减治疗肺结核、肺炎等属燥痰证者。

止　嗽　散

【组成】 桔梗 10g，荆芥 10g，紫菀 10g，陈皮 6g，百部 10g，白前 10g，甘草 5g。

【用法】 共研为末，每服 6～9g，开水调，温服。初感风寒者，生姜汤调服。亦可作煎剂，用量按原方比例酌情增减。

【功用】 止咳化痰，疏表宣肺。

【主治】 风邪犯肺咳嗽。症见咳嗽，咽痒干痛，或微有恶寒发热，舌苔薄白，脉浮缓。

【方解】 本方证为风邪犯肺，肺失宣降所致。宜治疏风宣肺，止咳化痰。方中紫菀、百部温润肺气，降逆化痰，为君药。桔梗开宣肺气，载药上浮，化痰利咽，白前降气化痰，一宣一降为臣药。陈皮理气化痰，荆芥疏风解表，均为佐药。甘草调和诸药，为使药。

【参考】 现代常用本方加减治疗多种原因所致咳嗽、上呼吸道感染、支气管炎、百日咳等属风邪犯肺者。

半夏白术天麻汤

【组成】 半夏 9g，天麻 6g，茯苓 6g，橘红 6g，白术 15g，甘草 3g。

【用法】 生姜 1 片，大枣 2 枚，水煎服。

【功用】 化痰息风，健脾祛湿。

【主治】 风痰上扰证。症见眩晕、头痛，胸膈痞闷，恶心呕吐，舌苔白腻，脉弦滑。

【方解】 本方治证由脾湿生痰，肝风内动所致。治宜化痰息风，健脾祛湿。方中以半夏燥湿化痰，降逆止呕；以天麻平肝息风，而止眩晕，共为君药。白术、茯苓健脾燥湿，杜绝生痰之源，为臣药，与半夏、天麻配伍，祛湿化痰，止眩之功更佳。佐以橘红理气化痰，姜枣调和脾胃。使以甘草和中而调药性。诸药相伍，共奏化痰息风、健脾祛湿之功。

【参考】 现代常用本方加减治疗耳源性眩晕、高血压、神经性眩晕、癫痫、面神经麻痹属风痰上扰者。

思考与练习

1. 化痰止咳药有哪些？其功能主治为何？

2. 清热化痰药有哪些？其功能主治为何？

3. 祛痰剂为什么要配伍健脾理气药？

4. 二陈汤的组成意义、适应证是什么？如何加减运用？

5. 试述杏苏散的组成与主治。

6. 试比较下列各组药物功效主治的异同：半夏与天南星；葶苈子与桑白皮；杏仁与桔梗。

第十五章　消食药与消导剂

第一节　消　食　药

1. 含义

凡以消食化积为主要功效，常用以治疗饮食积滞证的药物，称为消食药。

2. 功效与主治

本类药物均有消食的功效，适用于食积停滞，症见脘腹胀满、不思饮食、嗳腐吞酸、恶心呕吐、大便失常（秘结或溏泻）、矢气臭秽等。

3. 性能特点

消食药能消食化滞，其中部分药物尚有健脾和胃的作用，多属甘平之品，归脾胃二经。

4. 配伍应用

应用本类药物，须根据不同的病情，作适当选择，并与相应的药物配伍。若宿食停积、脾胃气滞者，当配伍理气药以行气导滞。若脾胃虚弱、食积内停者，当配伍健脾益气药以消补兼施、标本兼顾。若兼中焦虚寒者，宜配温阳药以助阳消食。若兼湿浊中阻者，宜配芳香化湿药以化湿醒脾，健胃消食。若食积化热者，宜配苦寒轻下药以泻热导滞。因外感风寒或肝郁气滞而致食积停滞者，宜配发散风寒或疏肝解郁之品。

5. 使用注意

消食药作用虽然缓和，但部分药也有耗气之弊，素体脾胃虚弱而常停食者，当调养脾胃为主，不宜单用或过用消食药，以免再伤脾胃。

山　　楂

【来源】 本品为蔷薇科植物山里红或山楂的干燥成熟果实。

【性味归经】 酸、甘，微温。归脾、胃、肝经。

【功效】 消食健胃，行气散瘀，化浊降脂。

【应用】 ① 用于肉食积滞，胃脘胀满，泻痢腹痛。本品长于助脾健胃、消食化积，尤善促进油腻肉食的消化，为治油腻肉食积滞的要药。可单用煎服，也常与神曲、麦芽等配伍。治泻痢腹痛，可与黄连、木香等配伍。

② 用于瘀血经闭，产后瘀阻腹痛，心腹刺痛，胸痹心痛，疝气疼痛。本品散瘀作用温和，对产后恶露不尽者，可化瘀而不加重出血。常与当归、川芎、红花等同用。治疝气疼痛，可与小茴香、荔枝核等同用。

此外，现代常用生山楂治疗高血压、冠心病及高脂血症。

【用量用法】 9～12g。大剂量30g。生山楂化瘀血；炒（焦）山楂消食积，止泻痢。

神　　曲

【来源】 本品为大量面粉、麦麸与适量鲜辣蓼、鲜青蒿、杏仁、赤小豆粉和鲜苍耳混合后经发酵而成的加工品。

【性味归经】 甘、辛，温。归脾、胃经。

【功效】 消食化积。

【应用】 用于饮食积滞证。本品能消食和中，行脾胃滞气，炒焦后又具止泻之功，适用于各种饮食积滞。常与焦山楂、焦麦芽同用，习称“焦三仙”。本品含解表退热之品，对食积兼外感发热者较之其他消食药物更为适宜。

此外对丸药中有金石、贝壳类药品，难以消化吸收者，可用神曲糊丸以助消化。

【用量用法】 6～15g。煎服。

【参考】 本品又名“六曲”。

鸡 内 金

【来源】 本品为雉科动物家鸡的干燥砂囊内壁。

【性味归经】 甘，平。归脾、胃、小肠、膀胱经。

【功效】 健胃消食，涩精止遗，通淋化石。

【应用】 ① 用于食积不消，呕吐泻痢，小儿疳积。本品消食能力较强，并有健脾胃作用。对食积兼脾虚者尤为多用。轻证者，可单用研末服。治食积不消、脘腹胀满，常与山楂、麦芽等配伍。治小儿疳积，常与白术、山药、茯苓等配伍。

② 用于遗尿、遗精。本品有涩精止遗作用。治遗尿，可配伍桑螵蛸、覆盆子、益智仁等。治遗精，可配伍芡实、菟丝子等。

③ 本品通淋消石，用于石淋涩痛，胆胀胁痛，多与金钱草合用。

【用法用量】 3～10g。煎服。研粉吞服效果比煎剂好，每次 1.5～3g。

【参考】 本品又名“内金”、“鸡中金”。

莱 菔 子

【来源】 本品为十字花科植物萝卜的干燥成熟种子。

【性味归经】 辛、甘，平。归肺、脾、胃经。

【功效】 消食除胀，降气化痰。

【应用】 ① 用于饮食停滞，脘腹胀痛，大便秘结，积滞泻痢。本品能消食和中，又可行气消胀。常用神曲、陈皮等同用。

② 用于痰壅喘咳。本品能降气化痰。尤宜于痰涎壅盛所致的实证喘咳。常与苏子、白芥子等同用。

【用量用法】 5～12g。煎服。

【使用注意】 本品辛散耗气，故气虚及无食积、痰滞者慎用。亦不宜与人参等补气药同用，因其会降低人参的补气效力。

【参考】 本品又名“萝卜子”。

麦 芽

【来源】 本品为禾本科植物大麦的成熟果实经发芽干燥而得。

【性味归经】 甘，平。归脾、胃经。

【功效】 行气消食，健脾开胃，回乳消胀。

【应用】 ① 用于饮食积滞证。本品消食化积之力较佳，能助淀粉类食物的消化。尤宜于米、面、薯、芋等食物积滞不化所致的诸症。常与山楂、神曲、鸡内金等同用。

② 用于乳汁郁积，乳房胀痛，妇女断乳。本品有回乳的作用，可减少乳汁分泌。可用生、炒麦芽各30～60g煎汤分服。

③ 用于肝郁胁痛，肝胃气滞。

【用量用法】 10～15g。回乳宜炒用60g。煎服。生麦芽健脾和胃、疏肝行气，用于脾虚食少，乳汁郁积。炒麦芽行气消食回乳，用于食积不消，妇女断乳。焦麦芽消食化滞，用于食积不化，脘腹胀痛。

【使用注意】 哺乳期禁用。

【参考】 本品又名“大麦芽”。

谷　芽

【来源】 本品为禾本科植物粟的成熟果实经发芽干燥而得。

【性味归经】 甘，温。归脾、胃经。

【功效】 消食和中，健脾开胃。

【应用】 ① 用于食积不消，腹胀口臭。本品功同麦芽，但消食之功较麦芽缓和。常与麦芽配伍以增加疗效。

② 用于脾胃虚弱，不饥食少。本品能促进消化而不伤胃气。可配伍党参、白术、山药等。

【用量用法】 9～15g，大剂量30g。炒谷芽偏于消食，焦谷芽善化积滞。

【参考】 本品又名“稻芽”、“稻谷”。

第二节　消　导　剂

凡以消食药为主组成，具有消食、化积、导滞、健脾等作用，主治各种食积证的方剂，统称消导剂。属于“八法”中的“消法”。

消导剂，以消积导滞为主要作用，适用于食积内停之证，症见胸脘痞闷、嗳腐吞酸、恶食呕逆、腹痛泄泻、苔腻、脉滑等。常用消食药如山楂、神曲、麦芽、莱菔子、鸡内金、麦芽等为主组成方剂。食积内停，易使气机阻滞，导致积滞不化，故消导剂中常配伍理气药。此外，还应根据不同情况分别与健脾、祛湿、清热等药物配合使用，代表方如保和丸。

消导剂与泻下剂均能消除肠胃间的有形实邪，均可用于饮食积滞证，但是两者在作用特点和临床运用上有所不同。因此，在临床应用时，应严格区分，正确使用。

此外，消导剂功效虽较缓和，但毕竟属于攻伐之剂，故不宜长期使用，对纯虚无实者应慎用。

保　和　丸

【组成】 山楂180g，神曲60g，半夏90g，茯苓90g，陈皮30g，连翘30g，萝卜子30g。

【用法】 共为细末，水泛为丸，每服6～9g，温开水送下。亦可水煎服，用量按原方1/10即可。

【功用】 消食和胃。

【主治】 食积内停。症见脘腹痞满胀痛，嗳腐吞酸，恶食呕逆，或大便泄泻，舌苔厚腻，脉滑。

【方解】本方为治疗食积内停的通用方。此病多系饮食不节，暴饮暴食所致。治宜消食化滞，理气和胃。方中重用山楂，消一切饮食积滞，尤善消肉食之积，为君药。神曲消食健脾，更化酒食陈腐之积；萝卜子下气消食，长于消谷面之积，共为臣药。半夏、陈皮行气化滞，和胃止呕；茯苓渗湿健脾，和中止泻；连翘清热而散结，共为佐药。诸药合用，共奏消食化滞、理气和胃之功。

【参考】现代常用本方加减治疗急慢性胃炎、急慢性肠炎、消化不良、婴儿腹泻等属食积内停者。

思考与练习

1. 试述消食药的功效及主治。
2. 试比较山楂与鸡内金、神曲与麦芽功效与应用的异同点。
3. 试述保和丸的组成及组方意义。

第十六章　驱虫药与驱虫剂

第一节　驱　虫　药

1. 含义

凡以驱除或杀灭人体寄生虫为主要功效的药物，称为驱虫药。

2. 功效与主治

驱虫药，具有驱杀人体寄生虫等作用，主要用于肠道寄生虫病（蛔虫病、蛲虫病、绦虫病、钩虫病等）所致的疾病。症见绕脐腹痛、不思饮食或多食善饥、嗜食异物，肛门、鼻、耳瘙痒，久则出现形体消瘦、面色萎黄、腹大青筋暴露、浮肿等症状。也有部分病人因感染较轻，无明显症状和体征，只有在大便检查时被发现。以上诸症，均应使用驱虫药治疗。

3. 性能特点

驱虫药的性味与其杀虫功效无明显相关性，其药性多结合兼有功效而确定。其味多与滋味有关。其归经以大肠及脾胃为主。部分药物为有毒之品。

4. 配伍应用

应用驱虫药时，应根据寄生虫的种类，患者体质或兼症不同，选择适宜药物并相应配伍。如脾胃虚弱者，当配伍健运脾胃药；大便秘结者，当配伍泻下药；兼有积滞者，当配伍消食导滞药。使用无泻下作用的驱虫药时，为了促使虫体及时排出，还应适当加入轻下的药物。

5. 使用注意

使用驱虫药时，为了使药物充分作用于虫体，发挥其最大的效应，服药时间一般以空腹为宜；使用毒性较强的驱虫药时，要严格控制用量，以免发生中毒或损伤正气；孕妇、年老体弱者亦当慎用。

槟　榔

【来源】 本品为棕榈科植物槟榔的干燥成熟种子。

【性味归经】 辛、苦，温。归胃、大肠经。

【功效】 杀虫，消积，行气，利水，截疟。

【应用】 ① 用于绦虫、蛔虫、姜片虫病，虫积腹痛。本品可驱杀多种寄生虫，并有泻下作用，有助于驱除虫体，尤以驱绦虫为最佳，常单用或与南瓜子同用。

② 用于积滞泻痢，里急后重。本品既能行气消积而导滞，又能缓泻而通便。治食积气滞，常与青皮、木香等同用。治痢疾常与黄连、黄柏等同用。

③ 用于水肿、脚气。治水肿实证，常与茯苓皮、泽泻等同用。治寒湿脚气，常与木瓜、吴茱萸、陈皮等同用。

④ 用于疟疾。槟榔有截疟作用，可用于治疗疟疾寒热久发不止，与常山、草果等同用。

【用量用法】 3～10g。煎服。驱绦虫、姜片虫可用 30～60g。

【使用注意】 脾虚便溏或气虚下陷者禁用。

【参考】 本品又名“花槟榔”、“大腹子”、“焦槟榔”。

附大腹皮 为槟榔的果皮。性味辛，微温。归脾、大肠、小肠经。功效：下气宽中，利水消肿。主治：湿阻气滞，脘腹痞闷胀满、大便不爽及水肿、脚气等症。用量：3～10g。

苦楝皮

【来源】 本品为楝科植物川楝或楝的干燥根皮或树皮。

【性味归经】 苦，寒；有毒。归肝、脾、胃经。

【功效】 杀虫，疗癣。

【应用】 ① 用于蛔虫、蛲虫病，虫积腹痛。本品杀虫作用较强。可单用本品煎服，若与槟榔同用，能增强杀虫之力，既可用于驱蛔，又可用于钩虫病。治蛲虫，可与百部、乌梅，每晚煎取浓液灌肠，连用 2～4 天。

② 外治疥癣瘙痒。单用本品研末，用醋或猪脂调涂患处。

【用量用法】 3～6g。煎服。外用适量，研末，用猪脂调敷患处。

【使用注意】 本品有毒，不宜过量或久服，体弱者慎用，肝肾功能不良者慎服。

使君子

【来源】 本品为使君子科植物使君子的干燥成熟果实。

【性味归经】 甘，温。归脾、胃经。

【功效】 杀虫消积。

【应用】 ① 用于蛔虫病、蛲虫病，虫积腹痛。本品味甘不苦，故尤宜于小儿虫积证。轻证者，单用使君子仁炒香嚼服。证情较重者，可与苦楝皮、槟榔等同用。

② 用于小儿疳积。常与党参、白术、鸡内金、槟榔等同用。

【用量用法】 使君子 9～12g，捣碎入煎剂。使君子仁 6～9g，多入丸散用或单用，作 1～2 次分服。小儿每岁 1～1.5 粒，炒香嚼服，1 日总量不超过 20 粒。

【使用注意】 大量服用可致呃逆、眩晕、呕吐、腹泻等反应。服药时忌饮浓茶。

绵马贯众

【来源】 本品为鳞毛蕨科植物粗茎鳞毛蕨的干燥根茎及叶柄残基。

【性味归经】 苦，微寒；有小毒。归肝、胃经。

【功效】 清热解毒，止血，杀虫。

【应用】 ① 用于蛲虫、钩虫、蛔虫病，虫积腹痛。驱蛲虫，常与苦楝皮等同用。驱钩虫，常与槟榔、榧子、红藤等药同用。

② 用于时疫感冒，风热头痛，温毒发斑，疮疡肿毒。本品有泄热解毒的功效。常与金银花、连翘等同用。

③ 用于崩漏。本品炒炭，能凉血止血。治崩漏，功效尤良。常用侧柏叶、仙鹤草等同用。

此外，本品具有抗病毒、抗肿瘤作用，现代常用于肿瘤治疗。

【用量用法】 5～10g。驱虫及清热解毒宜生用，止血宜炒炭用。

【使用注意】 脾胃虚寒者慎用。

雷丸

【来源】 本品为白蘑科真菌雷丸的干燥菌核。

【性味归经】 微苦，寒。归胃、大肠经。

【功效】 杀虫，消积。

【应用】 ① 用于绦虫、钩虫、蛔虫病，虫积腹痛。本品以驱杀绦虫为最佳，可单用研末吞服。驱钩虫、蛔虫，常与槟榔、苦楝皮、木香等同用。

② 小儿疳积。尤宜于虫积所致的疳积。

【用量用法】 15～21g。不宜入煎剂，一般研粉服。一次 5～7g，饭后用温开水调服，1日 3 次，连服 3 天。

【使用注意】 本品含蛋白酶（受热 60℃左右）易于破坏失效，不宜作煎剂。

第二节　驱　虫　剂

凡以驱虫药为主组成，具有驱虫或杀虫等作用，用以治疗人体寄生虫病的方剂，统称为驱虫剂。

人体寄生虫病类型很多，常见有寄生在人体消化道的蛔虫、蛲虫、钩虫、绦虫等寄生虫病。临床共同症状多为脐腹作痛，时作时止，痛而能食，面色萎黄，或青或白，或生白斑，或见赤丝，或胃脘嘈杂，呕吐清水，舌苔剥落，脉乍大乍小等。若失治或误治迁延日久，可呈现肌肉消瘦、发毛枯槁、肚腹胀大、青筋暴露，成为疳积之证。此外，由于消化道寄生的虫类不同，也各有其特殊的临床症状。如耳鼻作痒，唇内有红白点，巩膜有蓝斑，为蛔虫病的特征；肛门作痒为蛲虫病的特征；嗜食异物、面色萎黄、浮肿等为钩虫病的特征；便下白色节片为绦虫病的特征等。

运用驱虫剂时，还应根据虫证的寒热虚实不同，灵活配伍相应药物。如虫证属寒者，常配伍干姜、川椒等温中祛寒药；虫证属热者，常配伍黄连、黄柏等苦寒清热药；若寒热交杂者，则寒热并用。若虫积兼正虚者，常配伍人参、当归等益气补血药，代表方如乌梅丸等。

使用驱虫剂注意以下几点。①宜空腹服，忌油腻。②严格把握剂量，以防耗伤正气，甚或中毒，剂量不及，达不到驱虫目的。③驱虫药多系攻伐之品，年老体弱者及孕妇宜慎用。④服驱虫药后，要调理脾胃，以善其后。

乌　梅　丸

【组成】 乌梅 480g，细辛 180g，干姜 300g，黄连 480g，当归 120g，附子 180g，蜀椒 120g，桂枝 180g，人参 180g，黄柏 180g。

【用法】 乌梅用 50％醋浸一宿，去核捣烂和余药捣匀，烘干或晒干，研末，加蜜制丸。每服 9g，1 日 2～3 次，空腹温开水送下。亦可水煎服，用量按原方比例酌减。

【功用】 温脏安蛔。

【主治】 蛔厥证。症见脘腹阵痛，心烦呕吐，时作时止，得食即吐，常自吐蛔，手足厥冷，或久痢久泻。

【方解】 本方所治蛔厥证，是由上热下寒、蛔动不安所致。治宜温脏安蛔。方中以乌梅酸涩安蛔，为君药。蜀椒、细辛温脏祛寒止痛，杀虫驱蛔；黄连、黄柏苦寒下蛔，清热燥湿，共为臣药。佐以附子、干姜、桂枝温脏祛寒，也有辛可制蛔之力；人参、当归补气养血，且合桂枝温养血通脉，为佐药。其中黄连、黄柏之寒性，能缓和方中诸药过于温热，也兼为佐药。蜂蜜为丸，调和诸药为使药。诸药合用，温脏安蛔，寒热并用，阴阳同调，邪正兼顾。

【参考】 现代常用本方加减治疗胆道蛔虫症、肠道蛔虫症、慢性肠炎、慢性菌痢等属寒热错杂而正虚者。

思考与练习

1. 试述驱虫药与驱虫剂的概念、适用范围和临床使用注意事项。
2. 槟榔与雷丸、苦楝皮与使君子在功效、应用上有何异同？
3. 乌梅丸的功效、主治是什么？试分析其组方意义及配伍特点。

第十七章　安神药与安神剂

第一节　安　神　药

1. 含义

凡以安神定志、治疗心神不宁为主的药物，称安神药。

2. 功效与主治

安神药能镇惊安神或养心安神，主治心神不宁证。心神不宁证的成因虽多，也不外虚实两大类。虚证多由心阴虚、心气虚、心阳虚使心失所养，症见虚烦不眠、心悸怔忡、健忘多梦、头晕目眩等。实证多因心火亢盛、热邪内扰、痰浊内阻、暴受惊恐等致心神不安，症见烦躁不安、惊悸、失眠、多梦以及惊风、癫狂等。部分安神药又可用于热毒疮肿，肝阳眩晕，自汗，盗汗，肠燥便秘，痰多咳喘等病证。根据药物的来源及主治的不同，本类药物可分为重镇安神与养心安神两类，重镇安神药属于质重的矿石类，多用于实证；养心安神属于质润的果实种子类，多用于虚证，临床应分清虚实而运用。

此外，部分药物除具有安神作用外，还兼清热解毒、平肝潜阳、纳气平喘、敛汗、润肠、祛痰等作用。

3. 性能特点

人体神志变化主要与心、肝二脏的功能活动有关。所以安神药物主入心、肝两经，其性味多甘、淡或寒，因其能宁心安神，故多具沉降之性。本类药物除朱砂外，余药在常用剂量内均无毒。

4. 配伍应用

使用安神药物时，还须根据不同的病因、病机，选择适当的药物配伍。虚证宜补其不足，实证则须祛邪。如阴血虚少者，常与补阴、补血药配伍。心脾两虚者，宜与补益心脾之气药同用。心阳虚者，宜与温助心阳药配伍。心火亢盛或热邪内扰者，当配伍清心泻火之品。痰热内扰者，当配伍清热化痰药等。

5. 使用注意

本类药物多属对症治标之品，特别是矿石类重镇安神药，入丸散剂时，又易耗伤胃气，应酌情配伍养胃健脾之品，且不可久用，应中病即止。个别药物有毒，当控制剂量，以防中毒。矿石类药物还宜打碎先煎。

一、重镇安神药

朱　　砂

【来源】 本品为硫化物类矿物辰砂族辰砂，主含硫化汞。

【性味归经】 甘，微寒；有毒。归心经。

【功效】 清心镇惊，安神明目，解毒。

【应用】 ① 用于心悸易惊，失眠多梦。本品能镇心、安神、清火。尤宜于火热内扰之心神失宁诸症。治心火亢盛，可配伍黄连、栀子。心血虚之失眠多梦，常与当归、生地同用。

② 用于癫痫发狂，小儿惊风。尤宜于热入心包，扰动心神者。常与牛黄、磁石、钩藤等配伍。

③ 用于口疮，喉痹，疮疡肿毒。本品内服外用均有清热解毒的功效。可与雄黄同用，如紫金锭。治咽喉肿痛、口舌生疮，可配冰片、硼砂如冰硼散。

此外，还可用于视物昏花。

【用量用法】 每次 0.1～0.5g。多宜入丸、散，不宜入煎剂。外用适量。

【使用注意】 本品有毒，不宜大量服用，也不宜少量久服，肝肾功能不全者禁服，孕妇忌服。

龙 骨

【来源】 本品为古代大型哺乳动物如象类、三趾马类、犀类、鹿类、牛类等骨骼的化石。

【性味归经】 甘、涩，平。归心、肝、肾经。

【功效】 镇惊安神，平肝潜阳，收敛固涩。

【应用】 ① 心悸失眠，惊痫癫狂。本品为重镇安神的常用药。治心悸失眠，常与远志、朱砂、酸枣仁、柏子仁等同用。若痰热内盛、惊痫癫狂者，与牛黄、羚羊角、胆南星等配伍。

② 用于阴虚阳亢之头目眩晕，烦躁易怒等。本品有与磁石类似的平肝潜阳作用。常与白芍、代赭石、牛膝、生牡蛎等同用，如镇肝息风汤。

③ 用于肾虚所致遗精、滑精、遗尿、崩漏等症。本品有收敛固脱之攻，适用于各种肾气不固的滑脱证。常与牡蛎、山茱萸、山药等同用。也可用于虚汗证，常与五味子、牡蛎同用。

此外，煅龙骨研末外用，有收湿敛疮、生肌之功。可用于湿疮流水及疮疡久溃不愈者。

【用量用法】 15～30g。煎服，宜先煎。外用适量。

磁 石

【来源】 本品为氧化物类矿物尖晶石族磁铁矿的矿石。

【性味归经】 咸，寒。归心、肝、肾经。

【功效】 镇惊安神，平肝潜阳，聪耳明目，纳气平喘。

【应用】 ① 用于阴虚阳亢之头晕目眩，惊悸失眠。本品有平肝潜阳、镇惊安神之功，常与朱砂同用，如磁朱丸。或与生地、酸枣仁等配伍。

② 用于肝肾阴亏之视物昏花，耳鸣耳聋。本品能补益肝肾，聪耳明目。治耳鸣耳聋，常与熟地、山茱萸、五味子等配伍，如耳聋左慈丸。治视物昏花，可与菟丝子、五味子配伍。

③ 用于肾虚气喘。常与蛤蚧、胡核肉、五味子等配伍以补肾纳气平喘。

【用量用法】 9～30g。煎服，宜先煎。入丸、散，每次 1～3g。

【使用注意】 本品吞服不易消化，入丸散，不可多服。

琥 珀

【来源】 本品为古代松科植物，如枫树、松树的树脂，埋藏地下经年久转化而成的化石样物质。

【性味归经】 甘，平。归心、肝、膀胱经。

【功效】 镇惊安神，活血散瘀，利尿通淋。

【应用】 ① 用于心悸失眠，惊风癫痫。本品具镇心、平肝之功。治心悸失眠、健忘，常与菖蒲、远志等配伍。心血亏虚者，常与当归、人参、酸枣仁等配伍。惊风癫痫可与朱砂、全蝎等同用。

② 用于血滞经闭，癥瘕积聚，胸痹。本品能活血调经，化瘀破癥。用于血滞经闭或痛经，可与当归、乌药、三棱等同用。治癥瘕积聚，常配伍莪术、大黄、鳖甲等。治胸痹心痛，常与三七同用。

③ 用于淋证、癃闭。适用于各种淋证，尤善治血淋，可与金钱草、海金沙、白茅根、木通等同用。

【用量用法】 1.5～3g。研末冲服。

二、养心安神药

酸　枣　仁

【来源】 本品为鼠李科植物酸枣的干燥成熟种子。

【性味归经】 甘、酸，平。归心、肝、胆经。

【功效】 养心补肝，宁心安神，敛汗，生津。

【应用】 ① 用于虚烦不眠，惊悸多梦。本品能养心益肝。为治心肝血虚，神不守舍，心悸失眠之要药。可单用，或与当归、龙眼肉、黄芪等药配伍，如归脾汤。

② 用于体虚多汗，津伤口渴。本品既能收敛止汗，又能生津止渴。用于自汗、盗汗，常与五味子、山茱萸、黄芪、牡蛎等配伍。用于伤津口渴，常与生地、麦冬等配伍。

【用量用法】 10～15g。煎服。研末吞服，每次 1.5～3g。

柏　子　仁

【来源】 本品为柏科植物侧柏的干燥成熟种仁。

【性味归经】 甘，平。归心、肾、大肠经。

【功效】 养心安神，润肠通便，止汗。

【应用】 ① 用于阴血不足之虚烦失眠，心悸怔忡。本品具养心安神之功，常与茯苓、五味子、酸枣仁等同用，如养心汤。兼阴虚盗汗者，也可与人参、五味子、牡蛎同用，如柏子仁丸。

② 用于肠燥便秘。常与郁李仁、杏仁、松子仁等同用，如五仁丸。

③ 用于阴虚盗汗。

【用量用法】 3～10g。煎服。

远　志

【来源】 本品为远志科植物远志或卵叶远志的干燥根。

【性味归经】 苦、辛，温。归心、肾、肺经。

【功效】 安神益智，交通心肾，祛痰，消肿。

【应用】 ① 用于心肾不交之失眠多梦，健忘惊悸，神志恍惚。本品有宁心安神及交通心肾、益智等功效。常与人参、当归、茯苓等同用。

② 用于痰阻心窍之癫痫惊狂。可与半夏、全蝎、郁金、菖蒲、天麻等配伍。

③ 用于咳痰不爽。多配伍杏仁、桔梗、贝母等。

④ 用于疮疡肿毒，乳房肿痛。单用内服或外敷均可。

【用量用法】 3～10g。煎服。外用适量。

【使用注意】 胃炎及消化性溃疡者慎用。

【参考】 远志经加工制成的流浸膏，名“远志流浸膏”，属祛痰药，用于咳痰不爽。

合欢皮

【来源】 本品为豆科植物合欢的干燥树皮。

【性味归经】 甘，平。归心、肝、肺经。

【功效】 解郁安神，活血消肿。

【应用】 ① 用于心神不安，忧郁失眠。本品善解郁安神。可单用或与柏子仁、夜交藤、石菖蒲等同用。

② 用于跌扑伤痛。本品有活血化瘀，疗伤接骨之效。常与红花、苏木、桃仁、乳香、没药等配伍应用。

③ 用于肺痈及疮疡肿毒。治肺痈可单用，或与鱼腥草、冬瓜仁、芦根、桃仁等配伍。治疮痈肿毒，可与蒲公英、野菊花、紫花地丁等配伍，内服外敷均可。

【用量用法】 6～12g。煎服。外用适量，研末调敷。

第二节 安神剂

凡以安神药为主组成，能安神定志，用于神志不安病证的方剂，称为安神剂。

神志不安，主要与心、肝、肾三脏阴阳的偏盛偏衰及相互功能失调有关。临床有虚实之分，可因外受惊恐、肝气郁结、思虑太过等所致。其主要临床表现为心悸怔忡、失眠健忘、烦躁惊狂等。表现为惊狂易怒、烦躁不安者，多为实证，治宜重镇安神；表现为心悸健忘、虚烦失眠者，多属虚证，则应滋养安神。故安神剂可分为两大类，重镇安神与养心安神。但神志不安又可因火、痰、瘀等所致，使用时又当辨清病因而适当配伍清热、活血、祛痰等法以治病求本。

重镇安神剂多由金石、贝壳类药物组成，易伤胃气，不宜久服。脾胃虚弱者可配伍健脾和胃之品。另外，某些安神药，如朱砂等有一定毒性，久服能引起慢性中毒，应注意使用。

朱砂安神丸

【组成】 朱砂 15g，黄连 18g，炙甘草 16g，生地 4.5g，当归 7.5g。

【用法】 上药研末，炼蜜为丸。每次 6～9g，睡前温开水送服，亦可水煎、服。用量按原方比例酌定，朱砂以药汤送服。

【功用】 镇心安神，清热养阴。

【主治】 心火亢盛，阴血不足证。症见心神烦乱，失眠多梦，惊悸怔忡，舌红，脉细数。

【方解】 本方证系心火亢盛，灼伤阴血，心神被扰所致。治当镇心安神，清热养阴。方中朱砂重镇安神、清心火，为君药。黄连苦寒，清心泻火除烦，为臣药。君臣相伍能重镇安神、泻心火以除烦。佐以生地、当归清热而养心血。炙甘草和中缓急，调和诸药，又能防朱砂、黄连伤胃为佐使之用。诸药合用，标本兼治，清中有养，心神安定，而诸症得除。

【使用注意】 方中朱砂含硫化汞，不宜多服、久服，以免汞中毒。阴虚、脾虚者宜慎用或忌用。

【参考】 现代常用本方加减治疗神经衰弱、心脏早搏属心火亢盛、阴血不足者。

酸枣仁汤

【组成】 酸枣仁 15g，甘草 3g，知母 6g，茯苓 6g，川芎 6g。

【用法】 水煎服。

【功用】 养血安神，清热除烦。

【主治】 肝血不足之虚烦不眠证。症见失眠心悸，虚烦不安，头晕目眩，咽干口燥，舌红，脉弦细。

【方解】 本方证系由肝血不足，虚热扰动心神所致。治当养血调肝以安神，清热以除烦。方中重用酸枣仁以养血宁心，为君药。茯苓宁心安神，知母清热滋阴为臣药，助君药安神除烦。佐以川芎疏肝理气而调肝血，且与君药酸收相配，补血行血，而能养血调肝。甘草和中缓急，调和诸药，为使药。诸药配伍，养中兼清，补中有行，共奏养血安神清热除烦之功。

【参考】 现代常用本方加减治疗神经衰弱、心脏神经官能症、更年期综合征等属心肝血虚、虚热内扰者。

思考与练习

1. 试述安神药与安神剂的含义及使用注意事项。
2. 如何区别使用重镇安神与养心安神药?
3. 比较朱砂、龙骨、酸枣仁、琥珀、远志的功效异同。
4. 如何区别使用朱砂安神丸与酸枣仁汤?

第十八章　开窍药与开窍剂

第一节　开　窍　药

1. 含义

凡以通关开窍醒神为主要作用的药，称开窍药。其多具辛香走窜之性，故又称芳香开窍药。

2. 功效与主治

开窍药有通关开窍，启闭醒神的功效。部分药物尚有活血、行气、止痛、解毒、辟秽的功效。主要用于惊风、中风、癫痫、热陷心包或痰浊蒙蔽清窍等证，又用于湿浊中阻、气滞血瘀、痈疽疔疮等证。

3. 性能特点

开窍药味辛芳香，其性寒或温，善于走窜，均入心经，兼入脾、胃、肺等经而具开窍醒神、行气、活血、止痛、化湿、辟秽等功能。

4. 配伍应用

在运用本类药物时应分清虚实。虚证即脱证非本类药物所宜；实证即闭证，当通关开窍，但需分清寒热。面青、身凉、苔白、脉迟者为寒闭，宜“温开”，应选用辛温的开窍药，并配伍温里祛寒之品；面红、身热、苔黄、脉数者为热闭，宜“凉开”，应选用辛凉的开窍药并配伍清热泻火解毒之品。

5. 使用注意

开窍药辛香走窜，为救急、治标之品，且有耗伤元气之弊，只宜暂服，不可久用。本类药物芳香，其有效成分易挥发，一般不作煎剂，只入丸散剂应用。

麝　　香

【来源】 本品为鹿科动物林麝、马麝或原麝成熟雄体香囊中的干燥分泌物。

【性味归经】 辛，温。归心、脾经。

【功效】 开窍醒神，活血通经，消肿止痛。

【应用】 ① 用于热病神昏，中风痰厥，气郁暴厥，中恶昏迷。本品辛温极香，开窍醒神之力极强，为省神回苏的要药。治热闭神昏，常与牛黄、冰片等配伍，如安宫牛黄丸。寒闭者，常与丁香、苏合香等配伍，如苏合香丸。

② 用于痈肿瘰疬，咽喉肿痛。本品辛香而散，有活血散结、消肿止痛的功效，可单用或与他药配伍，内服外敷均可。

③ 用于胸痹心痛，心腹暴痛，跌扑伤痛，痹痛麻木，经闭、癥瘕。本品能活血通经止痛，内服外用均有良效。治心脉瘀阻之心腹暴痛，常与木香、桃仁同用。治跌扑伤痛，常与苏木、没药等同用。若风湿顽痹，常与祛风湿、活血药同用。治经闭，常与桃仁、红花、川芎等同用。治癥瘕，常与水蛭、土鳖虫等同用。

④ 用于难产、死胎、胞衣不下。本品有催生下胎之效，常与肉桂同用，如香桂散。

此外，现代常用本品治疗冠心病心绞痛。

【用量用法】 0.03～0.1g。多入丸、散剂，外用适量。

【使用注意】 孕妇禁用。

冰　片

【来源】 本品为龙脑科植物龙脑香树脂的加工品，或龙脑香树的树干经蒸馏冷却而得的结晶，称“龙脑冰片”。由菊科植物艾纳香的叶，经蒸馏升华经加工品，称“艾片”。现多用松节油、樟脑等，经化学方法合成，称“机制冰片”。

【性味归经】 辛、苦，微寒。归心、脾、肺经。

【功效】 开窍醒神，清热止痛。

【应用】 ① 用于热病神昏、痉厥，中风痰厥，气郁暴厥，中恶昏迷，胸痹心痛。本品能开窍醒神，但功效不及麝香，二者常相须为用，如凉开剂安宫牛黄丸，温开剂苏合香丸。

② 用于目赤，口疮，咽喉肿痛，耳道流脓，疮肿，烧烫伤。本品外用有清热止痛、防腐止痒作用。为五官科及皮肤科的常用药，可单用或与朱砂、玄明粉配伍，如冰硼散。

此外，本品亦可用于牙齿疼痛等。

【用量用法】 0.15～0.3g。入丸散。外用适量，研粉点敷患处。

【使用注意】 孕妇慎用。

苏　合　香

【来源】 本品为金缕梅科植物苏合香树的树干渗出的香树脂，经加工精制而成。

【性味归经】 辛，温。归心、脾经。

【功效】 开窍，辟秽，止痛。

【应用】 ① 用于中风痰厥，猝然昏倒，胸痹心痛，胸腹冷痛，惊痫。本品开窍醒神之力弱于麝香，治上述诸症，常与麝香、沉香同用，如苏合香丸。

② 用于胸腹冷痛。适用于痰浊、血瘀或寒凝气滞之胸腹冷痛或痞满不适。

此外，现代常用本品配伍檀香、冰片、乳香，用于冠心病心绞痛，如冠心苏合丸。

【用量用法】 0.3～1g。宜入丸散。

石　菖　蒲

【来源】 本品为南星科植物石菖蒲的干燥根茎。

【性味归经】 辛、苦，温。归心、胃经。

【功效】 开窍豁痰，醒神益智，化湿开胃。

【应用】 ① 用于神昏、癫痫。本品开心窍，且化湿、辟秽、豁痰。用于痰湿蒙蔽清窍之神昏，常与茯苓、半夏、远志等同用。若痰热者，可与郁金、半夏、竹沥等同用。治癫痫，常与平肝、安神药同用。

② 用于脘痞不饥，噤口下痢。尤宜于湿阻中焦所致者，可单用，或与藿香、砂仁、苍术等同用。若湿热泻痢，可与黄连、厚朴等同用。

③ 用于健忘失眠，耳鸣耳聋。本品益智安神。常与远志、熟地、菟丝子、酸枣仁等配伍，治心肾不足所致健忘、失眠、耳聋。

【用量用法】 3～10g。煎服。鲜品加倍。

第二节 开 窍 剂

凡以开窍药为主组成，具有开窍醒神，治疗窍闭神昏为主的方剂称开窍剂。开窍剂适用于邪气壅盛、蒙蔽心窍的闭证。闭证应分清寒热，寒者应温通开窍（温开）、热者应清热开窍（凉开）。故开窍剂可分为温开与凉开两类。

运用开窍剂时应注意以下几点。①应分清闭证与脱证，闭证者神志昏蒙、口噤不开、二便不能、脉实有力，方可用开窍剂。而脱证属虚证范畴，可见汗出肢冷、呼吸气微、手撒遗尿、口开目合、脉微细欲绝等，非开窍剂所宜。②要辨清寒热，进而正确选用凉开与温开。③开窍剂多由辛香开窍药物组成，只宜暂服，久用则易耗损元气，临床多用于急救，中病即止。④本类方剂多制成丸剂、散剂或注射剂应用，不宜煎煮，以免药性挥发影响疗效。

安宫牛黄丸

【组成】牛黄 30g，郁金 30g，水牛角浓缩粉 30g，黄连 30g，黄芩 30g，山栀 30g，朱砂 30g，雄黄 30g，梅片 7.5g，麝香 7.5g，珍珠 15g。

【用法】共研极细末，炼老蜜为丸，金箔为衣。每丸重 3g。每服 1 丸；小儿 3 岁以内，1 次 1/4 丸；4～6 岁，1 次 1/2 丸，每日 1 次或遵医嘱。

【功用】清热解毒，镇惊开窍。

【主治】邪热内陷心包证。症见高热烦躁，神昏谵语，舌红或绛，脉数有力，亦治中风昏迷、小儿惊厥属邪热内闭者。

【方解】本方证由温热之邪内陷或痰热壅闭心包所致。治当清热开窍，豁痰解毒。方中以牛黄清心开窍、解毒辟秽，水牛角咸寒，凉血清心解毒，麝香开窍醒神，共为君药，以达清心凉血解毒开窍之功。以黄连、黄芩、山栀清热泻火解毒，为臣药，以助牛黄、麝香清解心包热毒。以梅片、郁金芳香辟秽、化浊通窍，而增麝香开窍醒神之功；雄黄助牛黄辟秽解毒；朱砂、珍珠镇心安神，共为佐药。蜜糖和胃调中，为使药。金箔为衣，取其重镇安神之效。本方集清热泻火、凉血解毒与芳香开窍于一体，但以清热解毒为主。

【使用注意】孕妇慎用。

【参考】① 现代常用本方加减治疗流行性乙脑、流行性脑脊髓膜炎、中毒性痢疾、尿毒症、脑血管意外、肝昏迷、小儿高热惊厥等属热陷心包者。

② 本方现有制成散剂者，名“安宫牛黄散”。

苏合香丸

【组成】苏合香 30g，冰片 30g，乳香 30g，麝香 60g，安息香 60g，青木香 60g，白檀香 60g，沉香 60g，丁香 60g，香附（炒）60g，荜茇 60g，水牛角浓缩粉 60g，朱砂 60g，白术 60g，诃子（煨）60g。

【用法】共为细末，炼蜜为丸，每丸重 3g。口服，每次 1 丸，小儿酌减，温开水送服。

【功用】芳香开窍，行气止痛。

【主治】寒闭证。症见突然昏倒、不省人事、牙关紧闭、苔白、脉迟或心腹卒痛，甚则昏厥，属寒凝气滞者。

【方解】本方证为寒邪秽浊，闭阻清窍，扰乱神明所致。治宜芳香开窍，温里散寒，活血行气，辟秽化浊。以苏合香、麝香、冰片、安息香芳香开窍醒神，又能辟秽化浊为君药。

青木香、香附、丁香、白檀香、沉香、乳香行气解郁、散寒止痛、活血化瘀，为臣药。佐以辛热之荜茇温中散寒，助诸香药散寒、止痛、开郁；水牛角、朱砂虽寒但能重镇清心、解毒安神，也可佐制诸热药；白术健脾益气、燥湿而化浊；诃子收涩敛气，一补一敛，以防辛香走窜伤气耗真。诸药配伍而共奏芳香开窍、行气止痛之功。

【使用注意】 本方药物辛香走窜，有损胎气，孕妇慎用。脱证、热闭证禁用。

【参考】 现代常用本方加减治疗流行性乙型脑炎、肝昏迷、冠心病心绞痛、心肌梗死等属寒闭或寒凝气滞者。

思考与练习

1. 试述石菖蒲、麝香、冰片、苏合香功效主治。
2. 如何区别使用安宫牛黄丸与苏合香丸？

第十九章 平肝息风药与治风剂

第一节 平肝息风药

1. 含义

凡以平抑肝阳、息风止痉为主，治疗肝阳上亢或肝风内动病证的药物，称为平肝息风药。

2. 功效与主治

本类药物能平肝潜阳、息风止痉，部分药物有镇惊安神、清肝明目、凉血、降逆及软坚散结、收敛等作用，主治肝阳上亢、肝风内动，而见头目昏眩、惊痫抽搐等症。

3. 性能特点

平肝息风药多为介类、虫类及矿物类药物，均入肝经，兼入心肺等经，其味咸或甘，而性有偏寒偏温之不同，应注意选择使用。

4. 配伍使用

使用本类药物时应根据引起肝阳上亢、肝风内动的病因、病机不同，进行不同的配伍。因热者应配伍清热泻火药，因虚者应配伍补虚药，因痰者应配伍祛痰药。

5. 使用注意

脾虚慢惊者，不宜用寒凉的药物；而阴血亏虚者则不宜温燥的药物。

一、平肝清阳药

石 决 明

【来源】 本品为鲍科动物杂色鲍、皱纹盘鲍、羊鲍、澳洲鲍、耳鲍或白鲍的贝壳。

【性味归经】 咸，寒。归肝经。

【功效】 平肝潜阳，清肝明目。

【应用】 ① 用于头痛眩晕。本品能清泄肝热，镇肝阳，利头目。为镇肝凉肝之常品。尤宜于肝肾阴虚、肝阳上亢所致的头晕目眩等症。常配伍生地、白芍、牡蛎等。兼肝热者，可与夏枯草、菊花等配伍。

② 用于目赤翳障，视物昏花，青盲雀目。本品善清肝火，而有明目退翳之效。为清肝明目的要药。治肝火上炎、目赤肿痛，可与龙胆草、夏枯草、菊花等配伍。治肝经风热、目赤翳障，常与菊花、薄荷等同用。肝血虚少者，常与枸杞子、熟地等配伍。

【用量用法】 6～20g。煎服，打碎先煎。

【使用注意】 本品咸寒易伤脾胃，脾胃虚寒、食少便溏者慎用。

牡 蛎

【来源】 本品为牡蛎科动物长牡蛎、大连湾牡蛎或近江牡蛎的贝壳。

【性味归经】 咸，微寒。归肝、胆、肾经。

【功效】 重镇安神，潜阳补阴，软坚散结。

【应用】 ① 用于惊悸失眠、眩晕耳鸣。本品重镇安神，能平肝潜阳。尤宜于肝阳上亢兼心神不宁者，常与龟甲、白芍、龙骨等同用，如镇肝息风汤。若热邪伤阴、虚风内动者，可与生地、鳖甲、龟甲、阿胶等配伍，如大定风珠。

② 用于痰核瘰疬，癥瘕痞块。本品有软坚散结之功，常与浙贝、玄参等配伍，如消瘰丸。现代又用以治疗肝脾肿大，常与丹参、泽兰、鳖甲配伍。

③ 用于自汗盗汗，遗精滑精，崩漏带下。煅牡蛎收敛固涩。治自汗盗汗，常与黄芪、麻黄根同用。治遗精、滑精，常与沙苑子、芡实同用。治崩漏带下，常与煅龙骨同用。

此外，煅牡蛎有收敛制酸作用，用于胃痛吞酸。

【用量用法】 9～30g。煎服，打碎先煎。外用适量，收敛固涩宜煅用。

代　赭　石

【来源】 本品为三方晶系氧化物类矿物刚玉族赤铁矿的矿石，主含三氧化二铁（Fe_2O_3）。

【性味归经】 苦，寒。归肝、心、肺、胃经。

【功效】 平肝潜阳，重镇降逆，凉血止血。

【应用】 ① 用于头目眩晕。本品能平肝降逆泻火，适用于肝阳上亢之头目眩晕、目胀耳鸣等，常配伍牛膝、生龙骨、生牡蛎、白芍等，如镇肝息风汤。

② 用于呕吐、呃逆、喘息。本品有降逆之功，治胃气上逆之呕吐、呃逆，常与旋覆花、生姜、半夏等配伍，如旋覆代赭汤。治肺气上逆之喘息，可与桑白皮、苏子等配伍。若肺肾阴虚之气逆喘息，可与党参、山茱萸、山药等配伍。

③ 用于吐衄、崩漏。本品能凉血止血。尤宜于血热所致的各种出血证。常与清热、凉血止血之品配伍。

【用量用法】 10～30g。煎服，先煎。

珍　珠　母

【来源】 本品为蚌科动物三角帆蚌、褶纹冠蚌或珍珠贝科动物马氏珍珠贝的贝壳。

【性味归经】 咸，寒。归肝、心经。

【功效】 平肝潜阳，安神定惊，明目退翳。

【应用】 ① 用于肝肾阴亏或肝阳上亢之头痛眩晕。本品能平肝潜阳，清泻肝火。常与白芍、生地、龙齿等同用，或与石决明、菊花等配伍。

② 用于烦躁、惊悸失眠。本品能镇惊安神。治疗心神不宁之心悸失眠，常与朱砂、琥珀等配伍。若用于癫痫、惊风等，可与天麻、钩藤等配伍。

③ 用于目赤翳障，视物昏花。本品能清肝明目退翳。若肝热目赤，可与车前子、菊花、石决明等配伍。治肝虚目昏，可与熟地、女贞子、枸杞子等同用。

此外，本品外用能燥湿收敛，可用于湿疮、溃疡久不收口等。

【用量用法】 10～25g。煎服，宜打碎先煎。外用适量。

【使用注意】 注意脾胃虚寒者慎用。

珍　　珠

【来源】 本品为珍珠贝科动物马氏珍珠贝、蚌科动物三角帆蚌或褶纹冠蚌等双壳类动物受刺激形成的珍珠。

【性味归经】 甘、咸，寒。归心、肝经。

【功效】 安神定惊，明目消翳，解毒生肌，润肤祛斑。

【应用】 ① 用于惊悸失眠。本品有安神定惊之功。可单用，或配伍酸枣仁、柏子仁、五味子等。

② 用于惊风癫痫。本品有息风止痉之效。用于高热惊风、抽搐者可与牛黄、朱砂、黄连等配伍，如镇惊丸。

③ 用于目赤翳障。本品善清肝热而明目清翳，可与菊花、石决明、青葙子等配伍，如真珠散。

④ 用于疮疡不敛。本品收敛生肌作用显著，疮疡溃烂、经久不愈者，皆可外用。

⑤ 用于皮肤色斑。

【用量用法】 0.1～0.3g。多入丸散。外用适量。

蒺　藜

【来源】 本品为蒺藜科植物蒺藜的干燥成熟果实。

【性味归经】 辛、苦，微温；有小毒。归肝经。

【功效】 平肝解郁，活血祛风，明目，止痒。

【应用】 ① 用于肝阳上亢之头痛眩晕。常与钩藤、代赭石、龙骨等同用，如刺蒺藜散。

② 用于肝郁之胸胁胀痛，乳闭乳痈。本品能疏肝解郁。可与青皮、柴胡、穿山甲、通草、王不留行等同用。

③ 用于风热目赤翳障，风疹瘙痒。目疾者多与菊花、决明子、青葙子等同用，如白蒺藜散；瘙痒者，常配伍荆芥、蝉蜕等。

【用量用法】 6～10g。煎服。

【参考】 本品又名“刺蒺藜”、“白蒺藜”。

决　明　子

【来源】 本品为豆科植物决明，或小决明的干燥成熟种子。

【性味归经】 甘、苦、咸，寒。归肝、大肠经。

【功效】 清热明目，润肠通便。

【应用】 ① 用于目赤涩痛，羞明多泪，头痛眩晕，目暗不明。本品善清肝热而明目。若肝热者，可配伍夏枯草、黄芩、栀子等。若风热者，可配伍桑叶、菊花等。兼肝肾阴亏之目暗不明，常与山茱萸、生地、枸杞子等同用。治肝阳上亢之头痛眩晕，常配菊花、钩藤、夏枯草等同用。

② 用于大便秘结。尤宜于内热肠燥者。可与火麻仁、郁李仁、当归等配伍，也可单用。

【用量用法】 9～15g。煎服。

二、息风止痉药

羚　羊　角

【来源】 本品为牛科动物赛加羚羊的角。

【性味归经】 咸，寒。归肝、心经。

【功效】 平肝息风，清肝明目，散血解毒。

【应用】 ① 用于肝风内动，惊痫抽搐，妊娠子痫癫痫发狂，高热痉厥。本品善清肝热，息肝风止痉。为清肝热息风之要药。尤宜于热极生风者。常与白芍、钩藤、菊花、桑叶、生地等配伍，如羚角钩藤汤。

② 用于肝阳上亢之头痛眩晕。本品有平肝潜阳之功。常配伍石决明、生地、菊花、龟甲等，如羚羊角汤。

③ 用于肝火上炎之目赤翳障。可与决明子、黄芩、龙胆草、车前子等配伍。

④ 用于温毒发斑，痈肿疮毒。本品能散血凉血解毒。常与石膏、寒水石、麝香等配伍，如紫雪丹。

【用量用法】 1～3g。煎服。宜单煎 2h 以上。磨汁或研粉服，每次 0.3～0.6g。

钩　藤

【来源】 本品为茜草科植物钩藤、大叶钩藤、毛钩藤、华钩藤或无柄钩藤的干燥带钩茎枝。

【性味归经】 甘，凉。归肝、心包经。

【功效】 息风定惊，清热平肝。

【应用】 ① 用于肝火或肝阳上亢之头痛眩晕。本品有清肝、平肝之效。属肝火者常与夏枯草、龙胆草、栀子等配伍。肝阳上亢者，可与天麻、杜仲、牛膝等同用，如天麻钩藤饮。

② 用于惊痫抽搐，感冒挟惊，妊娠子痫。尤宜于热极生风、肝风内动之惊痫抽搐及小儿急惊风等，常与蝉蜕、牛黄、胆南星等同用，或与石菖蒲、天竺黄、僵蚕等同用。

此外，本品有良好的降压作用，用于高血压属肝热阳亢者。

【用量用法】 10～15g。煎服，宜后下。

天　麻

【来源】 本品为兰科植物天麻的干燥块茎。

【性味归经】 甘，平。归肝经。

【功效】 息风止痉，平抑肝阳，祛风通络。

【应用】 ① 用于小儿惊风，癫痫抽搐，破伤风。本品有息风止痉之效，为治肝风之圣药。用治惊痫抽搐、寒热皆可。治小儿诸惊，可随证配伍。破伤风者，可与天南星、白附子、防风等配伍。

② 用于肝阳上亢之头痛眩晕。为治阳亢眩晕头痛之要药，常与钩藤、牛膝、石决明等同用，如天麻钩藤饮。也治风痰上扰、头痛眩晕，可与半夏、陈皮、白术等配伍，如半夏白术天麻丸。

③ 用于风湿痹痛。本品又能祛风通络，而止痹痛。用治风湿痹痛、肢体麻木，常与羌活、秦艽、桑枝等配伍，如秦艽天麻汤。

【用量用法】 3～10g。煎服。

地　龙

【来源】 本品为钜蚓科动物参环毛蚓、通俗环毛蚓、威廉环毛蚓或栉盲环毛蚓的干燥体。

【性味归经】 咸，寒。归肝、脾、膀胱经。

【功效】 清热定惊，通络，平喘，利尿。

【应用】 ① 用于高热神昏，惊痫抽搐。本品能清热息风定惊。可以本品同盐化为水饮服，或与钩藤、牛黄、全蝎等同用。

② 用于半身不遂，关节痹痛，肢体麻木。本品长于通行经络。用于中风之半身不遂，常与黄芪、当归、川芎等配伍，如补阳还五汤。治热痹关节红肿疼痛，常与忍冬藤、秦艽、桑枝等配伍。治风寒湿痹、肢体麻木疼痛，可与川乌、草乌等同用。

③ 用于肺热喘咳。本品能清肺平喘。单用研末内服，亦可水煎加白糖收膏，或鲜品同糖化为水饮服，或与麻黄、杏仁等同用。

④ 用于水肿尿少。尤宜于热结膀胱之小便不利，可单用或配伍木通、车前子等同用。

此外，本品常用于肝阳上亢型高血压。外用治腮腺炎、下肢溃疡、烫伤等。

【用量用法】 5～10g。煎服。鲜品10～20g。外用适量。

全蝎

【来源】 本品为钳蝎科动物东亚钳蝎的干燥体。

【性味归经】 辛，平；有毒。归肝经。

【功效】 息风镇痉，通络止痛，攻毒散结。

【应用】 ① 用于肝风内动，抽搐痉挛，小儿惊风，中风口眼㖞斜，半身不遂，破伤风。本品有良好的息风止痉作用。治中风，配伍白附子、僵蚕，如牵正散。治破伤风，配伍蜈蚣、天南星、蝉蜕，如五虎追风散。治小儿惊风，常与羚羊角、钩藤、天麻等配伍。治脾虚慢惊风，常与党参、黄芪、白术等配伍。

② 用于疮疡，瘰疬。本品能散结攻毒。治诸疮肿毒，常用麻油煎全蝎、栀子，加黄蜡成膏外敷。治瘰疬，常与半夏、蜈蚣、地龙等同用。

③ 用于风湿顽痹，偏正头痛。单用有效。也常与蜈蚣、僵蚕、羌活等同用。

【用量用法】 3～6g。煎服。研末吞服，每次0.6～1g。外用适量。

【使用注意】 有毒，用量不宜过大，孕妇慎服。

蜈蚣

【来源】 本品为蜈蚣科动物少棘巨蜈蚣的干燥体。

【性味归经】 辛，温；有毒。归肝经。

【功效】 息风镇痉，通络止痛，攻毒散结。

【应用】① 用于小儿惊风，抽搐痉挛，中风口㖞，半身不遂，破伤风。本品能搜风定搐，与全蝎均为息风要药，治疗上述诸症，多相须使用，如止痉散。

② 用于风湿顽痹，偏正头痛。常与川芎、天麻、僵蚕等配伍。

③ 用于疮疡，瘰疬，虫蛇咬伤。本品解毒散结，治恶疮肿毒，用雄黄、猪胆汁配伍制膏外敷，名不二散。治瘰疬溃烂，与茶叶共研为末外敷。治毒蛇咬伤，可与大黄、黄连、甘草等同用。

【用量用法】 3～5g。煎服。研末吞服每次0.6～1g。外用适量。

【使用注意】 本品有毒，用量不宜过大。孕妇忌服。

僵蚕

【来源】 本品为蚕蛾科昆虫家蚕的幼虫感染白僵菌而致死的干燥虫体。

【性味归经】 咸、辛，平。归肝、肺、胃经。

【功效】 息风止痉，祛风止痛，化痰散结。

【应用】 ① 用于肝风夹痰，惊风抽搐，小儿急惊，破伤风，中风口㖞。本品息风止痉，且化痰。常与牛黄、全蝎、胆南星等配伍。治脾虚慢惊，与党参、白术等配伍。治破伤风，可与全蝎、蜈蚣、钩藤等配伍。治中风口眼㖞斜，可与全蝎、白附配伍，如牵正散。

② 用于风热头痛，目赤咽痛，风疹瘙痒，发颐痄腮。本品有祛风、止痛、止痒之功。治风热之头痛、迎风流泪，可与桑叶、木贼、荆芥等配伍。风热之咽喉肿痛，可与桔梗、防风等同用；若风疹瘙痒，可与蝉蜕、薄荷等同用。

③ 用于痰核瘰疬。常与瓦楞子、牡蛎等配伍。

此外，也可与金银花、板蓝根、黄芩等配伍，治颌下淋巴结炎、腮腺炎。

【用量用法】 5～10g。煎服。研末吞服每次1～1.5g。

第二节　治　风　剂

凡由辛散祛风或息风止痉药物为主组成，具有疏散外风或平息内风作用，治疗风病的方剂，称治风剂。

风病范围广泛，病情复杂，但可用“内风”与“外风”概括。外风，是指风邪外袭，侵入人体，留于肌表、经络、筋肉、骨节所致，主要表现有头痛、恶风、肌肤瘙痒、肢体麻木、筋骨挛痛、屈伸不利或口眼㖞斜甚则角弓反张等。内风，系由脏腑功能失调所致的风病，其病变主要在肝，习称“肝风”，其可能为热极生风、肝阳化风、阴血亏虚、虚风内动所致，主要表现有眩晕、震颤、四肢抽搐、口眼㖞斜、语言謇涩、半身不遂，甚或突然昏仆、不省人事等。故治疗上应分清“外风”与“内风”，外风宜疏散，内风宜平息，所以有疏散外风、平息内风之两大类方剂，临床应区别使用。

运用治风剂，应遵循外风疏散、内风平息的原则，不可错用。但外风内风可相互影响，如外风引动内风、内风兼感外风，也可挟痰、热、寒、湿、瘀等，对错综复杂的证候，应分清主次，针对邪气之兼挟、病变之虚实，灵活加减，数法合参，兼顾治之。

川芎茶调散

【组成】 川芎12g，荆芥12g，白芷6g，羌活6g，炙甘草6g，细辛3g，防风4.5g，薄荷12g。

【用法】 共为细末，每次6g，每日2次，饭后清茶调下。或水煎服，用量按原方比例酌定。

【功用】 疏风止痛。

【主治】 外感风邪头痛。症见偏正头痛或巅顶头痛，恶寒发热，目眩，鼻塞，舌苔薄白，脉浮。

【方解】 本方证由外感风邪，上犯头目，阻遏清阳所致。治宜疏散风邪而止头痛。方以川芎辛温香窜、上行头目，为治诸经头痛的要药，善祛风活血止头痛，为君药。薄荷、荆芥辛散上行，为臣药，助川芎疏风止痛，清利头目。羌活、白芷疏风止痛，羌活善治太阳头痛，白芷长于治阳明头痛，细辛散寒而适少阴头痛，防风善治上部风邪，四药为佐药，以助君药、臣药增强疏风止痛之功。炙甘草益气和中，调诸药为使药。服时清茶调下，取其苦凉之性，既可上清头目，又能制约风药的温燥与升散。诸药合用而奏疏风止痛之效。

【参考】 现代常用本方加减治疗感冒头痛、偏头痛、血管神经性头痛、慢性鼻炎头痛属风邪所致者。

牵　正　散

【组成】 白附子、僵蚕、全蝎（去毒）各等份。

【用法】 共为细末，每次 3g，日服 2～3 次，温酒送服。亦可煎服，用量按原方比例酌定。

【功用】 祛风化痰，通络止痉。

【主治】 风中经络之口眼㖞斜。

【方解】 本方证为风痰阻于头面经络所致。治宜祛风化痰，通络止痉。方中白附子辛温，有祛风化痰之功，善治头面之风，为君药。僵蚕、全蝎均能祛风止痉，僵蚕且能化痰，全蝎长于通络，共为臣药。热酒调服，可宣通血脉，引药入络，直达病所，为佐使药。药虽三味但功专效宏，使风痰消散、经络畅通，则病证可愈。

【使用注意】 气虚血瘀或肝风内动所致的口眼㖞斜不宜使用。方中白附子、全蝎有毒，用量宜慎。

【参考】 现代常用本方加减治疗颜面神经麻痹、三叉神经痛、偏头痛等属风痰阻络者。

镇肝息风汤

【组成】 怀牛膝 30g，生赭石 30g，生龙骨 15g，生牡蛎 15g，生杭芍 15g，生龟甲捣碎 15g，玄参 15g，天冬 15g，川楝子（捣碎）6g，生麦芽 6g，茵陈 6g，甘草 4.5g。

【用法】 水煎服。

【功用】 镇肝息风，滋阴潜阳。

【主治】 肝阳上亢，气血上逆之类中风。症见头目眩晕，目胀耳鸣，脑部热痛，面色如醉，心中烦热，或时常噫气，或肢体渐觉不利，口角渐形㖞斜，甚或眩晕颠仆昏不知人，移时始醒或醒后不能复原，脉弦长有力。

【方解】 本方证由肝肾阴亏，肝阳化风而致。以肝肾阴虚为本，气血逆乱为标，但以标实为主。治宜镇肝息风，滋阴潜阳。方中怀牛膝性善下行，重用以引血下行，且能补益肝肾，为君药。代赭石镇肝降逆，龙骨、牡蛎、龟甲、白芍益阴潜阳、镇肝息风，为臣药。玄参、天冬滋阴清热，合龟甲、白芍滋水涵木。茵陈、川楝子、生麦芽疏理肝气、清泄肝热，共为佐药。甘草为使，调和诸药，合麦芽又能和胃安中，防金石药物碍胃之弊，诸药配伍，以治标为主，治本为辅，共奏镇肝息风、滋阴潜阳之效。

【参考】 现代常用本方加减治疗高血压、血管神经性头痛、脑血管意外等属于肝肾阴虚、肝风内动者。

天麻钩藤饮

【组成】 天麻 9g，钩藤 12g，生决明 18g，山栀 9g，黄芩 9g，川牛膝 12g，杜仲 9g，益母草 9g，桑寄生 9g，夜交藤 9g，朱茯神 9g。

【用法】 水煎服。

【功用】 平肝息风，清热活血，补益肝肾。

【主治】 肝阳偏亢，肝风上扰证。症见头痛眩晕，失眠多梦或面红口苦，舌红苔黄，脉弦或数。

【方解】 本方证由为肝肾阴虚，肝阳偏亢，风热上扰所致。治宜平肝息风，清热活血，补益肝肾。以天麻、钩藤平肝息风为君药。石决明平肝潜阳、除热明目，川牛膝引血下行为臣药。栀子、黄芩清肝泻火，益母草合牛膝活血利水，杜仲、桑寄生补益肝肾，夜交藤、朱茯神安神定志，为佐药。诸药合用，共奏平肝息风、清热活血、补益肝肾之效。

【参考】 现代常用本方加减治疗高血压病、脑血管意外、耳源性眩晕等属肝阳偏亢、肝风上扰者。

大定风珠

【组成】 生白芍 18g，阿胶 9g，生龟甲 12g，干地黄 18g，麻仁 6g，五味子 6g，生牡蛎 12g，麦冬 18g，炙甘草 12g，鸡子黄（生）2 个，鳖甲（生）12g。

【用法】 水煎服，去渣，入阿胶烊化，再入鸡子黄，搅匀，分 3 次温服。

【功用】 滋阴息风。

【主治】 阴虚风动证。症见手足瘈疭，形倦神疲，舌绛少苔，脉气虚弱，时时欲脱。

【方解】 本方证由温病后期，邪热久羁，灼伤真阴，或因误治重伤阴液所致。治宜养阴滋液，以补欲竭之真阴，而平息内动之虚风。以鸡子黄、阿胶滋阴养液，以息内风，为君药。生白芍、干地黄、麦冬滋肾养肝，为臣药。龟甲、鳖甲、牡蛎滋阴潜阳息风，麻仁养阴润燥，五味子敛阴，助君臣以滋阴息风为佐药。甘草调和诸药，为使药，与五味子、白芍，又能酸甘化阴。诸药合用，真阴得复，浮阳得潜，则虚风自息。

【参考】 现代常用本方加减治疗流行性乙型脑炎后期、中风后遗症、眩晕、甲状腺机能亢进、神经性震颤、放疗后舌萎缩等属于阴虚风动者。

思考与练习

1. 何谓平肝息风药？如何正确使用？
2. 试比较石决明、牡蛎、代赭石、珍珠、珍珠母的功效主治。
3. 试比较全蝎、地龙、蜈蚣、僵蚕的功效主治。
4. 试比较钩藤、天麻、刺蒺藜、决明子的功效主治。
5. 治风剂分几类？如何区别使用？
6. 试述川芎茶调散的组成、功效与主治及配伍意义。
7. 试比较天麻钩藤饮、镇肝息风汤在组方配伍、功效与主治的异同。

第二十章　固涩药与固涩剂

第一节　固　涩　药

1. 含义

凡以收敛固涩为主要功效的药物，称为固涩药。

2. 功效与主治

固涩药分别具有敛汗、止泻、固精、缩尿、止带、止血、止嗽等作用。主要治疗因久病体虚，或因过服攻伐破削药，导致正气不固所致的自汗、盗汗、久泻、久痢、遗精、滑精、遗尿、尿频、带下等滑脱不禁的病证。

3. 性能特点

固涩药大多具有酸味、涩味，部分兼有补益作用的药物，可有甘味。多具有温性和平性，部分兼有退虚热或清热降火的药物，可具寒凉之性。多入肺、脾、肾、大肠等经。除罂粟壳有毒外，其余药物在常用剂量上无毒。

4. 配伍应用

固涩药除少数药有一定补益作用外，大多不具补益作用，仅属治标，故需与补益药配伍使用，方可标本兼顾。如气虚自汗，须配伍补气药；阴虚盗汗，须配伍补阴药；脾肾阳虚之久泻、久痢，须配伍温补脾肾药；肾虚不固之遗精、滑精、尿频、遗尿，须配伍补肾药；冲任不固之崩漏带下须配伍补肝肾、固冲任药等。

5. 使用注意

固涩药有敛邪之弊，故凡表邪未解或内有湿滞以及郁热未清者，不宜使用，以免敛邪。

五　味　子

【来源】 本品为木兰科植物五味子的干燥成熟果实。

【性味归经】 酸、甘，温。归肺、心、肾经。

【功效】 收敛固涩，益气生津，补肾宁心。

【应用】 ① 用于久嗽虚喘。本品酸能收涩，性温而润，上敛肺气，下滋肾阴。适用于肺虚久咳及肺肾两虚之咳喘证。本品配伍六味地黄丸，即都气丸。

② 用于津伤口渴、自汗盗汗及内热消渴。本品酸涩生津，又能敛汗，故适用于口渴多汗之证，如生脉散，即由人参、麦冬、五味子组成。治自汗盗汗，常与人参、麻黄根、牡蛎等配伍。治消渴证，常与天花粉、生地、麦冬等配伍。

③ 用于遗精、滑精、遗尿、尿频。本品具有补肾涩精的功效，适用于肾虚不固所致的上述诸症。常与桑螵蛸、龙骨配伍。

④ 用于久泻不止。本品能涩肠止泻，且能补益脾肾之气。尤宜于脾肾阳虚之久泻。常与补骨脂、吴茱萸、肉豆蔻同用，如四神丸。

⑤ 用于心悸失眠。本品有宁心安神作用。适用于阴血亏虚，心神不安之上述诸症。常与生地、茯神、酸枣仁等同用，如天王补心丹。

【用量用法】 2～6g。煎服，或每次1～3g研末。止嗽宜生用，补益宜熟用。

乌　梅

【来源】 本品为蔷薇科植物梅的干燥近成熟果实。

【性味归经】 酸、涩，平。归肝、脾、肺、大肠经。

【功效】 敛肺，生津，涩肠，安蛔。

【应用】 ① 用于肺虚久咳。本品能敛肺止咳。可单用煎膏，也常与罂粟壳、半夏、杏仁等同用。

② 用于虚热消渴。本品味酸，有生津止渴之效，常与葛根、人参、麦冬、天花粉等同用。

③ 用于久泻久痢。本品涩肠止泻的作用较强。用于久泻，常与肉豆蔻、罂粟壳等同用。治久痢，常与黄连、黄柏等同用。

④ 用于蛔厥呕吐腹痛。本品味极酸，有和胃安蛔之效，为安蛔要药。治蛔厥证，常与细辛、黄连、干姜等同用。

【用量用法】 6～12g，大剂量可用30g。煎服。外用适量。止泻宜炒炭使用。

山　茱　萸

【来源】 本品为山茱萸科植物山茱萸的干燥成熟果肉。

【性味归经】 酸、甘，微温。归肝、肾经。

【功效】 补益肝肾，收涩固脱。

【应用】 ① 用于眩晕耳鸣，腰膝酸痛，阳痿遗精，遗尿尿频。本品补益肝肾，既能益精，又能助阳。适用于肝肾亏虚所致的上述诸症。常与熟地、山药、泽泻等同用，如六味地黄丸。治肾阳不足之阳痿、滑精，常与补骨脂、当归、麝香等同用。

② 用于大汗虚脱。本品有敛汗固脱之效。常与人参、白芍、牡蛎、龙骨等同用。

③ 用于崩漏带下。本品具有收敛止血的功效。常与乌贼骨、茜草炭、棕榈炭等同用。

④ 用于内热消渴。本品长于补肾气、益肾精，尤宜于消渴有肾虚见症者，常与天花粉等同用。

【用量用法】 6～12g。煎服。或每次1～3g，研末服。

【参考】 本品又名“枣皮”。

五　倍　子

【来源】 本品为漆树科植物盐肤木、青麸杨或红麸杨叶上的虫瘿。

【性味归经】 酸、涩，寒。归肺、大肠、肾经。

【功效】 敛肺降火，涩肠止泻，敛汗，止血，收湿敛疮。

【应用】 ① 用于肺虚久咳。本品有敛肺降火、止咳的功效。适用于久咳痰多而有热者。常与瓜蒌、贝母等同用。

② 用于久泻、久痢。本品能涩肠止泻，对兼便血者，又能止血。可单用，也常与诃子、枯矾、五味子等同用。

③ 用于遗精、滑精。本品收涩，有固精的功效。常与龙骨、茯苓等同用。

④ 用于自汗、盗汗。本品内服外用均有敛汗作用。可单用本品水调填脐中，或研末与

荞麦面等份做饼，煨熟食之治盗汗。

⑤ 用于出血证。本品收敛止血，适用于崩漏、便血及外伤出血，内服外用均可。

此外，本品外用敛疮、收湿，可治疗疮疖肿毒、溃疡不敛、脱肛、子宫脱垂等，可单味研末外敷或煎汤熏洗，也可配伍枯矾。

【用量用法】 3～6g。煎服。或每次 1～1.5g，入丸散服。外用适量。

诃 子

【来源】 本品为使君子科植物诃子或绒毛诃子的干燥成熟果实。

【性味归经】 苦、酸、涩，平。归肺、大肠经。

【功效】 涩肠止泻，敛肺止咳，降火利咽。

【应用】 ① 用于肺虚喘咳，久嗽不止，咽痛音哑。本品能敛肺下气止咳，又能清肺利咽开音。尤宜于咳嗽所致的音哑，常与桔梗、甘草等同用。

② 用于久泻，久痢，便血脱肛。本品长于涩肠止泻，其性平，寒热均可使用。有热者，配伍黄连、木香、甘草等。虚寒者，配伍干姜、罂粟壳、陈皮等。

【用量用法】 3～10g。煎服。涩肠止泻宜煨用。

罂 粟 壳

【来源】 本品为罂粟科植物罂粟的干燥成熟果壳。

【性味归经】 酸、涩，平；有毒。归肺、大肠、肾经。

【功效】 敛肺，涩肠，止痛。

【应用】 ① 用于肺虚久咳。本品敛肺止咳，适用于肺虚无火或邪尽而久咳不止。可单用蜜炙研末服，或与乌梅、葶苈子等同用。

② 用于久泻、久痢。适用于无邪滞者。兼腹痛者有兼顾之效。单用或与乌梅、大枣等同用。

③ 用于腹痛、筋骨诸痛。本品有良好的止痛功效。可单用也可入复方。

【用量用法】 3～6g。煎服。止咳宜蜜炙，止泻、止痛宜醋炒。

【使用注意】 本品易成瘾，不宜常服；孕妇及儿童禁用，运动员慎用。

椿 皮

【来源】 本品为苦木科植物臭椿的干燥根皮或干皮。

【性味归经】 苦、涩，寒。归大肠、胃、肝经。

【功效】 清热燥湿，涩肠止带，止泻，止血。

【应用】 ① 用于湿热泻痢、便血。本品既能清热燥湿，又能涩肠止泻。可单用，也常与诃子、母丁香同用。

② 用于崩漏、赤白带下。本品清热燥湿，止带，止血。治崩漏，常与香附、白芍、黄芩等同用。治带下，常与黄柏、芍药等同用。

【用量用法】 6～9g。煎服。

肉 豆 蔻

【来源】 本品为肉豆蔻科植物肉豆蔻的干燥种仁。

【性味归经】 辛，温。归脾、胃、大肠经。

【功效】 温中行气，涩肠止泻。

【应用】 ① 用于脾胃虚寒之久泻不止。常与党参、白术、诃子等同用。治脾肾阳虚之五更泄，常与补骨脂、五味子、吴茱萸同用，如四神丸。

② 用于虚寒气滞，脘腹胀痛，食少呕吐。本品有温中行气开胃的功效，常与木香、半夏等同用。

【用量用法】 3～10g。煎服。或每次0.5～1g，入丸散服。

赤石脂

【来源】 本品为硅酸盐类矿物多水高岭石族多水高岭石。

【性味归经】 甘、酸、涩，温。归胃、大肠经。

【功效】 涩肠，止血，生肌敛疮。

【应用】 ① 用于久泻久痢、便血。本品涩肠止泻力强，属治标之药，不宜久服，只宜于虚寒性的久泻久痢、便血者。常与禹余粮、干姜等同用。

② 用于崩漏带下。本品收敛固涩，又善止血，尤宜于虚寒者，常与白芍、干姜等同用。

③ 用于疮疡久溃不敛，湿疹脓水浸淫。单用本品研末外用。

【用量用法】 9～12g。先煎。外用适量，研末敷患处。

金樱子

【来源】 本品为蔷薇科植物金樱子的干燥成熟果实。

【性味归经】 酸、甘、涩，平。归肾、膀胱、大肠经。

【功效】 固精缩尿，涩肠止泻。

【应用】 ① 用于遗精、滑精、遗尿、尿频、崩漏带下。本品长于固精，兼能缩尿、止带，属治标之品。可单用煎膏或煎服。也常与补益脾肾药配伍，以标本兼治。

② 用于久泻、久痢。本品又能涩肠止泻。可单用与粳米煮粥服食，也可与党参、白术、山药等同用。

【用量用法】 6～12g。煎服。

桑螵蛸

【来源】 本品为螳螂科昆虫大刀螂、小刀螂或巨斧螳螂的干燥卵鞘。

【性味归经】 甘、咸，平。归肝、肾经。

【功效】 益肾固精，缩尿，止浊。

【应用】 ① 用于肾阳虚衰之遗精、滑精、遗尿、尿频、小便白浊。本品有补肾固涩之功效，遗尿、尿频尤为常用。常与补骨脂、菟丝子等同用。

② 用于肾虚阳痿早泄。本品有一定的补肾起痿的功效。常与鹿茸、肉苁蓉、菟丝子等同用。

【用量用法】 5～10g。煎服。或每次1～3g，研末服。

覆盆子

【来源】 本品为蔷薇科植物华东覆盆子的干燥果实。

【性味归经】 酸、甘，温。归肝、肾、膀胱经。

【功效】 益肾固精缩尿，养肝明目。

【应用】 ① 用于肾虚不固之遗精、滑精、遗尿、尿频、阳痿早泄。本品既能补肝肾，又能收敛固涩，但作用平和。常与枸杞子、菟丝子、五味子等同用，如五子衍宗丸。

② 用于肝肾亏虚之目暗昏花。常与枸杞子、女贞子、熟地等同用。

【用量用法】 6～12g。煎服。

莲　子

【来源】 本品为睡莲科植物莲的干燥成熟种子。

【性味归经】 甘、涩，平。归脾、心、肾经。

【功效】 补脾止泻，止带，益肾涩精，养心安神。

【应用】 ① 用于脾虚泄泻，食欲不振。本品有补脾止泻的功效。常与人参、白术、茯苓等同用，如参苓白术散。

② 用于肾虚之遗精、带下。本品有补肾固精功效。常与龙骨、牡蛎、沙苑子等同用，如金锁固精丸。

③ 用于心气虚之心悸失眠。本品能养心益肾，交通心肾。常与酸枣仁、柏子仁、茯神等同用。

此外，本品药性平和，尤宜作为病后调补药服用。

【用量用法】 6～15g。煎服。

芡　实

【来源】 本品为睡莲科植物芡的干燥成熟种仁。

【性味归经】 甘、涩，平。归脾、肾经。

【功效】 益肾固精，补脾止泻，除湿止带。

【应用】 ① 用于久泻久痢。本品既能补脾益气，又涩肠止泻，且益肾固精，适用于脾虚及脾肾两虚的泻泄。常与人参、莲子、白术、山药等同用。

② 用于肾虚不固之遗精，滑精，遗尿，尿频。常与龙骨、沙苑子、莲子、牡蛎等同用，如金锁固精丸。

③ 用于白浊，带下。适用于脾虚湿浊下注或脾肾两虚者。常与莲子、茯苓等同用。

此外，本品富含营养成分，可作为食品服食，也宜于久病体虚或病后营养不良者，作为营养调补药服用。

【用量用法】 9～15g。煎服。

麻 黄 根

【来源】 本品为麻黄科植物草麻黄或中麻黄的干燥根及根茎。

【性味归经】 甘、涩，平。归肺、心、经。

【功效】 固表止汗。

【应用】 用于自汗，盗汗。本品止汗力强，内服外用均可。治气虚自汗，常与黄芪、白术等同用。治阴虚盗汗，常与麦冬、牡蛎等同用。本品配牡蛎，研细末外扑身上，治产后虚汗不止。

【用量用法】 3～9g。煎服。外用适量，研粉撒扑。

第二节　固　涩　剂

凡以固涩药为主组成，具有收敛固涩作用，治疗气、血、精、津耗散、滑脱等证的方剂，统称固涩剂。

气、血、精、津是人体生命活动的重要营养物质，不断耗散，又不断得到补充，盈亏消长，周而复始，维持机体的正常机能。一旦消耗过度，则滑脱不禁，甚至危及生命。因此必须采用固涩收敛的办法，以制其病变。

耗散滑脱之证，由于病因和发病部位的不同，其表现有自汗盗汗、久咳、遗精滑泄、小便失禁、久泻或崩漏带下的区别。治疗上大体分为固表止汗、敛肺止咳、涩精止遗、涩肠固脱、固崩止带五类。

固涩剂是为正气亏虚、统摄失权所致的耗散滑脱的病证而设。应用时，除用收敛药物外，还应根据气血、阴阳、精津的耗散程度，配伍相应的补益药，使之标本兼顾。

固涩剂为正虚无邪而设，故凡外邪未尽，误用固涩，则有"闭门留寇"之弊。此外，实邪所致的滑脱病证，非本类方剂之所宜。

四　神　丸

【组成】　肉豆蔻 60g，补骨脂 120g，五味子 60g，吴茱萸（制）30g。

【用法】　上药为末，另取生姜 200g，加水适量压榨取汁，和末为丸。每服 9g，1 日1～2 次。睡前淡盐水或温开水送服。也可水煎服，用量按原方比例酌减。

【功用】　温肾暖脾，涩肠止泻。

【主治】　用于脾肾虚寒证。症见五更泄泻或便溏腹痛，腰酸肢冷，神疲乏力，舌淡苔薄白，脉沉细无力。

【方解】　本方所治病证由命门火衰，脾肾虚寒所致。治宜温肾暖脾，涩肠止泻。方中重用补骨脂补命门之火，以温养脾阳，为君药。肉豆蔻既能温肾暖脾，又能涩肠止泻，为臣药。吴茱萸温中散寒，五味子酸敛固涩，助君臣药温涩止泻，为佐药。生姜助吴茱萸温胃散寒，大枣补脾养胃，共为使药。诸药合用，脾肾得以温养，大肠得以固涩，则诸症自除。

【参考】　现代常用本方加减治疗慢性结肠炎、肠结核、肠道易激综合征属脾肾虚寒者。

金锁固精丸

【组成】　沙苑蒺藜（炒）60g，芡实（蒸）60g，莲须 60g，龙骨（酥制）30g，牡蛎（煅）30g。

【用法】　以莲子粉糊为丸，每服 9g，1 日 2～3 次，空腹淡盐水送服；亦作汤剂，用量按原方比例酌减，加入莲子肉适量，水煎服。

【功用】　固肾涩精。

【主治】　肾虚不固证。症见遗精滑泄，神疲乏力，腰痛耳鸣，舌淡苔白，脉细弱。

【方解】　本方所治病证皆由肾虚不固所致。治宜固肾涩精。方中沙苑蒺藜补肾益精止遗，为君药。芡实补肾涩精，为臣药。龙骨、牡蛎、莲须涩精止遗，共为佐药。用莲肉粉糊为丸，既能助诸药补肾固精，又能益气宁心。诸药合用，既能补肾，又能涩精，为标本兼治之良方。

【参考】　现代常用本方加减治疗性神经功能紊乱、乳糜尿、慢性前列腺炎以及带下、崩漏等属肾虚不固者。

完　带　汤

【组成】 白术（炒）30g，山药（炒）30g，人参6g，白芍（酒炒）15g，车前子（酒炒）9g，苍术9g，甘草3g，陈皮2g，黑芥穗2g，柴胡2g。

【用法】 水煎服。

【功用】 疏肝健脾，化湿止带。

【主治】 脾虚肝郁，湿浊带下。症见带下色白或淡黄、清稀无臭、面色㿠白、倦怠、便溏、舌淡苔白、脉缓或濡弱。

【方解】 本方所治病证由脾虚肝郁，湿浊下注所致。治宜补中健脾，化湿止带。方中重用白术、山药，补中健脾，白术兼以燥湿止带，共为君药。以人参助君药健脾益气，苍术燥湿健脾，车前子利水祛湿，白芍柔肝理气，合主药补中健脾，化湿止带，共为臣药。柴胡疏肝解郁；陈皮理气，又可使君药补而不滞；黑芥穗收湿止带，共为佐药。使以甘草调和诸药。此为肝脾同治之法，诸药合用，则脾气健旺，肝气条达，诸症自除。

【参考】 现代常用本方加减治疗阴道炎、宫颈糜烂、盆腔炎属脾虚肝郁、湿浊下注者。

思考与练习

1. 试述固涩药与固涩剂的含义及适用证。

2. 使用固涩剂时需要注意哪些问题?

3. 比较下列药物的功效与主治的异同点：五味子与乌梅；莲子与芡实；吴茱萸与肉豆蔻。

4. 试述四神丸的功效及主治。

5. 试述完带汤的功效、主治及配伍特点。

第二十一章　其他类中药

1. 含义

本章以外用药为主，其次也收集了涌吐、截疟、麻醉止痛、软坚散结等药物，汇为一章共同讨论。

2. 功效与主治

以外用为主，通过体表局部起作用，具有攻毒疗疮、化腐排脓、生肌敛疮、燥湿杀虫等作用。主要用于疮疡肿毒、疥癣湿痒、跌扑损伤、蛇虫咬伤及五官疾患等。

涌吐药，具有促使催吐的强烈作用。适用于误食毒物还未吸收时的急救，及痰涎壅盛、宿食停滞、胃脘胀痛等。

截疟药具有控制疟疾发作，缓解疟疾寒热症状的作用。主要用于截疟。

软坚散结药具有软化或消散肿块的作用。适用于瘿瘤、瘰疬、癥瘕痞块。

麻醉止痛药主要具有麻醉止痛作用。适用于疮疡肿毒的麻醉割治排脓和骨伤麻醉整复等，既可内服，又可外用。

3. 使用注意

本章药物大多具有不同程度的毒性，无论外用或内服，均应严格控制剂量和用法，不可过量或持续使用，以防中毒。如需内服，应如法炮制，制成丸剂、散剂等剂型。若外用，不可大面积涂抹，以免经皮肤吸收产生中毒现象，以确保用药安全。

硫　　黄

【来源】 本品为自然元素类矿物硫族自然硫提炼或用含硫矿物的加工品。

【性味归经】 酸，温；有毒。归肾、大肠经。

【功效】 解毒杀虫疗疮，补火助阳通便。

【应用】 ① 外用治疗疥癣、湿疹、皮肤瘙痒。本品止痒有良效，为治疥癣之要药。可单用研末油调外用。

② 内服用于肾阳虚衰的虚喘冷哮、阳痿足冷、虚寒便秘等症。

【用量用法】 内服 1.5～3g。入丸散。外用适量，研末撒敷或香油调涂。

【使用注意】 孕妇慎用。不宜与芒硝，玄明粉同用。

雄　　黄

【来源】 本品为硫化物类矿石雄黄族雄黄，主要含二硫化二砷（As_2S_2）。

【性味归经】 辛，温；有毒。归肝、大肠经。

【功效】 解毒杀虫，燥湿祛痰，截疟。

【应用】 ① 用于痈肿疔疮，蛇虫咬伤。常用本品研末外敷。

② 用于虫积腹痛。常与槟榔、牵牛子等同用。

此外，本品有截疟定惊作用，还可用于疟疾、惊痫等。

【用量用法】 内服 0.15～0.3g。入丸散。外用适量，熏涂患处。

【使用注意】 内服宜慎，不可久服；孕妇禁用。

【参考】 本品又名“明雄黄”、“腰黄”。

轻 粉

【来源】 本品为氯化亚汞（Hg_2Cl_2）。

【性味归经】 辛，寒；有毒。归大肠、大肠经。

【功效】 外用攻毒，杀虫，敛疮；内服祛痰消积，逐水通便。

【应用】 ① 外治用于疥癣，顽癣，梅毒，疮疡，臁疮，湿疹。

② 内服用于痰涎积滞，水肿鼓胀，二便不利。常与大黄、牵牛子、甘遂等同用。

【用量用法】 内服每次 0.1～0.2g，1 日 1～2 次，多入丸散或装入胶囊服后漱口。外用适量，研末掺敷患处。

【使用注意】 本品有毒，不可过量；内服慎用；孕妇禁用。

红 粉

【来源】 本品为红氧化汞（HgO）。

【性味归经】 辛，热；有大毒。

【功效】 拔毒，除脓，去腐，生肌。

【应用】 用于痈疽疔疮，梅毒下疳，一切恶疮，肉暗紫黑，腐肉不去，窦道瘘管，脓水淋漓，久不收口。

【用量用法】 外用适量，研极细粉单用或与其他药味配成散剂或制成药捻。

【使用注意】 本品有毒，只可外用，不可内服。外用亦不宜久用。

炉 甘 石

【来源】 本品为碳酸盐类矿石方解石族菱锌矿，主含碳酸锌（$ZnCO_3$）。

【性味归经】 甘，平。归肝、脾经。

【功效】 解毒明目退翳，收湿止痒敛疮。

【应用】 ① 用于目赤肿痛，睑弦赤烂，翳膜遮睛，胬肉攀睛，烂眩风眼。本品明目退翳，又可收湿，为眼科外用要药。常与黄连、黄柏、冰片等配伍。

② 用于溃疡不敛，脓水淋漓，皮肤湿疮瘙痒。常配伍青黛、黄柏、煅石膏等研末外用。

【用量用法】 外用适量。水飞点眼，研末撒或调敷。本品只外用。

白 矾

【来源】 本品为硫酸盐类矿物明矾石经加工提炼制成。

【性味归经】 酸、涩，寒。归肺、肝、脾、大肠经。

【功效】 外用解毒杀虫，燥湿止痒；内服止血止泻，祛除风痰。

【应用】 ① 外治用于湿疹，聤耳流脓，疥癣。尤以创面湿烂瘙痒为宜。

② 内服用于久泻久痢，便血，崩漏，癫痫发狂。

此外，枯矾收湿敛疮、止血化腐。用于湿疹湿疮，聤耳流脓，阴痒带下，鼻衄齿衄，鼻息肉。

【用量用法】 内服 0.6～1.5g。外用适量，研末敷或化水洗患处。

【参考】 本品又名“明矾”、“枯矾”。

铅　　丹

【来源】 本品为铅的氧化物（Pb_3O_4）。

【性味归经】 有毒。

【功效】 外用拔毒生肌，内服坠痰镇惊。

【应用】 ① 外治用于痈疮肿毒，溃疡不敛。为外科常用药，常与煅石膏配伍研末外用。

② 内服用于惊痫癫狂。

【用量用法】 内服0.3～0.6g。入丸散。外用适量。

【使用注意】 本品有毒，用之不当可引起铅中毒，应慎用。不可持续使用以防蓄积中毒。孕妇禁用。

硼　　砂

【来源】 本品为天然硼砂提炼的结晶体。

【性味归经】 甘、咸，凉。归肺、胃经。

【功效】 清热解毒，清肺化痰。

【应用】 ① 用于咽喉肿痛，口舌生疮，目赤翳障。本品外用清热解毒，而有消肿防腐之效，为喉科、眼科常用药。常与雄黄、冰片、甘草共为细末，如冰硼散。

② 用于热痰咳嗽，痰黄黏稠。常与瓜蒌、贝母等药配伍。

【用量用法】 1.5～3g。多入丸散。外用适量，研末撒或调敷患处。

【使用注意】 本品以外用为主，内服宜慎。

【参考】 本品又名“月石”。

斑　　蝥

【来源】 本品为芫菁科昆虫南方大斑蝥或黄黑小斑蝥的干燥虫体。

【性味归经】 辛，热；有大毒。归肝、胃、肾经。

【功效】 破血逐瘀，散结消癥，攻毒蚀疮。

【应用】 用于癥瘕肿块，积年顽癣，瘰疬，赘疣，痈疽不溃，恶疮死肌。本品毒性很大，外用可使皮肤发红起泡，故有攻毒蚀疮作用。

此外，现代用于治疗多种癌肿，尤以肝癌为优。

【用量用法】 0.03～0.06g，炮制后多入丸散用。外用适量，研末或浸酒醋，或制油膏涂敷患处，不宜大面积用。

【使用注意】 本品有大毒，内服慎用，孕妇禁用。

【参考】 本品又名“斑蝥虫”。

蟾　　酥

【来源】 本品为蟾蜍科动物中华大蟾蜍或黑眶蟾蜍的干燥分泌物。

【性味归经】 辛，温；有毒。归心经。

【功效】 解毒，止痛，开窍醒神。

【应用】 用于痈疽疔疮，咽喉肿痛，中暑神昏痧胀，腹痛吐泻。本品内服外用均有较强的解毒消肿、止痛的功效。

现代用蟾酥治疗各种癌肿，有攻毒抗癌、消肿止痛作用，内服外用均有一定的疗效。

【用量用法】 0.015～0.03g，多入丸散用。外用适量。

【使用注意】 本品有毒，内服切勿过量。外用不可入目。孕妇禁用。

马钱子

【来源】 本品为马钱科植物马钱的干燥成熟种子。

【性味归经】 苦，温；有大毒。归肝、脾经。

【功效】 通络止痛，散结消肿。

【应用】 用于风湿顽痹，麻木瘫痪，跌扑损伤，骨折肿痛，痈疽疮毒，咽喉肿痛。

【用量用法】 0.3～0.6g，炮制后入丸散用。运动员慎用。有毒成分经皮肤吸收，外用不宜大面积涂敷。

【使用注意】 孕妇禁用；不宜生用、多服久服。

【参考】 本品又名“番木鳖”、“生马钱子”、“制马钱子”。

常山

【来源】 本品为虎耳草科植物常山的干燥根。

【性味归经】 苦、辛，寒；有毒。归肺、心、肝经。

【功效】 截疟，劫痰。

【应用】 ① 用于胸中痰饮。本品善上行涌吐。常与甘草、蜜同用，煎汤服。

② 用于疟疾。常与草果、槟榔、青皮等配伍。

【用量用法】 5～9g。入丸散酌减。涌吐宜生用，截疟宜酒炒用。

【使用注意】 有催吐副作用，用量不宜过大，孕妇慎用。

蛇床子

【来源】 本品为伞形科植物蛇床子的干燥成熟果实。

【性味归经】 辛、苦，温；有小毒。归肾经。

【功效】 燥湿，祛风，杀虫止痒，温肾壮阳。

【应用】 ① 用于肾阳衰微的阳痿、宫冷不孕。本品温肾，尤长于壮阳。常与五味子、菟丝子等同用。

② 用于寒湿带下，湿痹腰痛。本品能散寒祛风燥湿，尤宜于寒湿兼肾阳不足者。

③ 外治湿疹瘙痒，妇人阴痒带下。本品长于止痒，可单用本品煎汤熏洗，也可入复方。

此外，现代常用本品治疗滴虫性阴道炎。

【用量用法】 3～10g。外用适量，多煎汤熏洗，或研末调敷。

大蒜

【来源】 本品为百合科植物大蒜的鳞茎。

【性味归经】 辛，温。归脾、胃、肺经。

【功效】 解毒消肿，杀虫，止痢。

【应用】① 用于痈肿疔毒，疥癣。可用大蒜捣烂外敷。

② 用于钩虫、蛲虫病。多与槟榔、鹤虱、苦楝皮等同用。对钩虫还可作预防用，在下田劳动前，将大蒜捣烂涂于四肢。治蛲虫，将大蒜捣烂，加少许菜油，临睡前涂于肛门周围。

③ 用于泄泻、痢疾、肺痨、顿咳等。

此外，现代用以防治流行性感冒、细菌性痢疾及食蟹中毒等。

【用量用法】 5～10g。煎服或生食或制成糖浆服。外用适量，捣烂外敷或切片外擦。

【使用注意】 大蒜外用，宜引起皮肤发红、灼热、起泡，故不可外敷过久。灌肠法孕妇禁用。阴虚火旺及目疾，舌、喉、口齿诸疾均不宜服用。

思考与练习

1. 使用有毒药物的注意事项是什么？

2. 简述轻粉、马钱子、斑蝥、蟾酥、红粉、白矾的功效、应用及使用注意。

附录　常用中成药简表

一、感冒（解表）类

方　名	组成(成分)	功　能	主　　治	常用剂型
川芎茶调丸	川芎、白芷、羌活、细辛、防风、荆芥、薄荷、甘草	疏风止痛	风邪头痛，或有恶寒，发热，鼻塞	水丸、散剂
小青龙合剂(颗粒)	麻黄、桂枝、白芍、干姜、细辛、炙甘草、五味子、法半夏	解表化饮，止咳平喘	风寒水饮，恶寒发热，无汗，喘咳痰稀	合剂、颗粒剂
小柴胡片(颗粒)	柴胡、半夏、黄芩、党参、甘草、生姜、大枣	解表散热，疏肝合胃	外感病，邪犯少阳证，症见寒热往来、胸胁苦满、食欲不振、心烦喜呕、口苦咽干	片剂、颗粒剂
双黄连口服液(片、栓、颗粒)	金银花、黄芩、连翘	疏风解表，清热解毒	外感风热引起的发热、咳嗽、咽痛	口服液、片剂、栓剂、颗粒剂
玉屏风口服液	黄芪、防风、白术	益气，固表，止汗	表虚不固，自汗恶风，面色㿠白，或体虚易感风邪者	口服液
注射用双黄连(冻干)	连翘、金银花、黄芩	清热解毒，疏风解表	外感风热所致的发热，咳嗽，咳痰色黄，咽痛；上呼吸道感染、扁桃体炎、轻型肺炎见上述证候者	粉针剂
保济丸	钩藤、菊花、蒺藜、厚朴、木香、苍术、天花粉、广藿香、葛根、化橘红、白芷、薏苡仁、稻芽、薄荷、茯苓、广东神曲	解表，祛湿，和中	暑湿感冒，症见发热头痛、腹痛腹泻、恶心呕吐、胃肠不适；亦可用于晕车晕船	水丸
银翘解毒丸(片、颗粒、胶囊)	金银花、连翘、薄荷、荆芥、淡豆豉、牛蒡子、桔梗、淡竹叶、甘草	疏风解表，清热解毒	风热感冒，发热头痛，咳嗽口干，咽喉疼痛	蜜丸、片剂、颗粒剂、口服液、胶囊剂
感冒清热颗粒	荆芥穗、薄荷、防风、柴胡、紫苏叶、葛根、桔梗、苦杏仁、白芷、苦地丁、芦根	疏风散寒，解表清热	风寒感冒，头痛发热，恶寒身痛，鼻流清涕，咳嗽咽干	颗粒剂
藿香正气口服液(丸、软胶囊)	苍术、陈皮、厚朴、白芷、茯苓、大腹皮、生半夏、甘草浸膏、广藿香油、紫苏叶油	解表化湿，理气和中	外感风寒，内伤湿滞，或夏伤暑湿所致的感冒，症见头痛昏重，胸膈痞闷，脘腹胀痛，呕吐泄泻；胃肠型感冒见上述证候者	口服液、丸剂、软胶囊剂
藿胆丸	广藿香叶、猪胆粉	芳香化浊，清热通窍	湿浊内蕴、胆经郁火所致的鼻塞、流清涕或浊涕，前额头痛	水丸

二、止咳化痰平喘类

方　名	组成(成分)	功　能	主　　治	常用剂型
二母宁嗽丸	知母、黄芩、桑白皮、贝母、生地、栝楼仁	润肺化痰，止咳	阴虚久嗽，痰喘气逆，口燥咽干	丸剂
川贝枇杷糖浆	川贝母流浸膏、桔梗、枇杷叶、薄荷脑	清热宣肺，化痰止咳	风热犯肺，痰热内阻所致的咳嗽痰黄或吐痰不爽，咽喉肿痛，胸闷胀痛，感冒咳嗽及慢性支气管炎见上述证候者	糖浆剂

续表

方　名	组成(成分)	功　能	主　　治	常用剂型
止嗽定喘口服液	麻黄、苦杏仁、甘草、石膏	辛凉宣泄，清肺平喘	表寒里热，身热口渴，咳嗽痰盛，喘促气逆，胸膈满闷，急慢性支气管炎见上述证候者	口服液
贝母梨膏	川贝母、梨膏	润肺化痰，止咳	咳嗽痰多，咽喉干痛	煎膏剂
气管炎丸	半夏、麻黄、桔梗、紫菀、杏仁、葶苈子、大皂荚、甘草	温肺，降气定喘，止咳化痰	气喘咳嗽，喉痒痰鸣	丸剂
百合固金丸	百合、地黄、麦冬、玄参、当归、白芍、桔梗、甘草、川贝母、熟地黄	养阴润肺，化痰止咳	肺肾阴虚，燥咳少痰，痰中带血，咽干喉痛	水丸、大蜜丸
杏仁止咳糖浆	杏仁水、陈皮流浸膏、甘草流浸膏、桔梗流浸膏、百部流浸膏、远志流浸膏	化痰止咳	痰浊阻肺，咳嗽痰多，急慢性支气管炎，见上述证候者	糖浆剂
枇杷止咳糖浆	枇杷叶、连钱草、石锁藤、桔梗	清泻肺热，祛痰止咳	伤风感冒，咳嗽，支气管炎	糖浆剂
急支糖浆	鱼腥草、金荞麦、四季青、麻黄、紫菀、前胡、枳壳、甘草	清热化痰，宣肺止咳	外感风热所致的咳嗽，症见发热、恶寒、胸膈满闷、咳嗽咽痛；急性支气管炎、慢性支气管炎急性发作见上述证候者	糖浆剂
消咳喘糖浆	满山红	止咳，祛痰，平喘	寒痰阻肺所致的咳嗽、气喘、咯痰色白；慢性支气管炎见上述证候者	糖浆剂
通宣理肺丸	紫苏叶、前胡、桔梗、苦杏仁、麻黄、陈皮、半夏、甘草、茯苓、枳壳、黄芩	解表散寒，宣肺止咳	风寒束肺，肺气不宣所致的感冒咳嗽，症见发热恶寒、咳嗽、鼻塞流涕、头痛无汗、肢体酸痛	丸剂
蛇胆陈皮散	蛇胆汁、陈皮	理气化痰，祛风和胃	痰浊阻肺，胃失和降，咳嗽，呕逆	散剂
蛇胆川贝散	蛇胆汁、川贝母	清肺，止咳，除痰	肺热咳嗽，痰多	散剂
蛤蚧定喘丸	蛤蚧、瓜蒌子、紫菀、麻黄、鳖甲、黄芩、甘草、麦冬、黄连、百合、紫苏子、石膏、苦杏仁、石膏(煅)	滋阴清肺，止咳定喘	肺肾两虚，阴虚肺热所致的虚劳久咳、年老哮喘、气短发热、胸满郁闷、自汗盗汗	水蜜丸、大蜜丸、小蜜丸
橘红痰咳液	化橘红、百部、茯苓、半夏、白前、甘草、苦杏仁、五味子	理气化痰，润肺止咳	痰浊阻肺所致的咳嗽、气喘、痰多；感冒支气管炎、咽喉炎见上述证候者	糖浆剂
橘红丸	化橘红、陈皮、半夏、甘草、茯苓、桔梗、杏仁、紫苏子、紫菀、冬花、瓜蒌皮、浙贝母、地黄、麦冬、石膏	清热润肺，化痰止咳	痰热咳嗽，痰多，色黄黏稠，胸满口干	水蜜丸、大蜜丸

三、清热（火）类

方　名	组成(成分)	功　能	主　　治	常用剂型
八正合剂	瞿麦、萹蓄、大黄、滑石、栀子、甘草、灯心、车前子、川木通	清热，利尿，通淋	湿热下注，小便短赤，淋沥涩痛，口燥咽干	合剂
三黄片	大黄、盐酸小檗碱、黄芩浸膏	清热解毒，泻火通便	三焦热盛所致的目赤肿痛，口鼻生疮，咽喉肿痛，牙龈肿痛，心烦口渴，尿黄便秘；急性胃肠炎，痢疾	片剂

续表

方名	组成(成分)	功能	主治	常用剂型
口炎清颗粒	天冬、麦冬、玄参、金银花、甘草	滋阴清热,解毒消肿	阴虚火旺所致的口腔炎	颗粒剂
牛黄解毒丸(片)	人工牛黄、雄黄、石膏、大黄、黄芩、桔梗、冰片、甘草	清热解毒	火热内盛,咽喉肿痛,牙龈肿痛,口舌生疮,目赤肿痛	丸剂、片剂
功劳去火片	功劳木、黄柏、黄芩、栀子	清热解毒	实火所致的急性咽喉炎、急性胆囊炎、急性肠炎	片剂
龙胆泻肝丸	龙胆、柴胡、黄芩、栀子、泽泻、木通、车前子、当归、地黄、炙甘草	清肝胆,利湿热	肝胆湿热,头晕目赤,耳鸣耳聋,耳肿疼痛,胁痛口苦,尿赤涩痛,湿热带下	大蜜丸、水丸
北豆根片	北豆根中提取的总生物碱片	清热解毒,消肿利咽	火毒内结所致的咽喉肿痛;急性咽炎、扁桃体炎见上述证候者	片剂
导赤丸	连翘、黄连、栀子、木通、玄参、天花粉、赤芍、大黄、黄芩、滑石	清热泻火,利尿通便	火热内盛所致的口舌生疮,咽喉疼痛,心胸烦热,小便短赤,大便秘结	大蜜丸
利胆排石片	金钱草、茵陈、黄芩、木香、郁金、大黄、槟榔、枳实、芒硝、厚朴	清热利湿,利胆排石	湿热蕴毒,腑气不通所致的胁痛、胆胀,症见胁肋胀痛、发热、尿黄、大便不通;胆囊炎、胆石症见水湿证候者	片剂
板蓝根颗粒(茶)	板蓝根	清热解毒,凉血利咽	肺胃热盛所致的咽喉肿痛,口咽干燥,腮部肿胀;急性扁桃体炎、腮腺炎见上述证候者	颗粒剂、茶剂
野菊花栓	野菊花	抗菌消炎	前列腺炎、慢性盆腔炎	栓剂
清开灵口服液	胆酸、珍珠母、猪去氧胆酸、栀子、水牛角、板蓝根、黄芩苷、金银花	清热解毒,镇静安神	外感风热时毒、火毒内盛所致高热不退、烦躁不安、咽喉肿痛、舌质红绛、苔黄、脉数者;上呼吸道感染、病毒性感冒、急性化脓性扁桃体炎、急性咽炎、急性气管炎、高热等属上述证候者	口服液
清开灵注射液	胆酸、珍珠母、猪去氧胆酸、栀子、水牛角、板蓝根、黄芩苷、金银花	清热解毒,化痰通络,醒神开窍	热病,神昏,中风偏瘫,神志不清;急行肝炎、上呼吸道感染、肺炎、脑血栓形成、脑出血等属上述证候者	注射液
清热解毒口服液	石膏、金银花、玄参、地黄、连翘、栀子、甜地丁、黄芩、龙胆、板蓝根、知母、麦冬	清热解毒	热毒壅盛所致的发热面赤、烦躁口渴、咽喉肿痛;流感、上呼吸道感染见上述证候者	口服液
葛根芩连丸(片)	葛根、黄芩、黄连、炙甘草	解肌清热,止泻止痢	湿热蕴结所致的泄泻、痢疾,症见身热烦渴、下痢臭秽、腹痛不适	片剂、微丸

四、胃痛胃痞(行气止痛)类

方名	组成(成分)	功能	主治	常用剂型
元胡止痛片	延胡索、白芷	活血,理气,止痛	气滞血瘀的胃痛、胁痛,头痛及痛经等	片剂
气滞胃痛颗粒	柴胡、延胡索、枳壳、香附、白芍、炙甘草	疏肝理气,和胃止痛	肝郁气滞,胸痞胀满,胃脘疼痛	颗粒剂
越鞠丸	香附、川芎、栀子、苍术、六神曲	理气解郁,宽中除满	胸脘痞闷,腹中胀满,饮食停滞,嗳气吞酸	水丸

五、胸痹，眩晕，中风（心脑血管）类

方名	组成(成分)	功能	主治	常用剂型
七叶安神片	三七叶提取的总皂苷	益气安神，活血止痛	心气不足，心血瘀阻所致的心悸、失眠、胸痛、胸闷	片剂
山菊降压片	山楂、菊花、泽泻、夏枯草、小蓟、决明子	平肝潜阳	阴虚阳亢所致的头晕目眩，耳鸣健忘，腰膝酸软，五心烦热，心悸失眠；高血压病见上述证候者	片剂
中风回春片(丸)	当归、川芎、红花、桃仁、丹参、鸡血藤、忍冬藤、络石藤、地龙、土鳖虫、伸筋草、川牛膝、蜈蚣、茺蔚子、全蝎、威灵仙、僵蚕、木瓜、金钱白花蛇	活血化瘀，舒筋通络	痰瘀阻络所致的中风，症见半身不遂、肢体麻木、言语謇涩、口舌歪斜	片剂、浓缩水丸
地奥心血康胶囊	薯蓣科植物黄山药、穿龙薯蓣的根茎提取物	活血化瘀，行气止痛，扩张冠脉血管，改善心肌缺血	预防和治疗冠心病心绞痛以及瘀血内阻之胸痹、眩晕、气短、心悸、胸闷或痛等病证	胶囊剂
血栓心脉宁胶囊	川芎、槐花、丹参、水蛭、毛冬青、牛黄、麝香、人参茎叶总皂苷、冰片、蟾酥	益气活血，开窍止痛	气虚瘀血所致的中风、胸痹症见头晕目眩、半身不遂、胸闷心痛、心悸气短；缺血性中风恢复期、冠心病心绞痛见上述证候者	胶囊剂
血脂宁丸	决明子、山楂、荷叶、制何首乌	化浊降脂，润肠通便	痰浊阻滞型高血脂症，症见头痛胸闷、大便干燥	大蜜丸
牛黄降压丸(胶囊)	羚羊角、珍珠、水牛角浓缩粉、人工牛黄、冰片、白芍、党参、黄芪、草决明、川芎、黄芩提取物、甘松、薄荷、郁金	清心化痰，平肝安神	心肝火旺，痰热壅盛所致的头晕目眩，头痛失眠，烦躁不安；高血压病见上述证候者	大蜜丸、小蜜丸、胶囊剂
丹参舒心丸	丹参醇浸膏(干)	活血化瘀，镇静安神	冠心病引起的心绞痛、胸闷、心悸等	丸剂
灯盏细辛注射液	灯盏细辛提取的酚酸类成分	活血祛瘀，通络止痛	瘀血阻滞，中风偏瘫，肢体麻木，口眼㖞斜，语言謇涩及胸痹心痛；缺血性中风、冠心病心绞痛见上述证候者	注射液
复方丹参滴丸(片)	丹参、三七、冰片	活血化瘀，理气止痛	气滞血瘀所致的胸痹，症见胸闷、心前区刺痛；冠心病心绞痛见上述证候者	滴丸、片剂
冠心苏合丸	苏合香、冰片、乳香、檀香、土木香	理气，宽胸，止痛	寒凝气滞，心脉不通所致的胸痹，症见胸闷、心前区疼痛；冠心病心绞痛见上述证候者	大蜜丸
脑立清丸	磁石、赭石、珍珠母、清半夏、酒曲、牛膝、薄荷脑、冰片、猪胆汁	平肝潜阳，醒脑安神	肝阳上亢，头晕目眩，耳鸣口苦，心烦难寐；高血压见上述证候者	水丸
消栓通络片(胶囊)	川芎、丹参、黄芪、泽泻、三七、槐花、桂枝、郁金、木香、冰片、山楂	活血化瘀，温经通络	瘀血阻络所致的中风，症见神情呆滞、言语謇涩、手足发凉、肢体疼痛；缺血性中风及高脂血症见上述证候者	片剂、胶囊剂
通心络胶囊	人参、水蛭、全蝎、赤芍、蝉蜕、土鳖虫、蜈蚣、檀香、降香、乳香、酸枣仁、冰片	益气活血，通络止痛	冠心病心绞痛属心气虚乏、血瘀络阻证，症见胸部憋闷、刺痛、绞痛、固定不移、心悸自汗、气短乏力、舌质紫暗或有瘀斑、脉细涩或结代。亦用于气虚血瘀络阻型中风、半身不遂或偏身麻木、口眼㖞斜、语言不利	胶囊剂
银杏叶片	银杏叶提取物	活血化瘀通络	瘀血阻络引起的胸痹心痛、中风、半身不遂、舌强语謇；冠心病稳定性心绞痛、脑梗死见上述证候者	片剂

六、虚证（补益）类

方　名	组成(成分)	功　能	主　　治	常用剂型
八珍丸	党参、白术、茯苓、甘草、当归、白芍、川芎、熟地黄	补气益血	气血两虚，面色萎黄，食欲不振，四肢乏力，月经过多	大蜜丸、水蜜丸
乌灵胶囊	发酵乌灵菌粉	补肾填精，养心安神	心肾不交所致的失眠、健忘、神疲乏力、腰膝酸软、头晕耳鸣、少气懒言、脉细或沉无力；神经衰弱见上述证候者	胶囊剂
六味地黄丸(颗粒、胶囊)	熟地黄、牡丹皮、山药茯苓、泽泻、山茱萸	滋阴补肾	肾阴亏损，头晕耳鸣，腰膝酸软，骨蒸潮热，盗汗遗精，消渴	大蜜丸、小蜜丸、颗粒、胶囊剂
归脾丸	党参、白术、炙黄芪、炙甘草、茯苓、远志、酸枣仁、龙眼肉、当归、木香、大枣	益气健脾，养血安神	心脾两虚，气短心悸，失眠多梦，头昏头晕，肢倦乏力，食欲不振，崩漏便血	大蜜丸、小蜜丸
四君子丸	党参、白术、茯苓、炙甘草	益气健脾	脾胃气虚，胃纳不佳，食少便溏	水丸
四物合剂	当归、川芎、白芍、熟地黄	调经养血	血虚所致的面色萎黄、头晕眼花、心悸气短及月经不调	口服液
四神丸	肉豆蔻、补骨脂、五味子、吴茱萸、大枣	温肾暖脾，涩肠止泻	肾阳不足所致的泄泻，症见肠鸣腹胀、五更泄泻、食少不化、久泻不止、面黄肢冷	水丸
生脉饮	红参、麦冬、五味子	益气复脉，养阴生津	气阴两亏，心悸气短，脉微自汗	口服液
百令胶囊	发酵虫草菌粉	补肺肾，精益气	肺肾两虚引起的咳嗽、气虚、咯血、腰背酸痛；慢性支气管炎的辅助治疗	胶囊剂
安神补脑液	鹿茸、制何首乌、淫羊藿、干姜、甘草、大枣、维生素B_1	生精补髓，益气养血，强脑安神	肾精不足、气血两亏所致的头晕、乏力、健忘、失眠；神经衰弱症见上述证候者	口服液
补中益气丸	炙黄芪、党参、炙甘草、白术、当归、升麻、柴胡、陈皮	补中益气，升阳举陷	脾胃虚弱、中气下陷证引起的体倦乏力、食少腹胀、久泻、脱肛、子宫脱垂	大蜜丸、小蜜丸
金水宝胶囊(片)	发酵虫草菌粉	补益肺肾，秘精益气	肺肾两虚，精气不足，久咳虚喘，神疲乏力，不寐健忘，腰膝酸软，月经不调，阳痿早泄等症；慢性支气管炎、慢性肾功能不全、高脂血症、肝硬化见上述证候者	胶囊剂、片剂
蚕蛾公补片	雄蚕蛾、人参、熟地、白术、当归、枸杞子、补骨脂、菟丝子、蛇床子、仙茅、肉苁蓉、淫羊藿	补肾壮阳，养血填精	肾阳虚损，阳痿早泄，性机能减退	片剂
桂附地黄丸	肉桂、附子、熟地黄、山茱萸、牡丹皮、山药、茯苓、泽泻	温补肾阳	肾阳不足，腰膝酸冷，肢体浮肿，小便不利或反多，痰饮喘咳，消渴	小蜜丸、大蜜丸
滋心阴口服液	麦冬、赤芍、北沙参、三七	滋养心阴，活血止痛	阴虚血瘀所致的胸痹，症见胸闷胸痛、心悸怔忡、夜眠不安、五心烦热、舌红少苔；冠心病心绞痛见上述证候者	口服液

七、开窍（昏迷）类

方　名	组成(成分)	功　能	主　　治	常用剂型
安宫牛黄丸(散)	牛黄、水牛角浓缩粉、麝香、珍珠、朱砂、雄黄、黄连、黄芩、栀子、郁金、冰片	清热解毒，镇惊开窍	热病，邪入心包，高热惊厥，神昏谵语；中风昏迷及脑炎、脑膜炎、中毒性脑病、脑出血、败血症见上述证候者	散剂、大蜜丸
苏合香丸	苏合香、安息香、冰片、水牛角浓缩粉、麝香、诃子肉、沉香、丁香、香附、木香、乳香、荜茇、白术、朱砂、檀香	芳香开窍，行气止痛	痰迷心窍所致的痰厥昏迷、中风偏瘫、肢体不利、中暑、心胃气痛	蜜丸

八、妇科类

方　名	组成(成分)	功　能	主　治	常用剂型
乌鸡白凤丸	乌鸡、鹿角胶、鳖甲、牡蛎、桑螵蛸、人参、黄芪、当归、白芍、香附、天冬、甘草、地黄、熟地黄、川芎、银柴胡、丹参、山药、芡实、鹿角霜	补气养血，调经止带	气血两虚，身体瘦弱，腰膝酸软，月经不调，崩漏带下	水蜜丸、小蜜丸、大蜜丸
艾附暖宫丸	艾叶炭、香附、吴茱萸、肉桂、当归、川芎、白芍、地黄、黄芪、续断	理气补血，暖宫调经	血虚气滞、下焦虚寒所致的月经不调、痛经，症见行经后错、经量少、有血块、小腹疼痛、经行小腹冷痛喜暖、腰膝酸痛	丸剂
妇科千金片	千金拔、金樱子、穿心莲、功劳木、单面针、当归、鸡血藤、党参	清热除湿，益气化瘀	湿热瘀阻所致的带下病、腹痛，症见带下量多、色黄质稠、臭秽，小腹疼痛，腰骶酸痛，神疲乏力；慢性盆腔炎、子宫内膜炎、慢性宫颈炎见上述证候者	片剂
逍遥丸	柴胡、当归、白芍、白术、茯苓、炙甘草、薄荷	疏肝健脾，养血调经	肝郁脾虚所致的郁闷不舒，胸胁胀痛，头晕目眩，食欲减退，月经不调	大蜜丸、水蜜丸
益母草口服液	益母草	活血调经	血瘀所致的月经不调、产后恶露不绝，症见血经量少、淋漓不净、产后出血时间过长、子宫复原不全见上述证候者	口服液
益母草膏	益母草	活血调经	血瘀所致的月经不调、产后恶露不绝，症见血经量少、淋漓不净、产后出血时间过长、子宫复原不全见上述证候者	煎膏剂
痛经宝颗粒	红花、当归、肉桂、三棱、莪术、丹参、五灵脂、木香、延胡索	温经化瘀，理气止痛	寒凝气滞血瘀，妇女痛经，少腹冷痛，月经不调，经色暗淡	颗粒剂

九、儿科类

方　名	组成(成分)	功　能	主　治	常用剂型
小儿清热止咳口服液	麻黄、苦杏仁、石膏、甘草、黄芩、板蓝根、北豆根	清热，宣肺，平喘，利咽	小儿外感风热所致的感冒，症见发热恶寒、咳嗽痰黄、气促喘息、口干音哑、咽喉肿痛	口服液
小儿腹泻宁糖浆	党参、白术、茯苓、葛根、甘草、广藿香、木香	健脾和胃，生津止泻	脾胃气虚所致的泄泻，症见大便泄泻、腹胀腹痛、纳减、呕吐、口干、倦怠乏力	糖浆剂
小儿感冒茶(颗粒)	广藿香、菊花、连翘、大青叶、板蓝根、地黄、白薇、薄荷、石膏、地骨皮	疏风解表，清热解毒	小儿风热感冒，发热重，头胀痛，咳嗽痰黏，咽喉肿痛；流感见上述证候者	茶剂、颗粒剂
小儿消虫化积散	茯苓、海螵蛸、鹤虱、槟榔、雷丸、三棱、莪术、鸡内金、红花、使君子	消积化虫	食积、乳积、虫积所致的面黄肌瘦、毛发不泽、腹胀腹痛	散剂
肥儿丸	神曲、胡黄连、肉豆蔻、使君子、麦芽、槟榔、木香	健脾消积驱虫	小儿消化不良，虫积腹痛，面黄肌瘦，食少腹胀泄泻	丸剂

十、痹证及伤科类

方　名	组成(成分)	功　能	主　治	常用剂型
三七片	三七	散瘀止血，消肿止痛	咯血、吐血、衄血、便血、崩漏、外伤出血、胸腹刺痛、跌扑肿痛	片剂
三七伤药片	三七、草乌、雪上一枝蒿、接骨木、冰片、红花、骨碎补、赤芍	舒筋活血，散瘀止痛	跌打损伤，风湿瘀阻，关节痹痛；急慢性扭挫伤、神经痛见上述证候者	片剂
三七药酒	三七、莪术、全蝎、当归、补骨脂、淫羊藿、四块瓦、川乌、牛膝、苏木、川芎、乳香、没药、血竭、红花、延胡索、土鳖虫、五加皮、大血藤	舒筋活络，散瘀镇痛，祛风除湿，强壮续骨	跌打损伤，风湿骨痛、四肢麻木	酒剂

续表

方名	组成(成分)	功能	主治	常用剂型
风湿骨痛胶囊	制川乌、制草乌、红花、甘草、木瓜、乌梅、麻黄	温经散寒，通络止痛	寒湿闭阻经络所致的痹症，症见四肢关节冷痛；风湿性关节炎见上述证候者	胶囊剂
红药贴膏	三七、白芷、土鳖虫、川芎、当归、红花、冰片、樟脑、水杨酸甲酯、薄荷脑、颠茄流浸膏、硫酸软骨素、盐酸苯海拉明	祛瘀生新，活血止痛	跌打损伤，筋骨瘀痛	橡胶膏剂
壮骨关节丸	狗脊、淫羊藿、独活、骨碎补、续断、补骨脂、桑寄生、鸡血藤、熟地黄、木香、乳香、没药	补益肝肾，养血活血，舒筋活络，理气止痛	肝肾不足，气滞血瘀，经络痹阻所致的骨性关节炎、腰肌劳损，症见关节肿胀、疼痛、麻木、活动受限	丸剂
抗骨增生丸(胶囊)	熟地黄、肉苁蓉、狗脊、女贞子、淫羊藿、鸡血藤、莱菔子、骨碎补、牛膝	补腰肾，强筋骨，活血止痛	骨性关节炎肝肾不足、瘀血阻络证，症见关节肿胀、疼痛、麻木、活动受限	大蜜丸、小蜜丸、水蜜丸、胶囊剂
颈复康颗粒	羌活、川芎、葛根、秦艽、苍术、丹参、白芍、地龙、红花、乳香、黄芪、党参、地黄、石决明、花蕊石、黄柏、王不留行、桃仁、没药、土鳖虫、威灵仙	活血通络，散风止痛	风湿瘀阻所致的颈椎病，症见头晕、颈项僵硬、肩背酸痛、手臂麻木	颗粒剂
跌打丸	三七、当归、白芍、赤芍、桃仁、红花、血竭、北刘寄奴、骨碎补、续断、苏木、牡丹皮、乳香、没药、姜黄、三棱、防风、甜瓜子、枳实、桔梗、甘草、木通、自然铜、土鳖虫	活血散瘀，消肿止痛	跌打损伤，筋断骨折，瘀血肿痛，闪腰岔气	大蜜丸

十一、通便类

方名	组成(成分)	功能	主治	常用剂型
防风通圣丸	防风、荆芥穗、薄荷、麻黄、大黄、芒硝、栀子、滑石、桔梗、石膏、川芎、当归、白芍、黄芩、连翘、甘草、白术	解表通里，清热解毒	外寒内热，表里俱实，恶寒壮热，头痛咽干，小便短赤，大便秘结，瘰疬初起，风疹湿疮	水蜜丸
麻仁丸	火麻仁、苦杏仁、大黄、枳实、厚朴、白芍	润肠通便	肠热津亏所致的便秘，症见大便干结难下、腹部胀满不舒；习惯性便秘见上述证候者	小蜜丸、大蜜丸

十二、五官科

方名	组成(成分)	功能	主治	常用剂型
千柏鼻炎片	千里光、卷柏、羌活、决明子、麻黄、川芎、白芷	清热解毒，活血祛风，宣肺通窍	风热犯肺、内郁化火、凝滞气血所致的伤风鼻塞、鼻痒气热、流涕黄稠或鼻塞无歇、嗅觉迟钝；急、慢性鼻炎，鼻窦炎见上述证候者	片剂
通窍鼻炎片	苍耳子、防风、黄芪、白芷、辛夷、白术、薄荷	散风固表，宣通鼻窍	风热蕴肺、表虚不固所致的鼻塞时轻时重、鼻流清涕或浊涕，前额头痛；慢性鼻炎、鼻窦炎及过敏性鼻炎见上述证候者	片剂
黄氏响声丸	薄荷、浙贝母、连翘、蝉蜕、胖大海、酒大黄、川芎、儿茶、桔梗、诃子肉、甘草、薄荷脑	疏风清热，化痰散结，利咽开音	风热外束、痰热内盛所致的急、慢性喉喑，症见声音嘶哑、咽喉肿痛、咽干灼热、咽中有痰或寒热头痛，或便秘尿赤；急、慢性喉炎及声带小结、声带息肉初起见上述证候者	浓缩水丸

参考文献

1 国家药典委员会．中华人民共和国药典（一部）．北京：化学工业出版社，2005
2 张延模．中药学．北京：高等教育出版社，2002
3 雷载权．中药学．上海：上海科学技术出版社，1995
4 许济群．方剂学．上海：上海科学技术出版社，1985
5 邓中甲．方剂学．北京：中国中医药出版社，1995
6 刘德军．中药与方剂．北京：中国中医药出版社，2003

内 容 提 要

本书共分21章，其中总论5章、各论16章，书中总论部分详细系统地介绍了中药与方剂发展史、中药性能、方剂与治法、方剂的组成变化、中药与方剂的应用的内容。各论按功效将中药与方剂分章论述，每个章节中，先叙述中药知识内容，后面衔接方剂知识内容，精简了不属于本课程的临床医学知识，使之更加简练实用。在部分药物的参考项下，对部分中药现代研究成果做了介绍，并附录了目前临床疗效较好、应用较多、市场销售量较大的部分中成药，力求全书内容翔实、丰富，做到理论性、科学性、实践性相统一。

本教材可供中药专业、中药制剂专业、中药营销专业教学使用，也可作为技工学校和药厂的培训用书。